U0395744

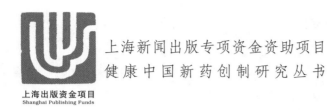

上海新闻出版专项资金资助项目
健康中国新药创制研究丛书

上海出版资金项目
Shanghai Publishing Funds

抗肿瘤靶向药物：
血管内皮生长因子受体抑制剂

药渡经纬信息科技（北京）有限公司　编

华东理工大学出版社
EAST CHINA UNIVERSITY OF SCIENCE AND TECHNOLOGY PRESS

·上海·

图书在版编目(CIP)数据

抗肿瘤靶向药物. 血管内皮生长因子受体抑制剂 /
药渡经纬信息科技(北京)有限公司编. —上海:华东
理工大学出版社,2022.1
(健康中国新药创制研究丛书)
ISBN 978 - 7 - 5628 - 5684 - 9

Ⅰ.①抗…　Ⅱ.①药…　Ⅲ.①抗肿瘤作用-抑制剂-
研究　Ⅳ.①R979.1

中国版本图书馆 CIP 数据核字(2018)第 301702 号

内容提要

随着全球肿瘤发病率和死亡率逐年增加,全球抗肿瘤药物的市场快速增长,抗肿瘤药物是药物开发的热点。随着靶向药物和个体治疗概念的流行,各种肿瘤新靶点和个体化治疗靶点成为药物研发的热点。本书主要介绍了靶向药物血管内皮生长因子受体抑制剂,它通过抑制肿瘤新生血管生成,切断肿瘤的营养供给,从而抑制肿瘤的生长和转移,率先上市的 VEGF 受体抑制剂贝伐珠单抗在 2015 年的销售额高达 70 亿美元。本书旨在对已上市药物的临床前研究试验和数据进行总结和归纳,并通过表格、图表等形式将其一目了然地呈现在读者面前。本书主要面向药物开发的研究者,通过对上市药物的试验和数据的参考和对比,对新药研发进行指导和帮助;同时还面向学习和研究相关药物的读者。

项目统筹 / 吴蒙蒙
责任编辑 / 翟玉清
责任校对 / 张　波
装帧设计 / 徐　蓉
出版发行 / 华东理工大学出版社有限公司
　　　　　　地址:上海市梅陇路 130 号,200237
　　　　　　电话:021 - 64250306
　　　　　　网址:www.ecustpress.cn
　　　　　　邮箱:zongbianban@ecustpress.cn
印　　刷 / 上海盛通时代印刷有限公司
开　　本 / 710mm×1000mm　1/16
印　　张 / 15
字　　数 / 302 千字
版　　次 / 2022 年 1 月第 1 版
印　　次 / 2022 年 1 月第 1 次
定　　价 / 198.00 元

编写委员会

名誉主编

丁　健　院士　　　　　中国科学院上海药物研究所

主　编

朱　迅　　　　　　　　吉林大学
李　靖　　　　　　　　药渡经纬信息科技(北京)有限公司
丁红霞　　　　　　　　药渡经纬信息科技(北京)有限公司

副主编

万　谦　　　　　　　　华中科技大学
包元武　　　　　　　　基石药业(苏州)有限公司
申秀萍　　　　　　　　北京坤奥基医药科技有限公司
刘　恕　　　　　　　　药渡经纬信息科技(北京)有限公司
刘建文　　　　　　　　华东理工大学
刘晓东　　　　　　　　中国药科大学
李敏勇　　　　　　　　山东大学
孙铁民　　　　　　　　沈阳药科大学
张福利　　　　　　　　上海医药工业研究院
施　畅　　　　　　　　万舒(北京)医药科技有限公司
赵小平　　　　　　　　上海益诺思生物技术股份有限公司
唐小枚　　　　　　　　药渡经纬信息科技(北京)有限公司

编委成员

史敏玲　武幸幸　崔美丽　徐　军　于永生　霍春芳　姜　蕊　钱婉盈
兰文丽　张　曼　崔　毅

专 家 简 介

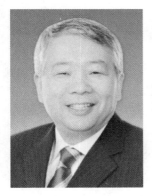

丁 健 院士

中国工程院院士、发展中国家科学院院士,中国科学院大学药学院院长、中国科学院上海药物研究所学术委员会主任,曾任上海药物研究所所长。先后获得国家自然科学奖二等奖、国家科学技术进步二等奖、何梁何利科学与技术进步奖、谈家桢生命科学成就奖、中国科学院杰出科技成就奖等十多个奖项。丁健院士带领团队在抗肿瘤新药研发创制、药物作用机制探索和生物标志物研究等方面取得了卓越成绩,作为主要发明者之一研发的具有自主知识产权的 10 个候选新药正在进行临床研究,申请国内外专利 200 余项。在 *Cell*、*Cancer Cell*、*Journal of the National Cancer Institute*、*Nature*、*Cell Research*、*Hepatology* 等发表 SCI 论文 280 多篇,他引 6 000 余次。

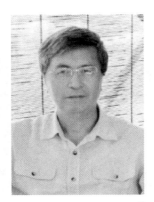

朱 迅 教授

著名免疫学家。现任吉林大学基础医学院免疫学教授,博士生导师,同写意新药英才俱乐部理事长;兼任国家新药咨询委员会成员,国家自然科学基金委员会生命科学部专家评审组成员,药渡经纬信息科技(北京)有限公司(简称"药渡")战略总师等;任《药学进展》副主编,尚城资本特聘医药专家等;曾任白求恩医科大学副校长,主要从事免疫学、分子生物学研究及医药领域投资。先后主持或参与承担国家自然科学基金、国家卫生健康委员会等资助的课题 20 多项,国内外发表论文 200 多篇,主编及参与编写专著和教材 20 余部;指导培养研究生及博士后人员 80 余名。1993年享受国务院政府特殊津贴;先后荣获"全国中青年医学科技之星"称号、"笹川医学奖学金优秀归国进修人员奖"。

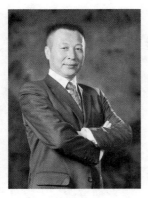

中国海归留学生中成功的创业者之一。2006 年至今，参与创办的企业包括：北京盛诺基医药科技股份有限公司（简称"盛诺基医药"），欧博方医药科技有限公司，药渡经纬信息科技（北京）有限公司，本草资本；发表 29 篇论文，申请专利 40 余项；参与并主持若干国家科研项目。

李 靖 博士

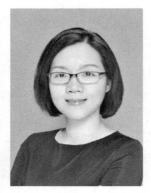

药渡经纬信息科技（北京）有限公司联合创始人兼首席执行官，拥有 12 年以上创新药物研发项目工作经验。2013 年联合创办药渡，打造了中国第一个独创的"全球药物研发大数据平台——药渡数据"。曾任职盛诺基医药化学部高级研发总监，保诺科技资深组长。在过去的 8 年中，特邀撰写全球每年上市新药综述文章 *Synthetic Approaches to Year's New Drugs*，并发表于 *Journal of Medicinal Chemistry* 和 *Bioorganic & Medicinal Chemistry* 等杂志。

丁红霞 博士

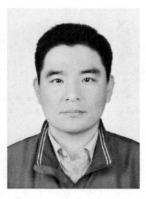

现任华中科技大学同济药学院教授。在新型糖基供体的设计、制备与应用，复杂天然糖类化合物的结构修订与高效全合成研究领域取得了一系列具有原创性的科学发现。在 *J. Am. Chem. Soc.*、*Angew. Chem. Int. Ed.*、*Green Chem.*、*Chem. Eur. J.*、*Org. Chem. Front.* 等期刊以通讯作者形式发表研究论文 20 余篇，申请发明专利 4 项。2012 年入选青年"千人计划"，2016 年获得 ACP Lectureship Awards（新加坡和中国台湾），2017 年获得张数政糖科学优秀青年奖和第四届阿达玛斯学术论文探索卓越奖，2018 年获得 Thieme Chemistry Journals Award。

万 谦 教授

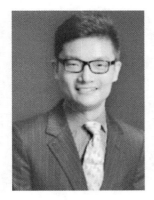

包元武　博士

现任基石药业(苏州)有限公司药代动力学研发副总裁,负责该公司所有新药研发项目的临床前药代动力学和毒理学。拥有近 20 年临床前和临床新药、仿制药的药代动力学研究及实验室研发管理等方面的丰富工作经验,对于小分子药物和治疗性抗体/多肽生物药的药代研究均具有丰富的专业知识,作为第一作者在分析化学和药代动力学主流杂志发表科研论文 10 多篇。曾服务于多家 CRO 公司,包括澎立生物医药技术(上海)有限公司、上海桑迪亚医药技术公司和保诺科技(上海)/上海润诺生物科技有限公司,担任重要职位。

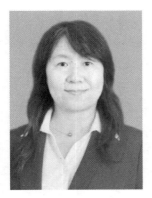

申秀萍　研究员

北京坤奥基医药科技有限公司副总裁。曾任天津药物研究院新药评价有限公司副总经理、安全评价中心主任。主要致力于新药研发中的临床前药理、毒理学评价和研究。作为课题负责人,先后承担了国家科技支撑计划、国家科技重大专项、天津市科技计划项目等多项课题,多项研究成果获得天津市科学技术进步奖。先后获得天津市五一劳动奖章和天津市劳动模范荣誉称号。目前担任中国药学会应用药理专业委员会委员、中国毒理学会中药与天然药物毒理专业委员会委员、中国毒理学会药物毒理与安全性评价专业委员会委员、中国毒理学会毒理研究质量保证专业委员会常务委员等。

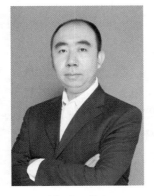

刘　恕　博士

药渡经纬信息科技(北京)有限公司副总裁。中国科学院动物研究所获得发育生物学博士学位,曾参与并实施多个国家级生物医药项目。2013 年加入药渡,负责药渡数据库的建设以及药渡咨询业务,完成 100 余项国家新药政策制定、企业战略咨询或投资尽职调查服务。参与撰写及出版《世界新药概览 2013 年卷》《世界新药概览 2014 年卷》以及《世界新药概览单克隆抗体卷》。

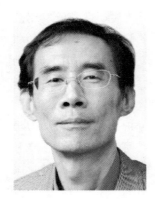

刘建文　教授

现任华东理工大学药学院教授，博士生导师。主要研究方向为药物靶标蛋白与小分子 RNA 表达、调控的研究及其在新药研发中的应用。首次在国际肿瘤治疗学领域发现了通过抑制肿瘤细胞内的 ROS（Reactive Oxygen Species），可以达到抑制癌细胞浸润转移的目的，该研究为开发非杀伤性抗癌转移的药物提出新的科学依据。现主持国家课题 1 项、省部级科研项目 2 项。获省部级科研成果一等奖 2 项，二等奖 4 项，三等奖 3 项。发表国内外论文 160 多篇，其中 SCI 收录 110 篇。申请发明专利 19 项，国际发明专利 1 项。主编出版专著 6 部。

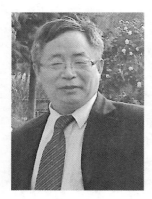
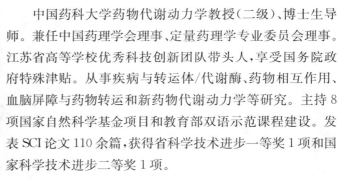

刘晓东　教授

中国药科大学药物代谢动力学教授（二级）、博士生导师。兼任中国药理学会理事、定量药理学专业委员会理事。江苏省高等学校优秀科技创新团队带头人，享受国务院政府特殊津贴。从事疾病与转运体/代谢酶、药物相互作用、血脑屏障与药物转运和新药物代谢动力学等研究。主持 8 项国家自然科学基金项目和教育部双语示范课程建设。发表 SCI 论文 110 余篇，获得省科学技术进步一等奖 1 项和国家科学技术进步二等奖 1 项。

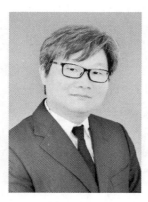

李敏勇　教授

山东大学药学院"齐鲁青年学者"特聘教授、博士生导师。兼任 *Medicinal Research Reviews* 副主编及 *Scientific Reports*，*Protein & Peptide Letters* 等多个国际学术期刊编委。先后主持"973 计划"课题、国家自然科学基金、山东省自然科学杰出青年基金、教育部"新世纪优秀人才支持计划"、教育部霍英东基金等多项科研项目。以通讯作者身份发表 SCI 论文 70 余篇，申请中国、美国和世界专利 14 项（已授权 10 项）。获得 2009 年华实海洋药物青年科技奖和 SCOPUS 青年科学之星，2011 年 IUPAC 学术会议青年科学家奖，2013 年第 16 届中国药学会-施维雅青年药物化学奖等多项科技奖励和荣誉称号。

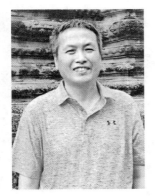

孙铁民　教授

现任沈阳药科大学制药工程学院药物化学教授，博士生导师。兼任《中国药物化学》《沈阳药科大学学报》《中国医科大学学报》和《中南药学》编委。主要从事药物化学的教学与科学研究，先后获得国家教学成果二等奖，主持国家级精品课药物化学和国家共享资源课药物化学研究，国家药学实验教学中心和国家特色专业负责人。先后主持或参与国家自然科学基金、国家重大专项等课题10多项，获得新药证书10余个。发表论文50余篇，主编及参与编写教材20余部。

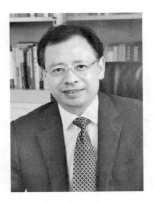

张福利　研究员

现任上海医药工业研究院制药工艺优化与产业化工程研究中心主任，博士生导师。复旦大学、上海交通大学、浙江工业大学和上海工程技术大学兼职教授。"十二五"国家"重大新药创制"重大专项（化学组）责任专家组成员、全国医药产业节能环保专委会副主任。《中国医药工业杂志》《世界临床药物杂志》《中国药物化学杂志》《药学进展》等杂志编委。主要从事药物重大品种工艺研究和新产品开发研究。发表论文64篇，申请发明专利138件，授权68件，获新药证书4本，系列产品实现产业化，取得良好经济效益和社会效益。荣获2016年山东省科技进步二等奖和2017年国家科技进步二等奖，获得上海市优秀学科带头人、山东省泰山产业领军人才、静安杰出人才等称号，2014年获得国务院政府特殊津贴，2018年获得上海市五一劳动奖章。

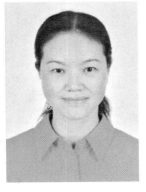

施　畅　博士

万舒（北京）医药科技有限公司质量保证负责人。原军事医学科学院副研究员，国家北京药物安全评价研究中心副主任。兼任中国环境诱变剂学会致畸专业委员会委员及风险评价专业委员会委员，中国毒理学会遗传毒理专业委员会委员，CFDA GLP认证检查专家，CFDA医疗器械注册技术审评专家，北京市自然科学基金评委等。负责国家科技重大专项子课题2项、"973计划"子课题1项、北京市科学技术委员会科技计划项目1项，参与国家、军队及北京市级科研项目 6 项。在国内外核心期刊上发表文章 40 余篇，参加编写专著 2 部。持有中国毒理学会毒理学家资格证书。2011 年获得中国毒理学会优秀青年科技奖，2016 年获得中国实验动物学会科技二等奖，荣立个人三等功一次。

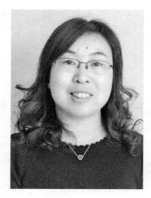

上海益诺思生物技术股份有限公司药物代表及生物分析总监，副研究员。曾任职于上海恒瑞医药有限公司、保诺科技（北京）有限公司。超过 10 年的药物代谢研究经验，主要从事小分子药物和生物技术药物的生物分析、PK/TK 分析，临床药理及转化医学等研究。参与和负责多项国家"十二五""十三五"重大新药创制课题。在药物分析、药物代谢动力学方向发表论文 20 余篇，SCI 文章超过 15 篇。

赵小平　博士

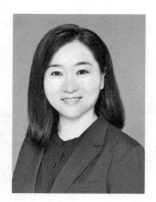

药渡经纬信息科技（北京）有限公司出版事业部总监。毕业于北京师范大学有机化学专业。曾任中国科学院上海有机化学研究所中级实验员，康龙化成（北京）新药技术有限公司高级研究员。

唐小枚　博士

序

　　20 世纪 90 年代末,分子靶向抗肿瘤药物在肿瘤临床治疗中首获成功,开辟了肿瘤药物治疗的新时代。不同于传统细胞毒性药物选择性差、毒副作用强的特点,分子靶向药物特异作用于肿瘤细胞和肿瘤微环境中异常活化的关键信号分子,通过阻断肿瘤或相关细胞赖以生存的信号转导通路,抑制肿瘤的生长与转移。迄今为止,已有一大批分子靶向药物相继上市,标志着针对肿瘤本质特征的抗肿瘤理念的成功实践,也为当下备受关注的肿瘤精准治疗奠定了坚实的基础。"抗肿瘤靶向药物"丛书涵盖了以下五个治疗靶点:蛋白酶体抑制剂(Proteasome Inhibitor)、血管内皮生长因子受体抑制剂(VEGFR Inhibitor)、间变性淋巴瘤激酶抑制剂(ALK Inhibitor)、组蛋白去乙酰化酶抑制剂(HDAC Inhibitor)以及 Smoothened 蛋白抑制剂(Smo Inhibitor)。

　　上述每个靶点将作为"抗肿瘤靶向药物"丛书的一个分册内容呈现给读者。蛋白酶体抑制剂的开发是治疗多发性骨髓瘤的重大突破;血管内皮生长因子(VEGF)和血管内皮生长因子受体(VEGFR)被称为"饿死肿瘤"的靶点,血管内皮生长因子受体抑制剂通过抑制肿瘤新生血管生成,切断肿瘤的营养供给,抑制肿瘤的生长和转移,率先上市的 VEGF 受体抑制剂贝伐珠单抗在 2015 年的销售额高达 70 亿美元;变异性淋巴瘤激酶抑制剂是近年热门的个体化治疗靶点,其一代和二代抑制剂在非小细胞肺癌临床治疗中的表现均令人瞩目;组蛋白去乙酰化酶抑制剂标志着靶向肿瘤表观遗传调控的抗肿瘤药物的率先成功,2014 年以来已有 3 种药物上市,其中包括中国自主研发的重量级创新药西达苯胺;Hedgehog 信号通路的 Smoothened 蛋白抑制剂被批准用于治疗基底细胞瘤。

　　上述分册中的所有资料均来自美国食品药品监督管理局(FDA)、欧洲药品管理局(EMA)或日本药品和医疗器械综合机构(PMDA)官方网站,以及原研发公司提供的资料和数据。书中对上述靶点的差异性、独特性以及相关上市药物数据进行了梳理。每个靶点分册涵盖了该靶点 2017 年以前已上市的小分子化合药。每个药物涵盖的药物临床前至临床的关键数据,不仅包括药物的基本信息（批准信息、结构、理化性质、销量、给药剂量等）、专利、合成路线以及临床前药理、药代试验和数据，还包含临床药效和安全性关键数据。

　　在"抗肿瘤靶向药物"丛书的整个编写过程中，始终遵循科学性、前沿性、整体性和实用性的撰写原则。不仅可作为初、中级科研工作者了解、学习相关知识的实用性"教科书"，也可通过靶点、作用机制、合成路线、模型、试验等的对比，对科研工作者开发同靶点新的小分子化学实体具有十分重要的启发、借鉴意义。

丁　健

中国科学院上海药物研究所

2021 年 6 月 28 日，上海

编 者 的 话

在最近几十年中,制药行业的药物研究阶段(从先导化合物到临床候选药物的筛选过程)和药物开发阶段(从一个临床候选药物到最终被批准成为上市药品的过程)已成为一个日益耗时耗财的过程。平均来说,成功开发一个药物产品需要 10～15 年的时间,消耗 26 亿美元。导致候选药物不能成功进入市场的原因主要有三类:药代动力学性质不佳(29%)、高毒性(50%)或者临床疗效不佳(29%)。在开发新药的过程中,失败环节出现得越晚,就意味着损失越大。现代医学和药学技术的进步,特别是基因组学的发展,为精准医疗技术和基于靶点的药物结构设计技术提供了前所未有的发展机遇。因此,目前世界上大多数制药公司中,药物发现早期阶段的研究模式已发生改变,除了提高分子对特定靶点的活性和选择性,分子的"成药性"也是药物分子设计阶段的重点研究项目。

"成药性"指对化合物进行了初步药效学研究、药代动力学特性和安全性的早期评价,证明其具有开发为药物潜能的性质。化合物的"成药性"是指除生物活性外的其他性质,包括与良好的临床疗效相关联的物理化学性质(如溶解性、稳定性等)、良好的生物化学和药代动力学性质(吸收、分布、代谢、排泄)和毒性作用。在研发的早期对化合物的"成药性"进行预测和评估,初步判断化合物是否具有开发为药物的潜能,可降低开发新药的失败率和研发成本。

纵观历史,大约有 6 000 种药物被批准用于治疗人类疾病。目前,除中药外,仍有 3 000 种左右的药物在临床上被广泛使用。本书重点介绍 2001—2016 年中按照靶点分类的全球上市的小分子药物的数据概况,主要包括以下几个方面:销售额、专利到期日、药物作用机制、结构和物理化学性质、合成工艺信息、药物的体内/体外的药代动力学性质、药物相互作用和安全性评价。同时,本书以"全景地图"模式展示已上市的明星药物的关键属性,试图为研究者打开创新药物的"智慧之门"。

下面将详细介绍各类别所代表的内容和意义。

1. 销售额　最近某一药物的全球年销售额,数据主要来源于各制药公司的财务年报或权威市场研究公司 EvaluatePharma 的报告。

2. 专利到期日 第一份提出化合物专利合作条约（PCT）申请的时间加 21 年为预估的专利到期日，并整理成表。除此之外，发起人的国际专利申请表（专利家族）也包含其中。

3. 结构和物理化学性质 1997 年，辉瑞公司资深药物化学家 Christopher A. Lipinski 发现，大多数药物都具有相对较小的分子结构且具有一定的亲脂性，他归纳总结出一个经验定律"五规则"，即 Lipinski"五规则"，来评估化合物的类药性或判断一个具有药理或生物活性的化合物是否有可能成为经口类药物。该规则表明，药物分子的性质对药物在人体内的药代动力学行为具有重要影响，包括对一药物的吸收、分布、代谢和排泄（ADME）。在药物研发阶段，该规则可用于对活性先导化合物的结构进行逐步优化，却不能预测化合物是否具有药理活性。

Lipinski"五规则"指出，通常一个经口药物不得违背下列规则中的任意两条：（1）氢键供体数目不超过 5 个；（2）氢键受体数目不超过 10 个；（3）相对分子质量小于 500 u；（4）脂水分配系数的对数值（$\log P$）小于 5；（5）可旋转键的数量不超过 10 个。

和许多其他经验规则一样，Lipinski"五规则"也有很多例外的情况。

4. 合成工艺信息 在竞争激烈的制药行业中，药品生产成本的高低，是决定企业竞争力的一个重要因素。药物的合成工艺直接决定了原料药的成本价格（Cost of Goods，COG）。某些专利药的生产成本甚至占整个销售额的 30%。相比之下，研究开发方面的费用仅占销售额的 10%～15%。因此，考虑到生产成本，一种药物的工艺合成路线通常不超出 10 步串联反应。本书所列的合成路线是作者基于文献和专利信息选择出来的最适合工业级放大的合成路线。

5. 药物作用机制及靶点药理学 药物作用机制是指药物分子作用于机体而发挥药理学效应的生物化学机制。大多数药物作用于器官、组织、细胞上的靶点，产生药理效应，从而影响和改变人体的功能。

药物靶点是指药物在体内的作用结合位点。药物结构类型的多样性决定了药物作用靶点的多样性。此外，部分药物能选择性地作用于单一靶点，而部分药物可以作用于多个靶点。据统计，目前发现的治疗性药物的作用靶点共 483 个，其中 80% 的靶点为蛋白质。药物靶点主要包括受体、酶、离子通道等生物大分子，作用于这些靶点上的药物大约有 8 000 种，相当于发现一个药物靶点至少可以发现近 20 种药物。在众多靶点中，受体是最重要的药物靶点，以受体为作用靶点的药物超过 50％；以酶为作用靶点的药物占 20％左右，特别是酶抑制剂，在临床用药中具有特殊地位；以离子通道为作用靶点的药物约占 6％；以核酸为作用靶点的药物仅占 3％；其余近 20％的药物的作用靶点尚待研究发现。

IC_{50}：IC_{50}（半数抑制浓度）是衡量一个化合物抑制某生物学功能或生物化学功能有效性的一个参数。该定量参数代表了半数抑制某生物过程（或该过程的某种组成成分，如酶、细胞、细胞受体或微生物）时所需要某种特定药物或其他底物（抑制剂）的量。IC_{50} 在药理学研究中通常用于衡量抑制剂药物的效力。有时，它也可以转换成其负对数形式 pIC_{50}（$-\lg IC_{50}$），该值越高，代表抑制剂的抑制效果越好。根据 FDA 的标准，IC_{50} 表示在体外达到 50％的抑制率时对应的药物的浓度，相对于激动剂的**半数效应浓度 EC_{50}**（EC_{50} 代表药物在体外能引起 50％最大效应时对应的血浆浓度）。

功能抑制分析：在竞争性抑制试验中检测不同浓度抑制剂对由特定浓度的激动剂诱导的生物效应的抑制作用可构建一条量-效关系曲线，曲线上 50％生物效应所对应的横坐标值代表了抑制激动剂 50％最大生物效应所需的抑制剂浓度，即半数抑制浓度 IC_{50}。IC_{50} 值与测试实验的条件密切相关。一般抑制剂浓度越高，则激动效应降低得越明显，IC_{50} 值会随着酶浓度的增加而增加。此外，对于不同的抑制作用类型，其他一些因素也会影响 IC_{50} 值，如对于三磷酸腺苷（ATP）依赖的酶，其抑制剂的 IC_{50} 值和 ATP 的浓度存在相互关系，尤其当该抑制作用为竞争性抑制时，IC_{50} 值可用于比较两个抑制剂的活性。

放射性配体竞争结合分析：对于一对已知的放射性标记配体，选择合适的放射性配体浓度和受体浓度，然后用一系列不同浓度的非放射性化合物与它们共同孵育，非放射性化合物将与放射性配体竞争结合受体的结合位点，同样，测定结合型和游离型放射性配体的浓度，从而来计算结合抑制百分数。以非放射性化合物的浓度的对数值为横坐标，放射性标记配体特异性结合的百分率为纵坐标作图，可得到一条 S 形竞争结合曲线。由该曲线的拐点在横坐标上的投影可得到半数抑制浓度 IC_{50} 值，即 50％放射配基与受体的结合被替代或抑制时的非放射性化合物的浓度。IC_{50} 值可用于测定化合物对受体的抑制常数（Inhibitory Constant，K_i）或亲和常数（Affinity Constant），代表了化合物分子对靶点的作用强弱。如果化合物与配体为竞争性关系，IC_{50} 值与 K_i 呈 Cheng - Prusoff 方程的关系。

$$K_i = \frac{IC_{50}}{1 + [L]/K_d}$$

式中，$[L]$为实验中放射性标记配体的浓度；K_d是已知的放射性标记配体与受体的解离结合常数。

如果是非竞争性替代，则 $K_i = IC_{50}$。

在放射性配体竞争结合分析研究中，涉及放射性配体与靶组织受体的制备。这里要求放射性标记配体必须具有高度的放射化学特异活性，并且是高纯度和稳定的。常用的标记同位素有 ^3H 和 ^{125}I。

靶点选择性评估： 每个药物都会涉及靶点选择性问题。对于研发项目，通常需要通过反向筛选（Counter-Screens）来确定小分子对其他相关靶点的选择性（相关靶点包括可能产生不良生物活性的靶点亚型，以及与靶点属于同一蛋白家族且具有高度序列同源性的其他蛋白）。例如，一个中枢神经系统候选药物需要表征其对其他中枢神经系统靶点（大约 50 个）的选择性，甚至还需要再进一步表征其对于其他药物作用靶点（250～300 个）的相互作用情况。

Cerep 公司是药物靶点选择性评估领域中最著名的公司之一。该公司在新药研究和药物开发领域提供候选药物筛选与图谱分析技术的服务。在其 2011 年的体外药效、药代动力学及安全性评价服务列表（The In Vitro Pharmacology And ADME-Tox & PK 2011 Catalogs）中收录了大约 1 300 种检测分析项目，其中针对 G 蛋白偶联受体（GPCR）作用靶点的检测就有 591 项，包括 134 项细胞功能指标检测（含激动和拮抗效应）、255 项生物化学激酶检测、32 项细胞激酶检测（激活或抑制效应）、51 项离子通道检测、61 项细胞色素 P450 酶检测（包括显型、抑制、诱导作用）、20 项表观遗传和 DNA 相关酶的检测、14 项磷酸二酯酶（PDE）检测以及 24 项磷酸酯酶检测。Cerep 公司的检测平台覆盖了非常广泛的靶点类型，包括 ADME-Tox 相关的靶点、G-蛋白偶联受体、各种酶、转运体、核受体和离子通道；也覆盖了许多类型的检测和分析方法，如放射性配体结合实验、时间分辨荧光共振能量转移（TR-FRET）分析法测定钙离子运动和环磷酸腺苷（cAMP）、转运/摄取分析以及其他基于生物发光和免疫荧光的分析等。

6. 吸收和生物利用度 经口给药后，胃肠道作为药物吸收时的第一道屏障，血浆中药物的含量取决于药物的吸收、分布、代谢和排泄的动态平衡。用于理解血管外途径给药后的吸收有两个重要的药代动力学参数，即生物利用度（F）和曲线下面积（AUC）。

生物利用度（F）： 生物利用度用于评估以非静脉途径给药的药物被吸收进入体循环的完全程度，它是到达循环系统的药物量所占的给药剂量的百分数。

对经胃肠道吸收的药物而言,影响生物利用度的因素包括药物的溶解速率、渗透性、肠道蠕动速度以及离子化程度。另一个决定生物利用度的重要因素是首过效应。首过效应是指当药物经胃肠道给药,在尚未吸收进入血液循环之前,在肠黏膜和肝脏被代谢而使进入血液循环的原型药药量减少的现象。因此,经口药物生物利用度(F)通常由药物的胃肠道吸收分数(F_a)、未被首过消除的胃肠道分数(F_g)、肝脏分数(F_h)和肺分数(F_l)共同决定:$F=F_a \times F_g \times F_h \times F_l$ 或 $F=F_a \times (1-E_g) \times (1-E_h) \times (1-E_l)$,其中,$E_g$、$E_h$、$E_l$ 分别代表胃、肝和肺摄取的比例。当化合物主要通过肝脏代谢时($E_g \approx 0$ 和 $E_l \approx 0$),F 可用下面的公式表达:

$$F=F_a(1-E_h)$$

通常认为,$E_h < 3$ 时,药物在肝脏中是稳定的;$3 < E_h < 7$ 时,药物在肝脏中是中等稳定的;$E_h > 7$ 时,药物在肝脏中不太稳定,肝脏清除率过高。

曲线下面积(AUC):它是化合物血药浓度-时间曲线下面积,用于评估药物的暴露水平。

Caco-2 细胞模型:Caco-2 细胞系源于人结肠腺癌细胞,是一种被广泛用于了解肠吸收和揭示转运机理的体外模型。Caco-2 细胞形态和功能类似于人小肠上皮细胞,含有与刷状缘上皮细胞相关的酶系和与小肠主动转运相关的各种代谢酶和转运系统,如谷氨酰转肽酶、碱性磷酸酶、葡萄糖醛酸酶及二肽、P-糖蛋白(P-gp)、糖及维生素 E 等各种主动转运体。成熟的 Caco-2 细胞可形成致密的单细胞层组织。在测量细胞膜渗透性的体外单层细胞实验中,测试药物被加于单细胞层的顶端肠腔侧(A),而基底侧(B)中不含被试化合物。被试化合物从顶膜侧隔室穿过细胞,扩散到基底侧隔室。在 1~2 h 之后的某个特定时间点,分别从两侧隔室取一定量的样品,检测化合物的浓度,计算渗透速率。表观渗透系数 P_{app}(单位为 cm/s)用下式来计算。

$$P_{app} = (dQ/dt)(1/AC_0)$$

式中,dQ/dt 为药物渗透速率,nmol/s;C_0 为顶端侧加入的化合物初始浓度;A 为单层细胞面积,cm²。当 $P_{app} < 1 \times 10^{-6}$ cm/s 时,为低渗透性;当 P_{app} 介于 1×10^{-6} cm/s 和 10×10^{-6} cm/s 之间时,为中等渗透性;当 $P_{app} > 10 \times 10^{-6}$ cm/s 时,为高渗透性。

值得注意的是,Caco-2 实验的数据在不同实验室之间通常不完全一致。

尽管如此，由于 Caco-2 细胞广泛表达一些与药物相关的转运体（如糖类、氨基酸等），因此该细胞系不仅可用于对药物在人体吸收的预测，还广泛用于药物转运机制的研究中。大多数基于转运体的研究主要集中在使用 Caco-2 细胞评估药物与多药耐药基因编码的蛋白 P-糖蛋白的相互作用领域。P-糖蛋白对限制药物吸收，导致药物生物利用度降低的生理作用已被证实。在评估 Caco-2 细胞的 P-糖蛋白活性时，需考虑如下因素：P-糖蛋白在人的肠道细胞和 Caco-2 细胞中的表达水平具有较大差异；Caco-2 细胞培养的时间和传代次数也会对 P-糖蛋白的表达产生影响，因此细胞的培养条件保持统一，才能确保在进行化合物评估实验时细胞的 P-糖蛋白的水平一致。除了表达 P-糖蛋白外，Caco-2 细胞还表达许多其他转运体。当被试化合物是多个转运体的底物时，实验结果可能会难以解析，使用特异性抑制剂进行对照实验可解决此问题。

MDCK 细胞模型：小犬肾脏的 MDCK 细胞模型在高通量筛选（High Throughput Screening，HTS）中的使用越来越广泛。相对于 Caco-2 细胞模型长达 21 d 的细胞培养周期以及在培养期间需不断更换培养液的烦琐操作，MDCK 细胞模型仅需 3～4 d 即可连接成片并完全平铺为单层细胞，具有简便、易操作等优点。另外，转染人 MDR1 的 MDCK 细胞，能特异性地高表达人 MDR1 蛋白，因此使用该细胞进行的药物特定转运体外排实验的结果较 Caco-2 细胞具有更高的分辨率。

尽管 Caco-2 细胞模型和 MDCK 细胞模型都广泛用于人体吸收预测的筛选模型，但这两个体系都不表达临床有效药物的代谢酶，如在人体肠道高表达的 CYP3A4 酶。若一个药物可显著地被肠道 CYP3A4 酶代谢，细胞单层渗透性实验的 Caco-2 细胞模型或 MDCK 细胞模型会导致对该药物吸收潜力的预测过高。然而，Caco-2 细胞模型和代谢倾向分析模型（肝细胞检测或微粒体检测）相结合，可用于一系列结构化合物的经口生物利用度的预测。

7. 药物-药物相互作用（Drug-Drug Interaction，DDI） 药物-药物相互作用是指一种药物底物对另一种药物活性的影响，包括药效的增加或降低，或药物之间产生了一种本身不具有的新的药效。这种相互作用也可能存在于药物与食物之间（药物-食物相互作用）以及药物与草药之间（药物-草药相互作用）。具体原因可能包括偶然的药物误用、药物过量服用以及缺少对草药和食物中所含的活性成分的了解。

一般而言，由于药物-药物相互作用在治疗过程中可能会引起不良或难以预计的结果，所以应尽量避免。但是有的药物-药物相互作用因能够产生积极治疗效果而被有意地使用。例如丙磺舒和青霉素的联合给药。丙磺舒能够减缓青霉素的排泄过程,联合给药时青霉素在体内的保留时间会明显增加,从而达到降低青霉素剂量的效果。卡比多巴与左旋多巴的联合用药是现代药学领域利用药物-药物相互作用获得更好治疗效果的一个案例。左旋多巴用于治疗帕金森病,该药物必须要以原型药状态到达脑内才能起效。当单独给药时,外周组织会代谢部分左旋多巴,既减弱药物治疗效果又增加不良反应的风险。由于卡比多巴可抑制左旋多巴的外周代谢,卡比多巴与左旋多巴联合用药可使更多的左旋多巴到达脑部,并且降低了引起副作用的风险。

药物-药物相互作用是多种过程共同引起的结果。这些过程可能包括药物在药代动力学方面的改变,如药物 ADME 的改变。药物-药物相互作用也可能是由药效属性引起的,例如,作用于同一个受体的抑制剂和激动剂的联合给药。

药物代谢性相互作用:许多药物-药物相互作用由药物代谢的改变引起。人体内药物代谢酶通常通过核受体与药物的结合而被激活。

细胞色素 P450 酶(CYPs)是参与药物代谢过程的重要酶系统。该系统能够受到酶诱导作用和酶抑制作用的影响。

(1)酶诱导作用:药物 A 诱导机体产生更多药物 B 的代谢酶,导致药物 B 的药物浓度降低甚至有可能使药效丧失,而药物 A 的药效不受影响。

(2)酶抑制作用:药物 A 抑制药物 B 的代谢酶的合成,会引起药物 B 的浓度提升,可能导致过量用药,产生毒性反应。

(3)生物利用度:药物 A 影响了药物 B 的吸收。

上述例子中,药物自身性质不同可能导致最终结果的差异,假设药物 B 为一个前药,需要在酶的作用下代谢为活性形式,药物 A 引起的酶诱导作用可促使前药代谢为活性成分而增强其药效;反之,药物 A 引起的酶抑制作用则因减少了药物活性成分的转化而减弱药效。此外,药物 A 和药物 B 可能会存在互相影响代谢的情况。

药物常见的 I 相代谢反应为水解反应和氧化反应。水解反应是指在组织和血浆中,酯、酰胺和环氧化合物自发地在代谢酶的作用下转化为相应的羧酸、胺和醇的反应。因此在药物中引入这些官能团制成前药,可以提高药物在运输过程中的溶解度和生物利用度。氧化反应通常包括芳香族碳和脂肪族碳以及杂原子(N-,S-,O-)的羟基化反应、去烷基化和氧化反应,以及杂原子的氧化反应(N-,S-)。这些氧化过程涉及的酶主要是醛氧化酶(AO)、黄嘌呤氧化酶

(XO)、单胺氧化酶(MAOs)、含黄素单加氧酶(FMOs)和细胞色素 P450 酶。各大公司通常会设定一些常规检测去评估 P450 酶系(主要包括 CYP1A2、CYP2C9、CYP2C19、CYP2D6 和 CYP3A4)的活性。P450s 组成了 b 型含血红素的单加氧酶超家族，是临床前研究动物模型和人体内用于代谢外源性物质(药物、污染物和膳食成分)以及内源性底物(胆酸、甾体化合物和胆固醇)最重要的药物代谢酶。CYPs 存在于大多数哺乳动物的器官中，如肝脏、肾、小肠、脑、皮肤等组织。

基于氨基酸序列的同源性，CYP 超家族成员分为不同的亚家族，进一步划分为不同的亚型。目前已确定 40 多个 P450 亚家族，仅有 4 个亚家族(1、2、3、4)为药物代谢酶。参与药物在人体内生物转化的主要 CYP450 酶亚型有 CYP1A2、CYP2C9、CYP2C19、CYP2D6 和 CYP3A4。其中，CYP3A4 是含量最丰富的亚型，在人肝脏和小肠中的含量占总含量的 $30\%\sim40\%$，经估算能代谢 $50\%\sim70\%$ 的现有药物。在生物转化过程中，CYP450 亚型对底物表现出显著的区域选择性或立体选择性。P450 酶可受到一些外源性物质的诱导作用或抑制作用，因此也会引起潜在的药物-药物相互作用。由于一些药物代谢酶存在多态性表达现象，能够在临床药代研究中引起主体间的变化，因此确认这些多态性表达的亚型(CYP2C9、CYP2C19、CYP2D6)十分重要。

8. 遗传毒性 致癌物或致癌剂，可分为致突变或非致突变致癌物。致突变的致癌物是指那些能诱导突变或 DNA 序列改变的试剂。药物研发中遗传毒性筛选的目的是为了确认潜在的致突变或非致突变的致癌物。从使用细菌回复突变(Ames)试验开始，许多体外试验都被用于致突变的致癌物的检查。

Ames 试验：Ames 试验是用于评估化合物是否具有潜在的致突变性的生物检测方法。若测试结果为阳性，则表明该化合物可致突变，很可能是一种致癌物，因为癌症经常与突变密切相关。尽管 Ames 试验也会出现一些假阳性和假阴性的情况，但是由于在啮齿类动物上进行的标准的致癌性测试试验需要耗费大量的时间与费用(完成约需 3 年)，Ames 试验仍是一种便捷的评估药物的致突变性的试验方法。早在 20 世纪 70 年代，Bruce Ames 及其课题组就开始发表有关 Ames 试验操作的系列文章。

Ames 试验使用多种鼠伤寒沙门菌(*Salmonella Typhimurium*)，这些菌株的组氨酸合成所必需的基因发生突变(如营养缺陷型突变体)，因此维持它们的生长需要提供外源性的组氨酸。而某些致突变的化合物可以使突变体菌株恢复为非营养缺陷状态从而使细胞能在无组氨酸的培养基中生长，Ames 试验通过这种方法来测定化合物的致突变能力。通过构建不同的试验菌株来检测组氨酸合成基因的突变类型是移码突变（例如 TA－1537 菌株和 TA－1538 菌株）还是基因点突变（例如 TA－1531 菌株），进而可识别出不同机制的突变剂。然而一些化合物仅能够在 1 或 2 个菌株里检测到回复突变现象。测试菌株也可以携带脂多糖合成所需的基因突变体，使细菌的细胞壁更具渗透性，在切除修复系统中使试验更灵敏。有的实验加入大鼠肝脏提取物来模拟代谢行为，因为某些化合物本身不具有致突变性，但它们的代谢产物却可能致突变，如苯并[a]芘化合物。

　　早期研究表明，Ames 试验能够检测出 90% 已知的致癌物，而近期研究发现，Ames 试验仅能检测出 50%～70% 的已知致癌物。Ames 试验可以用来识别一些之前作为商品使用但具有潜在致癌性的化合物，比如，过去在塑料和纺织品行业中作为阻燃剂使用的磷酸三(2,3－二溴丙基)酯以及 20 世纪六七十年代在日本作为食品抗菌添加剂的呋喃基糖酰胺。在动物试验中，呋喃基糖酰胺并未表现出致癌性，但是在 Ames 试验中检测出致癌性后，后续更加精密的实验证实呋喃基糖酰胺是一种致癌物。实验的阳性结果使上述化合物不再用于消费品中。

　　Ames 试验中剂量响应曲线通常呈线性，表明致突变无上限浓度，也就是说，对突变剂或致癌物无安全阈值。部分科研工作人员认为，某些低剂量的突变剂可以刺激脱氧核糖核酸 DNA 的修复过程来缓解突变剂的影响，因而可能是无害的。Bruce Ames 提醒说"可能致癌也可能不致癌的微量化合物完全让你忽视了你应该意识到的主要风险"。

　　Ames 试验常被用于在研药物的初期筛选，用来排除可能的致癌物。该试验是美国农药法要求的八项试验之一，也是美国《有毒物质管制法》(*Toxic Substances Control Act*)要求的六项试验之一。鼠伤寒沙门菌属于原核生物，对人类而言并不是最理想的模型。鼠肝 S9 组分常被用于模拟哺乳动物的代谢情况，此方法可用于评估某分子在肝脏系统中产生的代谢产物是否具有潜在的致突变性。由于人和大鼠之间的代谢情况以及化合物的致突变作用可能存在差异，直接采用人肝 S9 组分来进行实验可提高筛选的准确性。人肝 S9 组分现已商业化，解决了过去受限于人肝 S9 组分的来源的问题。目前筛选致突变性的体外模型已由真核细胞建立，如酵母细胞。

　　Ames 试验确认的突变剂未必都具有致癌性，该方法检测出的任何致癌物均需通过进一步深入的测试来确定其致癌性。

　　微核试验：微核试验是用于筛选具有潜在的基因毒性化合物的毒理学筛选试验，主要有体外试验和体内试验两种方式。微核试验最初由 Evans 等开发，用于定量检测在蚕豆 *Vicia faba* 中的根端染色体损伤情况。其后，W. Schmid、J. A. Heddle 和他们的同事又分别独立开发体内的微核试验。微核试验目前被认为是检测遗传毒性致突变物质最有效可信的试验之一。体内试验通常使用小鼠骨髓或小鼠外周血液。J. T. MacGregor 开发了小鼠外周血液分析试验后，A. Tometsko 等对该分析方法进行了调整，采用流式细胞术进行测量。J. A. Heddle 等首次在人工培养的细胞（人淋巴细胞）中进行微核试验，M. Fenech 等在淋巴细胞及其他人工培养的细胞中对该分析方法进行了改进。

微核试验适用于各种化合物基因毒性的评价，与染色体畸变试验相比，微核试验的操作和试验结果评估过程更加简单快捷。通过使用荧光标记的原位杂交技术定位于着丝粒区，可以判断是整个染色体丢失还是只是一个片段丢失。

9. 急性毒性试验　急性毒性试验是指在较短的时间（通常是 24 h 内）里，测试一个化合物以单次或多次给药后所引起的不良反应。通常在给药后的 14 d 内产生的不良反应，被称为急性毒性。急性毒性试验不同于长期毒性试验，长期毒性试验通常以化合物的较低剂量、长时间（数月或数年）反复多次给药来观察药物对动物的毒性反应。普遍认为将人作为急性毒性（或长期毒性）研究的试验对象是不道德的。但在调查例如工厂事故泄漏等意外人体暴露的时候可以获取一定的急性毒性信息。通常主要的急性毒性数据来自动物试验，或者最近的体外检测数据和类似物数据的推论。

10. 长期毒性试验　长期毒性为当机体不断地或反复地暴露于某种物质中时，该物质对机体产生毒性反应的一种特性。长期毒性试验是药物非临床安全性评价的核心内容，主要目的是预测药物可能对人体产生的不良反应，从而降低临床试验受试者和药品上市后使用人群的用药风险。形成长期毒性的原因有两种：长期接触某物质和长期体内接触某物质（某物质在体内保留时间很长）。

长期接触某物质：例如，长期酗酒，可能会影响人的身体健康，虽然酒精半衰期较短，但由于长期接触，同样会引起长期的毒性。

长期体内接触某物质：如果一个人摄入了镭，镭被骨骼吸收后可能会干扰骨（骨髓）中血细胞形成，危及人体健康。

根据人用药品注册技术要求国际协调会议（ICH）的非临床安全性研究指导原则，长期毒性试验应在两种哺乳动物（啮齿类和非啮齿类动物）中进行，且持续期限应不短于临床试验期限，并达到推荐的最大试验期限。ICH 规范要求，为了支持Ⅰ、Ⅱ、Ⅲ三期临床试验，非临床长期毒性试验期限为：非啮齿类动物 9

个月;啮齿类动物6个月。

由于编者能力有限,药物信息的选择以及编辑方面可能有不完善之处,欢迎并感谢读者为我们提出宝贵意见。

目　录

第 1 篇
药物核心数据概览

阿西替尼(Inlyta®)

AG‑013736,AG‑13736,PF‑01367866

片剂,经口,1 mg/5 mg 阿西替尼

(1) 阿西替尼为一种血管内皮生长因子受体(VEGFR)抑制剂,于 2012 年 1 月首次获得美国食品药品监督管理局(FDA)批准上市,用于治疗既往 1 次系统疗法失败后的晚期肾细胞癌。

(2) 阿西替尼由辉瑞公司研发并销售。

(3) 人体推荐起始剂量为 5 mg,每天 2 次。中度肝受损患者,阿西替尼的起始剂量约减半。口服阿西替尼时需喝下一整杯水。

表 1‑1　阿西替尼的相关数据

全球主流市场批准	全球销售统计		核心专利到期日
	年份	销售额/万美元	
美国:2012/01/27	2014	41 000	2025/04/29(US6534524B1)
欧盟:2012/09/03	2015	43 000	2020/06/30(EP1218348B1)
日本:2012/06/29	2016	40 100	2025/06/30(JP3878849B2)
中国:2015/04/29	2017	33 900	2020/06/30(CN1234693C)

作用机制

阿西替尼作为激酶抑制剂,可抑制血管内皮生长因子受体(VEGFR)的活性,从而抑制血管生成(血管生成在恶性肿瘤生长和转移中起着重要作用)。

靶点结合选择性

VEGFR‑1:K_i = 2.75 nmol/L

VEGFR‑2‑FLVK:K_i = 1.1 nmol/L

VEGFR‑2‑Kin:K_i = 0.74 nmol/L

PDGFR‑β:K_i = 1.27 nmol/L

体外药效

阿西替尼对细胞的体外活性作用:

VEGFR‑1:IC_{50} = 0.09~0.12 nmol/L

VEGFR‑2:IC_{50} = (0.20±0.06) nmol/L

VEGFR‑3:IC_{50} = 0.10~0.29 nmol/L

PDGFR‑β:IC_{50} = (1.60±0.4) nmol/L

体内药效

RIP‑Tag2 转基因小鼠:VEGFR‑2、VEGFR‑3 和 α5 整联蛋白免疫反应性蛋白表达显著降低

C6 鼠胶质瘤模型:剂量和时间依赖性抑制 PDGFR‑β 磷酸化,抑制率为 90%

在结肠癌、乳腺癌、肺癌、胰腺癌、黑素瘤、肾细胞癌、胶质瘤、淋巴瘤和肝细胞癌小鼠异种移植模型中,肿瘤细胞显著减少

药代动力学

	参数	小鼠		大鼠		犬		猴		健康人			
体内	剂量/(mg/kg,人:mg)	10 (i. v.ᵃ)	50 (p. o.ᵇ)	50 (p. o.)	250 (p. o.)	5 (i. v.)	5 (p. o.)	5 (i. v.)	10 (p. o.)	1 (i. v.)	5 (p. o.)	7 (p. o.)	10 (p. o.)
	C_{max}/(μg/mL,人:ng/mL)	9.53	0.97	0.03	0.18	5.07	0.95	13.1	0.07	NA	17.0	23.3	34.9

（续表）

药代动力学

	参数	小鼠		大鼠		犬		猴		健康人			
体内	T_{max}/h	NA①	2.0	3.0	1.0	NA	1.5	NA	4.7	NA	4.1	4.0	4.0
	$AUC_{inf}/$ $(\mu g \cdot h/mL,$ 人：$ng \cdot h/mL)$	6.51	5.13	0.06	0.32	6.99	4.13	7.52	0.47	NA	142	181	288
	$T_{1/2}/h$	5.3	2.4	1.1	3.5	0.8	5.9	9.5	NA	NA	4.78	5.09	5.88
	$CL/[L/(h \cdot kg)$，人：$L/h]$	1.50	NA	NA	NA	0.72	NA	0.67	NA	21	35.2	38.8	34.7
	$V_{ss}/(L/kg,$ 人：L)	1.67	NA	NA	NA	1.17	NA	0.80	NA	68	206	254	246
	$F/\%$	—	16	NA	NA	—	59	—	3	NA	NA	NA	NA
	血浆中主要药物相关组分/%	M0(31.3)		NA		M0(58.7)		NA		M0(22.5)			
	血浆中主要药物相关代谢产物/%	M12(28.6)		NA		M12(20.0)		NA		M7(50.4)			
	尿/粪便排泄/%	12.7/65.8		NA		5.32/85.5		NA		22.7/40.6			
体外	Caco-2渗透性	$P_{app(A \rightarrow B)}=13.8 \times 10^{-6}$ cm/s											
	血浆蛋白结合率/%	97.0		98.1		98.0		NA		99.5			
	肝微粒体/肝细胞稳定性（剩余百分数/%，0.5 h）	69/NA		51/1		60/33		95/1		NA/22			

药物-药物相互作用

	CYP 酶	非 CYP 酶	转运体
底物	CYP3A4/5，1A2，2C19	UGT1A1	P-gp，BCRP，OATP1B1，OATP1B3
抑制剂	CYP1A2，2C8	NA	P-gp
诱导剂	无	NA	NA

---

① NA表示未获得数据。

（续表）

临床前安全性评估			
单剂量毒性	NOAEL ≥2 000 mg/kg（小鼠） ≥2 000 mg/kg（犬）	安全药理	抑制 hERG，IC_{50}＞30 μmol/L 对心血管系统、神经系统和呼吸系统无影响
重复剂量毒性	≤10 mg/(kg·d)（小鼠） 1/6 mg/(kg·d)（犬）	基因毒性	体外细菌回复突变实验或人淋巴细胞染色体畸变试验呈阴性 小鼠骨髓细胞微核试验呈阳性：≥1 000,500（雄性和雌性中）
		生殖与发育毒性	生殖：雄鼠 NOAEL＝30 mg/(kg·d) 胚胎-胎仔发育：无母体毒性，小鼠NOAEL＝0.3 mg/(kg·d)，兔 NOAEL≤10 mg/(kg·d)
		致癌性	未获得
		特殊毒性	体内外均无潜在的光毒性

关键临床试验 A4061032		
有效性	主要终点指标	中位无进展生存期：6.7 个月（阿西替尼组）；4.7 个月（索拉非尼组）
	次要终点指标	中位总生存期：20.1 个月（阿西替尼组）；19.2 个月（索拉非尼组）
		客观缓解率（仅含部分缓解）：70%（阿西替尼组）；34%（索拉非尼组）
		中位持续有效时间：11 个月（阿西替尼组）；10.6 个月（索拉非尼组）
安全性	死亡	总死亡率：2.5%（阿西替尼组）；1.1%（索拉非尼组）
		最后一次给药 28 d 内死亡率：9.7%（阿西替尼组）；6.5%（索拉非尼组）
	严重不良事件	阿西替尼组最常见的 3～4 级不良事件：高血压（16%）、疲劳（11%）、腹泻（11%）、虚弱（5%）、手足综合征（5%）和食欲下降（5%）
		不常见的严重不良事件：动脉和静脉血栓、胃肠穿孔、出血、甲状腺功能减退、蛋白尿及可逆性脑白质后部综合征（RPLS）
		最后一次给药 28 d 内的 5 级与治疗相关的不良事件（疾病进展除外）：8 例（阿西替尼组）
		非致死性严重不良事件发生率：34.8%（阿西替尼组）；32.7%（索拉非尼组）
	常见不良事件	阿西替尼组最常见的 1～4 级不良事件：腹泻（55%）、高血压（41%）、疲劳（41%）、食欲减少（35%）、恶心（33%）、发音困难（32%）、手足综合征（27%）、体重减轻（25%）、呕吐（24%）、虚弱（21%）、便秘（21%）

a i. v. 代表静脉注射。

b p. o. 代表口服。

阿帕替尼甲磺酸盐（艾坦®）

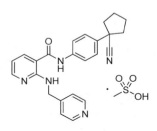

YN-968D1

片剂，经口，250 mg/375 mg/425 mg 阿帕替尼

(1) 阿帕替尼甲磺酸盐为一种血管内皮生长因子受体-2（VEGFR-2）抑制剂，于 2014 年 10 月首次获得中国国家食品药品监督管理总局（CFDA）批准上市，用于治疗既往接受 2 种或 2 种以上化疗的进展性和难治性晚期胃癌患者。

(2) 阿帕替尼甲磺酸盐由恒瑞医药股份有限公司研发并销售。

(3) 人体推荐起始剂量为 850 mg，每天 1 次，饭后半小时服用。若出现不良反应，可考虑中断治疗剂量，剂量减少至 750 mg 或 500 mg，每天 1 次。

表 1-2　阿帕替尼甲磺酸盐（艾坦）的相关数据

全球主流市场批准	全球销售统计		核心专利到期日
	年份	销售额/万美元	
	暂无		2024/10/08（US7129252B2） 2024/06/04（EP1633712B1） 2024/06/04（JP5046643B2）
中国：2014/10/17			2022/11/27（CN1281590C）

作用机制

作为激酶抑制剂，阿帕替尼可通过抑制 VEGFR-2 的活性而抑制血管生成（血管生成在恶性肿瘤生长和转移中起着重要作用）。

靶点结合选择性	体外药效	体内药效
VEGFR-2：$IC_{50}=1$ nmol/L c-kit：$IC_{50}=429$ nmol/L RET：$IC_{50}=13$ nmol/L	人脐静脉内皮细胞（HUVEC）： 给药 1 μmol/L 时，显著抑制小管生成或细胞迁移 给药 0.1 μmol/L 时，显著抑制微血管形成	人胃癌 SGC-7901 细胞移植瘤模型： 100 mg/kg 阿帕替尼显著抑制肿瘤生长（$T/C=33\%$）

药代动力学

	参数	大鼠	人		
	剂量/(mg/kg，人：mg)	20（p. o.）	500（p. o.）	750（p. o.）	850（p. o.）
体内	C_{max}/(ng/mL)	69.6	1 521	2 379	2 833
	T_{max}/h	1.33	NA	NA	NA
	$AUC_{0\sim8 h}$/(ng·h/mL)	226	11 295	18 172	21 975

（续表）

药代动力学					
	参数	大鼠		人	
体内	$T_{1/2}/h$	1.78	8	9	9
	$CL/F/[L/(h \cdot kg)]$	91.5	NA	NA	NA
	$V_{ss}/F/(L/kg)$	300	NA	NA	NA
	$F/\%$	NA	NA	NA	NA
	血浆中主要药物相关组分/%	NA	4 h：M0(41.4)/8 h：M9-2(32.2)		
	血浆中主要药物相关代谢产物/%	NA	M9-2(19.6)/M9-2(32.2)		
	尿/粪便排泄/%	NA	7.02/69.8		
体外	Caco-2 渗透性	NA			
	血浆蛋白结合率/%	NA	92.4		
	肝微粒体/肝细胞稳定性	NA	NA		

药物-药物相互作用			
	CYP 酶	非 CYP 酶	转运体
底物	CYP3A4/5,2D6,2C9,2E1	UGT2B7,1A4,1A1,1A3,1A8,1A9,2B4,2B17	P-gp,BCRP
抑制剂	NA	NA	P-gp,BCRP
诱导剂	NA	NA	—

临床前安全性评价			
单剂量毒性	MTD 30 mg/kg(犬)	安全药理	未见报道
重复剂量毒性	NOAEL NA	基因毒性	未见报道
		生殖与发育毒性	未见报道
		致癌性	未见报道

关键临床试验 2009APA-MGC		
有效性	主要终点指标	中位无进展生存期：3.67 个月（阿帕替尼 850 mg，每天 1 次）；3.20 个月（阿帕替尼 425 mg，每天 2 次）；1.40 个月（安慰剂）
	次要终点指标	中位生存期：4.83 个月（阿帕替尼 850 mg，每天 1 次）；4.27 个月（阿帕替尼 425 mg，每天 2 次）；2.50 个月（安慰剂）
		客观缓解率：6.4%（阿帕替尼 850 mg，每天 1 次）；3%（阿帕替尼 425 mg，每天 2 次）；0（安慰剂）
		接受阿帕替尼治疗的患者的疾病控制率明显高于安慰剂组

（续表）

关键性临床试验 2009APA – MGC		
安全性	**不耐受/剂量 调整/终止治疗**	不耐受的发生率：4％（阿帕替尼 850 mg，每天 1 次）；15％（阿帕替尼 425 mg，每天 2 次）
		剂量调整的发生率：12.8％（阿帕替尼 850 mg，每天 1 次）；32.6％（阿帕替尼 425 mg，每天 2 次）
		因疾病进展或恶化终止治疗的发生率：38％（阿帕替尼 850 mg，每天 1 次）；43％（阿帕替尼 425 mg，每天 2 次）；56％（安慰剂）
	严重不良事件	严重不良反应：手足综合征、高血压、血小板减少和肝毒性
	常见不良事件	常见的不良反应：虚弱

仑伐替尼甲磺酸盐(Lenvima®)

E7080,ER-203492-13,JM1,JM6

胶囊,经口,4 mg/10 mg 仑伐替尼

(1) 仑伐替尼甲磺酸盐为一种受体酪氨酸激酶(RTK)抑制剂,于 2015 年 2 月首次获得美国食品药品监督管理局(FDA)批准上市,用于治疗局部复发性、转移性或进展性及放射性碘难治分化型甲状腺癌。

(2) 仑伐替尼甲磺酸盐由卫材公司研发并销售。

(3) 人体推荐起始剂量为 24 mg,每天 1 次,进食前后均可服用。严重肾或肝受损患者,调整剂量为 14 mg,每天 1 次。

表 1-3 仑伐替尼甲磺酸盐的相关数据

全球主流市场批准	全球销售统计		核心专利到期日
	年份	销售额/万美元	
美国：2015/02/13	2014	364	2021/10/19(US7253286B2)
欧盟：2015/05/28	2015	9 572	2021/10/19(EP1415987B1)
日本：2015/03/26	2016	19 766	2021/10/19(JP3712393B2)
中国：2018/09/04	2017	28 750	2021/10/19(CN1308310C)

作用机制

作为受体酪氨酸激酶(RTK)抑制剂,仑伐替尼可通过抑制血管内皮生长因子(VEGF)受体(VEGFR-1、VEGFR-2 和 VEGFR-3)的激酶活性,进而发挥抗肿瘤作用。

靶点结合选择性

VEGFR-1：$IC_{50}=4.7$, 22 nmol/L，$K_i=1.3$ nmol/L

VEGFR-2：$IC_{50}=3,4$ nmol/L，$K_i=0.74$ nmol/L

VEGFR-3：$IC_{50}=2.3$, 5.2 nmol/L，$K_i=0.71$ nmol/L

体外药效

抗增殖试验：

DTC 细胞系：$IC_{50}=3.8\sim24\ \mu mol/L$

MTC 细胞系：$IC_{50}=0.078\ \mu mol/L$

ATC 细胞系：$IC_{50}=26\sim28\ \mu mol/L$

其他癌细胞系：$IC_{50}=14\sim33.8\ \mu mol/L$

HUVEC 细胞中 VEGF-2 磷酸化：$IC_{50}=0.25$ nmol/L

对 HUVEC 的抗增殖作用：$IC_{50}=3.4$ nmol/L

对 HUVEC 的抗血管生成活性：$IC_{50}=2.1$ nmol/L

体内药效

皮下甲状腺瘤异种移植模型：显著抑制肿瘤生长,$T/C=-23\%\sim80\%$

其他类型异种移植瘤模型：显著抑制肿瘤生长,$ED=1\sim3$ mg/(kg·d),$T/C=-78.6\%\sim63\%$

（续表）

药代动力学

参数	小鼠		大鼠		犬		猴		人			
剂量/(mg/kg,人:mg)	3 (i.v.)	3 (p.o.)	3 (p.o.)	3 (p.o.)	3 (i.v.)	3 (p.o.)	5 (i.v.)	10 (p.o.)	1 (p.o.)	4 (p.o.)	9 (p.o.)	13 (p.o.)
C_{max}/(μg/mL,人:ng/mL)	7.05	1.97	14.1	6.17	2.29	1.27	4.64	2.50	5.3	61.3	201	303
T_{max}/h	NA	0.5	NA	0.5	NA	2	NA	2	3	1	1	1
AUC_{inf}/(μg·h/mL,人:ng·h/mL)	8.69	5.60	30.1	20.7	8.42	5.48	12.9	10.3	164	759	1 660	2 740
$T_{1/2}$/h	2.05	2.09	3.65	3.61	5.27	4.76	4.28	4.07	30.3	32.0	28.6	25.0
CL/[mL/(h·kg),人:L/h]	345	NA	100	NA	368	NA	238	NA	7.2	5.3	5.8	4.8
V_{ss}/(mL/kg,人:L)	714	NA	392	NA	1 610	NA	794	NA	NA	NA	NA	NA
F/%	—	64.4	—	68.7	—	70.4	—	78.4	NA	NA	NA	NA

体内

	小鼠	大鼠	犬	猴	人
血浆中主要药物相关组分/%	NA	me116(96.4)	NA	me116(82.04)	me116(97)
血浆中主要药物相关代谢产物/%	NA	NA	NA	me50(12.97)	me114(2.5)
尿/粪便排泄/%	NA	12.2/87.2	NA	17.2/72.8	25/64

	LLC-PK1 渗透性	$P_{app(A→B)} = 39.7 \times 10^{-6}$ cm/s			
体外	血浆蛋白结合率/%	96.9	98.1	91.6	96.1	98.3
	肝微粒体/肝细胞稳定性	NA	NA	NA	NA	NA

药物-药物相互作用

	CYP 酶	非 CYP 酶	转运体
底物	CYP3A4,1A2,2A6,2B6,2C8/9/19,2D6,2E1	AO	P-gp,BCRP
抑制剂	CYP2C8	UGT1A1,UGT1A4	P-gp,BCRP,OAT1/3,OCT1/2,OATP1B1,BSEP
诱导剂	无	无	无

（续表）

临床前安全性评价			
单剂量毒性	MNLD 500 mg/kg（大鼠） 1 000 mg/kg（犬、猴）	安全药理	抑制 hERG：$IC_{50}=11.89\ \mu mol/L$ 对中枢神经系统、心脑血管系统和呼吸系统均无影响
重复剂量毒性	NOAEL 0.4 mg/(kg·d) (0.8/0.9×MRHD,大鼠) <0.1 mg/(kg·d) (0.03×MRHD,犬) 0.1 mg/(kg·d) (0.1×MRHD,猴)	基因毒性	无毒性
		生殖与发育毒性	胚胎-胎仔发育：由于早期胎儿再吸收以及每胎中活胎数量的减少，仑伐替尼提高了着床后损失的风险；母体毒性表现为平均体重下降,体重增加以及食物消耗的下降
		致癌性	未获得
		特殊毒性	无潜在的光毒性

关键临床试验 E7080－G000－303		
有效性	主要终点指标	中位无进展生存期：18.3 个月（仑伐替尼组）；3.6 个月（安慰剂组）
	次要终点指标	客观缓解率：64.8%（仑伐替尼组）；1.5%（安慰剂组）
		疾病控制率：87.7%（仑伐替尼组）；55.7%（安慰剂组）
		临床获益率：80.1%（仑伐替尼组）；31.3%（安慰剂组）
		中位持续时间：9.3 个月（仑伐替尼组）；5.6 个月（安慰剂组）
安全性	死亡	死亡率：31%（82 例,仑伐替尼组）；41%（53 例,安慰剂组）
	严重不良事件	严重不良反应（≥3 级,仑伐替尼组/安慰剂组的发生率）：高血压（44%/4%）、乏力（11%/4%）、腹泻（9%/0%）、关节痛/肌痛（5%/3%）、食欲下降（7%/1%）、体重减轻（13%/1%）、恶心（2%/1%）、口腔炎（5%/0%）、头痛（3%/1%）、呕吐（2%/0%）、蛋白尿（11%/0%）、手足综合征（3%/0%）和发音困难（1%/0%）
		多数 3 级或更高级别的不良事件发生在使用仑伐替尼治疗的前 6 个月内,体重减轻（整个过程发生）、腹泻、低钾血症和低钙血症例外
	常见不良事件	最常见的不良事件（发生率>30%,仑伐替尼组/安慰剂组）：高血压（69%/15%）、疲劳（67%/35%）、腹泻（67%/17%）、关节痛/肌痛（62%/28%）、食欲下降（54%/19%）、体重减轻（51%/15%）、恶心（47%/25%）、口腔炎（41%/8%）、头痛（38%/11%）、呕吐（36%/15%）、蛋白尿（34%/3%）、手足综合征（32%/1%）和发音困难（31%/5%）

第 2 篇
综　　述

VEGFR 抑制剂研究现状及进展

陈闯,孙铁民,沈阳药科大学

肿瘤是威胁人类生命健康的重大疾病之一,目前抗肿瘤药物研究呈现出多元化发展的趋势,其中以肿瘤血管生成为靶点开发血管新生抑制剂,已经成为抗肿瘤研究中一个重要的领域。血管内皮生长因子(Vascular Endothelial Growth Factor,VEGF)是血管内皮细胞生长和分化的首要因子,其与血管内皮生长因子受体(Vascular Endothelial Growth Factor Receptor,VEGFR)结合,产生一系列生化和生理过程,最终促使新生血管形成。本章着重对 VEGFR 相关靶点的药物及活性化合物的研究作一综述。

1 VEGFR 靶点简介

血管内皮细胞生长因子 VEGF 及其受体 VEGFR 所介导的"出芽式血管生成(Sprouting Angiogenesis)",在生理及病理性血管生成中均扮演着重要的角色,尤其在肿瘤血管生成方面起着关键的作用。血管内皮生长因子受体属于蛋白酪氨酸激酶(Protein Tyrosine Kinases,PTK)受体超家族,包括 VEGFR - 1、VEGFR - 2 和 VEGFR - 3。其中 VEGFR - 1 由 FLT - 1 基因(图 1 - 1)编码,VEGFR - 1 是造血干细胞发育的关键,与 VEGFR - 2 相比,VEGFR - 1 与 VEGF 的亲和力高 10 倍。此外,VEGFR - 1 还具有介导单核细胞迁移、内皮祖细胞征募、促进造血干细胞存活等生物学功能。VEGFR - 2 主要在血管内皮细胞和造血干细胞中表达,由 KDR 基因(图 1 - 2)编码,VEGF 刺激内皮细胞的增殖、增加血管的通透性和新血管的生成作用主要是通过结合和激活 VEGFR - 2 实现的。VEGFR - 3 主要是促进淋巴细胞的增长,参与维持淋巴管内皮细胞的存活,并促进它的增殖和迁移,与肿瘤细胞淋巴结转移有关。

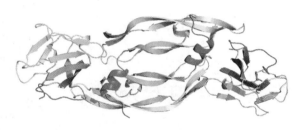

图 1 - 1 FLT - 1 基因

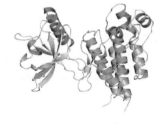

图 1 - 2 KDR 基因

目前，已经上市的 VEGFR 靶点抑制剂有 17 个（表 1 - 1），其中代表药物有 2005 年由 Bayer 和 Onyx 联合开发的甲苯磺酸索拉非尼（Sorafenib Tosylate）和 2006 年被 FDA 批准上市的由辉瑞（Pfizer）公司研发并生产的多靶点受体酪氨酸激酶（Receptor Tyrosine Kinases，RTKs）抑制剂苹果酸舒尼替尼（Sunitinib Malate）。阿西替尼（Axitinib）是由辉瑞公司研发于 2012 年并被 FDA 批准上市的用于治疗肾细胞癌的酪氨酸激酶抑制剂。属于中国一类新药的 VEGFR 靶点抑制剂有 3 种，由南京先声药业研发并于 2005 年由国家食品药品监督管理总局（CFDA）批准上市的单抗类用于治疗非小细胞肺癌类药物恩度（Endostar），以及由江苏恒瑞开发的并于 2014 年被批准上市的甲磺酸阿帕替尼（Apatinib Mesylate），还有于 2018 年获批上市的由正大天晴与 Advenchen Laboratory 合作开发的非小细胞肺癌类抑制剂盐酸安罗替尼（Anlotinib Dihydrochloride）。目前进入临床研究的 VEGFR 小分子抑制剂有 20 多种，其中，已进入临床的有瓦他拉尼（Vatalanib）、AMG - 706 等。

表 1 - 1　已批准上市的药物

药 品 名 称	年份	适 应 证	靶 点
甲苯磺酸索拉非尼（Sorafenib Tosylate）	2005	晚期肾细胞癌（RCC）	CRAF、BRAF、BRAF、KIT、FLT - 3、VEGFR - 2、VEGFR - 3、PDGFR - β
重组人内皮抑素（Recombinant Human Endostatin）	2005	非小细胞肺癌（NSCLC）	ITGA5、ITGB1、VEGFR、NCL
哌加他尼钠（Pegaptanib Sodium）	2004	新生血管性年龄相关性黄斑变性	VEGFR
苹果酸舒尼替尼（Sunitinib Malate）	2006	抑制肿瘤血管生成和抗肿瘤细胞生长和转移	PDGFR、VEGFR、RTK、RET、CSF - 1R、FLT - 3
盐酸培唑帕尼（Pazopanib Hydrochloride）	2009	抑制肿瘤细胞血管的生成	VEGFR - 1、VEGFR - 2、VEGFR - 3、血小板衍生生长因子受体 α、血小板衍生生长因子受体 β、c - kit

（续表）

药 品 名 称	年份	适 应 证	靶 点
凡德他尼（Vandetanib）	2011	甲状腺髓样癌	EGFR、VEGFR、RET
阿西替尼（Axitinib）	2012	抑制血管生成和抑制肿瘤细胞生长	VEGFR－1、VEGFR－2、VEGFR－3、PDGFR
卡博替尼苹果酸盐（Cabozantinib S－Malate）	2012	转移性甲状腺髓样癌（MTC）	VEGFR－1、VEGFR－2、VEGFR－3、KIT、TRKB、FLT－3、AXL、RET、MET、Tie－2
盐酸普纳替尼（Ponatinib Hydrochloride）	2012	急性淋巴细胞白血病（Ph＋ALL）	PDGFR、VEGFR、FGFR、KIT、RET、SRC、FLT－3
瑞戈非尼（Regorafenib Monohydrate）	2012	转移性结肠直肠癌和晚期胃肠道间质瘤以及肝细胞癌	VEGFR－1、VEGFR－2、VEGFR－3、Tie－2、c－kit、RET、c－RAF、BRAF、MAP、PDGFR－β、FGFR1
Ramucirumab	2014	抑制肿瘤细胞新血管生成	VEGFR－2
甲磺酸阿帕替尼（Apatinib Mesylate）	2014	晚期胃癌或胃食管结合部腺癌	VEGFR－2
乙磺酸尼达尼布（Nintedanib Esylate）	2014	非小细胞肺癌、特发性肺纤维化（IPF）	PDGFR－α、PDGFR－β、FGFR－1、FGFR－2、FGFR－3、VEGFR－1、VEGFR－2、VEGFR－3
甲磺酸仑伐替尼（Lenvatinib Mesylate）	2015	分化型甲状腺癌	VEGFR－1、VEGFR－2、VEGFR－3
Tivozanib	2017	成人肾细胞癌	VEGFR－1、VEGFR－2、VEGFR－3
Midostaurin	2017	急性骨髓性白血病（AML）、肥大细胞白血病（MCL）等	PDGFR－β、PKC－α、VEGFR－2、KIT、FLT－3
盐酸安罗替尼（Anlotinib Dihydrochloride）	2018	非小细胞肺癌	VEGFR－2、VEGFR－3、PDGFR－β、FGFR、KIT

2 VEGFR 抑制剂

作用于 VEGFR 靶点的抑制剂主要分为单克隆抗体和化学药物两类。目前，属于生物药的单克隆抗体发展较快，化学药按其结构类型可分为吡啶衍生物类、嘧啶衍生物类、吲哚类、吲唑类、咔唑并吡咯类等。

2.1 单抗类

目前，已经上市的单抗类药物有 2 种，正在进行临床研究的有 12 种，单抗类药物具有选择性高、毒副作用相对较小的优点，但其治疗成本较高，治疗时间较长。重组人内皮抑素（Recombinant Human Endostatin）是由南京先声药业和北京大学医学部联合开发的一种血管生成抑制剂，可与血管上多种受体结合，从而调节血管内皮细胞的生物学活性，该药需联合 NP 化疗（以长春瑞滨和顺铂为药的化疗）方案，用于治疗非小细胞肺癌患者。雷莫芦单抗（Ramucirumab）是一种选择性靶向 VEGFR-2 的完全人源化单克隆抗体，已于 2014 年获得 FDA 批准用于多种恶性肿瘤。相对于化学药来说，Ramucirumab 的选择性更好，副作用更小，临床效果更加优异，但其高昂的治疗费用和漫长的治疗时间也是不可忽视的缺点。Ramucirumab 是完全人免疫球蛋白 G1 单克隆抗体 VEGFR-2 拮抗剂，其对 VEGFR-2 的胞外结构域高度结合并抑制 VEGFR 配体的结合，导致血管生成的破坏。

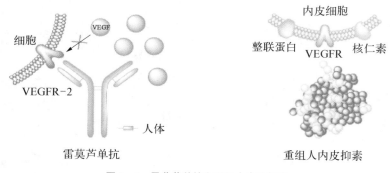

图 2-1 雷莫芦单抗和重组人内皮抑素

2.2 化药类

2.2.1 喹啉类

喹啉类 VEGFR 酪氨酸激酶抑制剂以喹啉环作为其小分子的核心，一般在喹啉环的 6 位和 7 位上有甲基或者甲氧基。喹啉环的 4 位取代基通常为大基团取代，且一般与氧连接，且该取代基是药物与受体结合的主要部分。已经上市的卡博替尼、仑伐替尼和于 2017 年 8 月 24 日获欧洲药物管理局（EMA）批准上市的替沃扎尼（Tivozanib）均属于此类化合物。Amgen 公司设计了一类喹啉类的 VEGRs 抑制剂，且其中含有萘酰胺的结构，其中化合物 **1** 对 KDR 激酶的 IC_{50} 为 0.5 nmol/L、化合物 **2** 对 KDR 酶的 IC_{50} 为 0.6 nmol/L，且化合物 **2** 的选择性较高，其对 Tie-2 及 c-Met 激酶的 IC_{50} 下降至 20 μmol/L。但 Amgen 公司经过研究发现，萘环会影响水溶性，且可能存在潜在的毒性。因此，Amgen 公司的研究人员将萘环结构改造，得到一种新型高效的可口服的 VEGFR-2 抑制剂（化合物 **3**），其对 KDR 激酶的 IC_{50} 为 0.5 nmol/L。

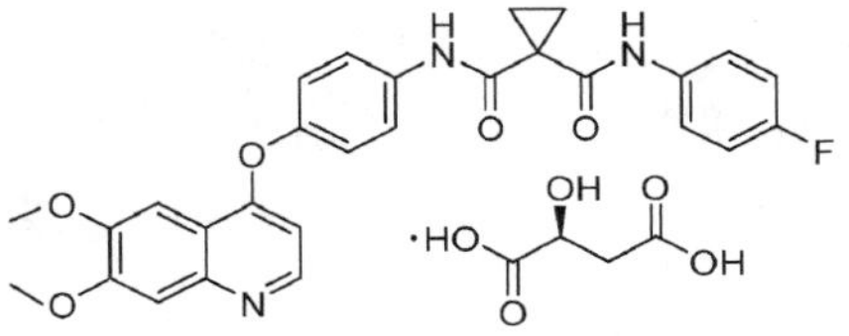

卡博替尼苹果酸盐

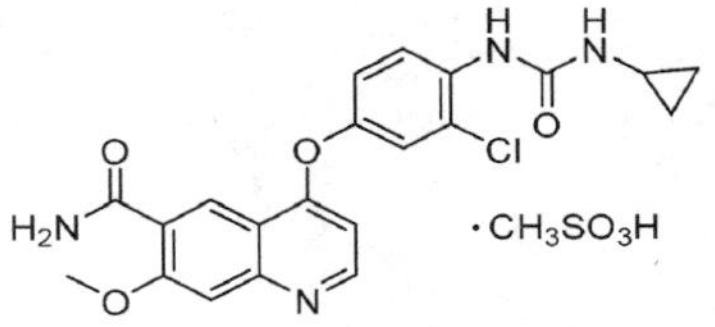

甲磺酸仑伐替尼

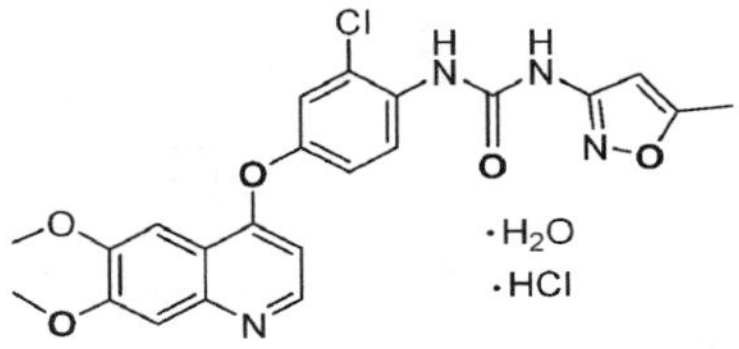

替沃扎尼

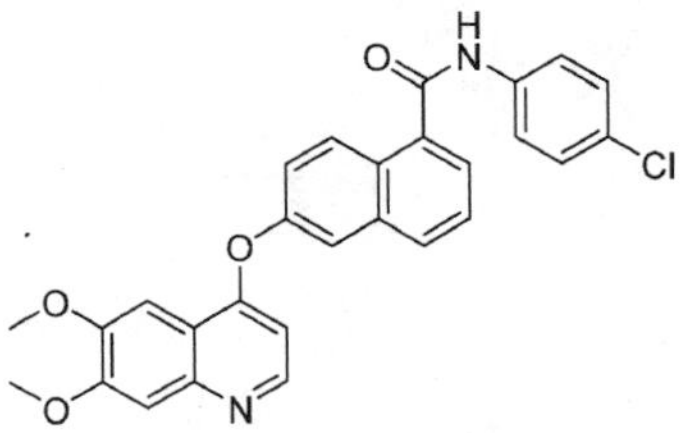

1

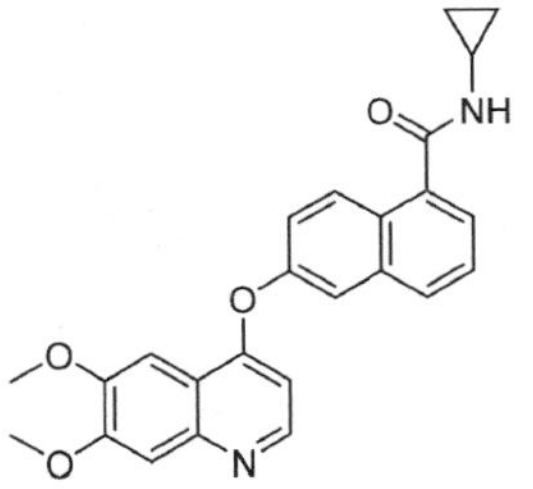

2

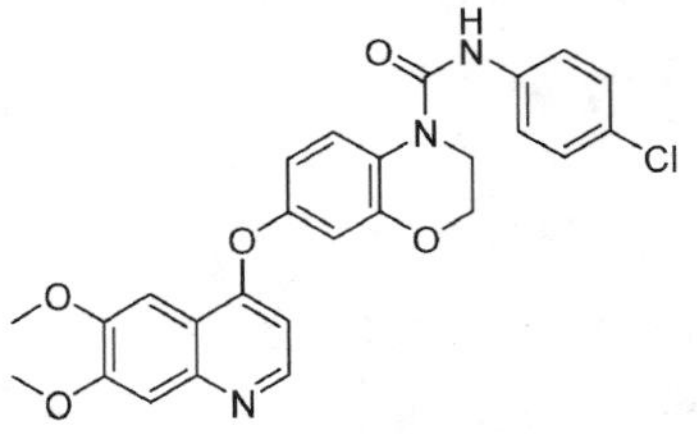

3

2.2.2 吡啶并杂环类

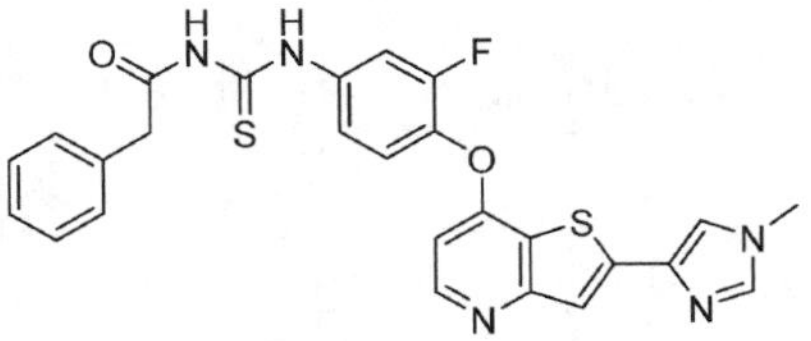

该类 VEGFR 酪氨酸激酶抑制剂以吡啶并五元杂环作为核心。目前，正在进行Ⅱ期临床的格列萨蒂尼（Glesatinib）即属于该类小分子 VEGFR 酪氨酸激酶抑制剂。格列萨蒂尼可以通过调节关键的免疫途径来增强

格列萨蒂尼

抑制剂的活性。其对 TAM 受体的 IC_{50} 为 2 nmol/L，对 MET 的 IC_{50} 为 20 nmol/L。

2.2.3 4-取代吡啶类

此类 VEGFR 酪氨酸激酶抑制剂以吡啶环为核心，吡啶环 C4 位一般为大基团取代基。已经上市的索拉非尼、瑞戈非尼和阿帕替尼均属于此类小分子 VEGFR 酪氨酸激酶抑制剂。其中索拉非尼由德国拜耳公司研发，能抑制 VEGFR、PDGFR、c-kit 等活性，且具有双重抗肿瘤活性，对 VEGFR 的 IC_{50} 为 15～90 nmol/L。索拉非尼于 2005 年获得 FDA 批准上市，2006 年于中国上市，

该药的主要不良反应有腹泻、高血压等。化合物 **4** 由 Kiselyov 等合成,该化合物在酶分析和细胞分析中对 VEGFR - 1 和 VEGFR - 2 均显示出很好的抑制活性。

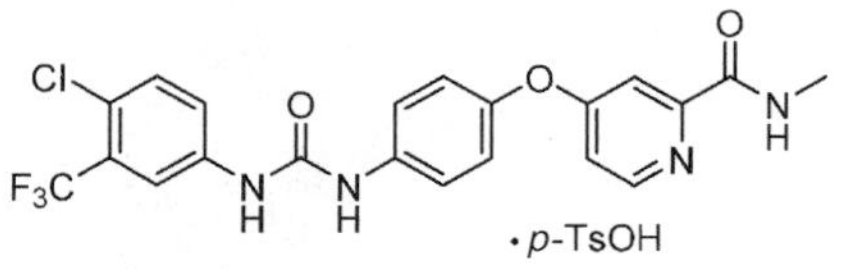

甲苯磺酸索拉非尼

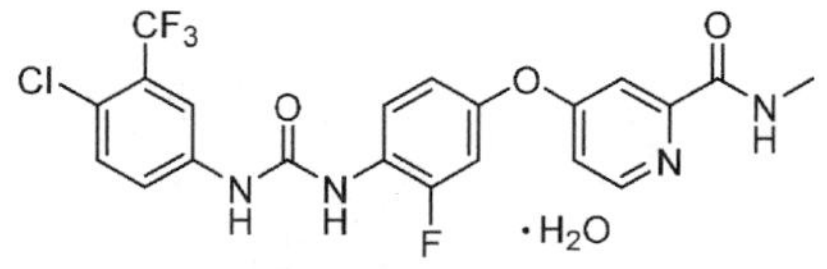

瑞戈非尼

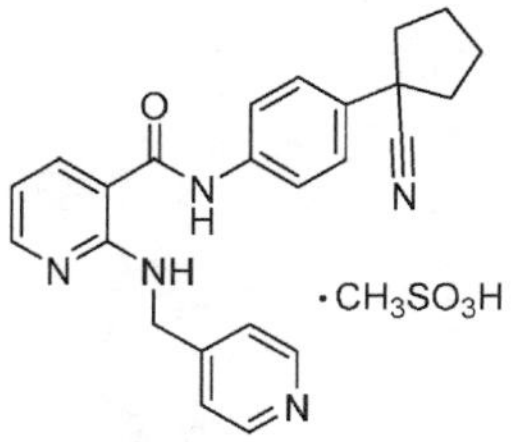

甲磺酸阿帕替尼

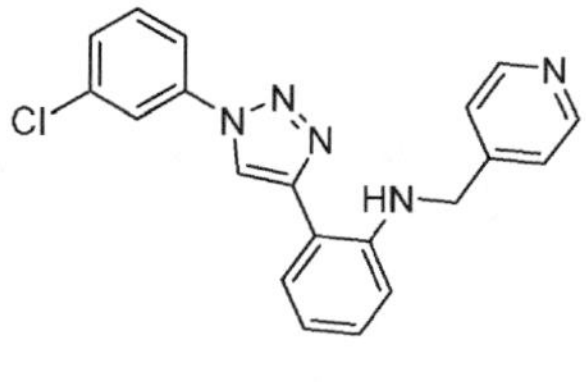

4

2.2.4 喹唑啉类

此类 VEGFR 酪氨酸激酶抑制剂以喹唑啉环为核心,在喹唑啉环的 6 位或 7 位为甲氧基取代。喹唑啉环 4 位上为大基团取代基,通常与氧连接,且该取代基是药物与受体结合的主要部分。已上市的凡德他尼是此类化合物的典型代表。目前,喹唑啉类化合物是药物研究的热点之一。化合物 **5** 为喹唑啉类的 VEGFR 酪氨酸激酶抑制剂,其在结肠癌细胞中对 VEGFR - 2 的 IC_{50} 为 40 nmol/L。

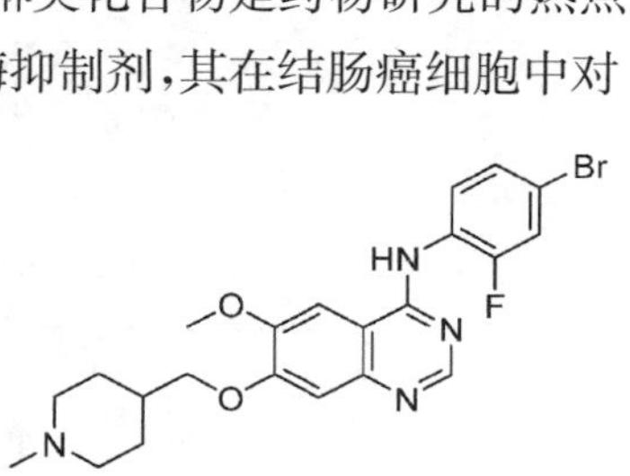

凡德他尼

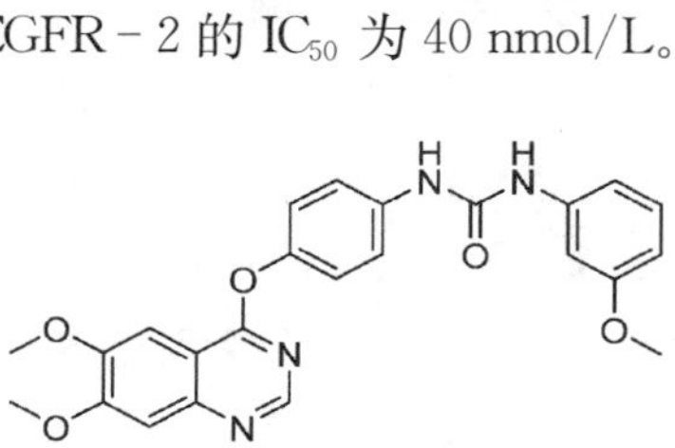

5

2.2.5 哒嗪类

此类 VEGFR 酪氨酸激酶抑制剂以哒嗪环为核心。特拉替尼(Telatinib,BAY - 57 - 9352)最初由拜耳公司研发,后授权给 ACT Biotech 生物制药企业。2014 年,亿腾公司获得该药的全球研发权(EOC315)。目前,该药正处于临床 Ⅱ 期阶段。该药为 VEGFR - 2 和 VEGFR - 3 的高效抑制剂,IC_{50} 分别为 6 nmol/L 和 4 nmol/L,同时该药对多种癌症模型均有效,且最高耐受剂量达到 1 500 mg/d,耐受性好。

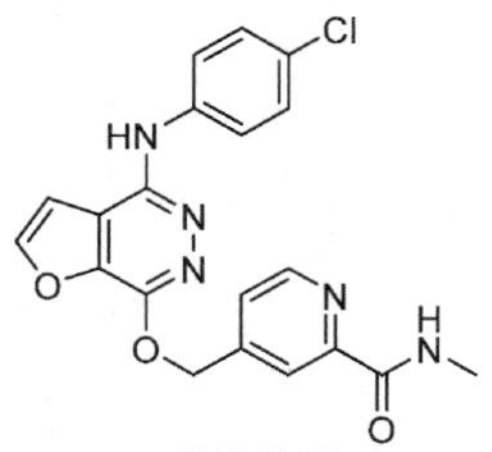

特拉替尼 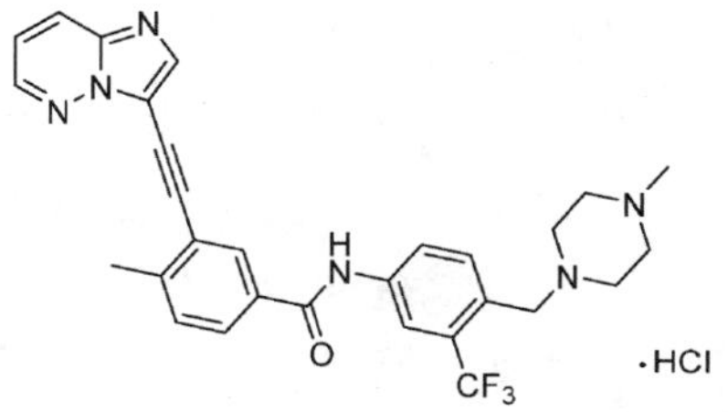　　　　　　　　　盐酸普纳替尼

2.2.6 吲哚类

　　该类 VEGFR 酪氨酸激酶抑制剂以吲哚环为核心。目前，已经上市的舒尼替尼(Sunitinib)和尼达尼布(Nintedanib)均属于此类 VEGFR 酪氨酸激酶抑制剂。舒尼替尼为吲哚酮类的典型代表，由美国辉瑞公司开发，是选择性多靶点酪氨酸激酶抑制剂。舒尼替尼是吲哚类 VEGFR 酪氨酸激酶抑制剂结构改造的基础，舒尼替尼经改造后所得的化合物对舒尼替尼作用靶点 VEGFR - 2、PDGFR - β 及 c - kit 仍有很强的抑制作用。尼达尼布由德国 Boehringer Ingelheim 公司研发，于 2014 年经 FDA 批准上市，是一种口服有效的多靶点酪氨酸激酶抑制剂，其对 VEGFR - 2 的 IC_{50} 为 21 nmol/L。由该公司开发的另一个多靶点酪氨酸激酶抑制剂 BIBF 1000，临床研究显示出良好的活性，对 VEGFR - 2 和 FGFR - 1 的 IC_{50} 分别为 28 nmol/L 和 43 nmol/L。另有研究发现，该化合物具有减弱纤维变性的作用，有希望为治疗肺部纤维化提供新的方法。

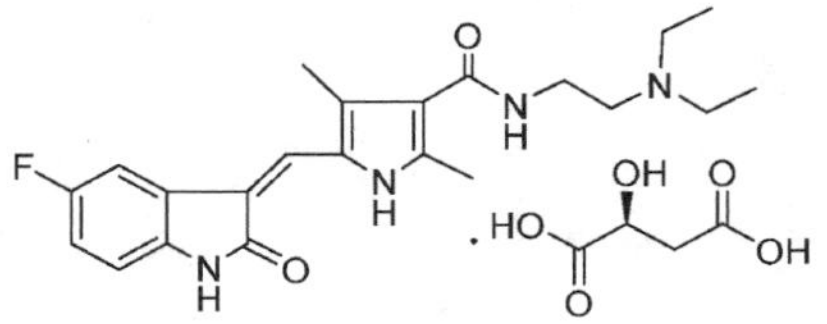

苹果酸舒尼替尼 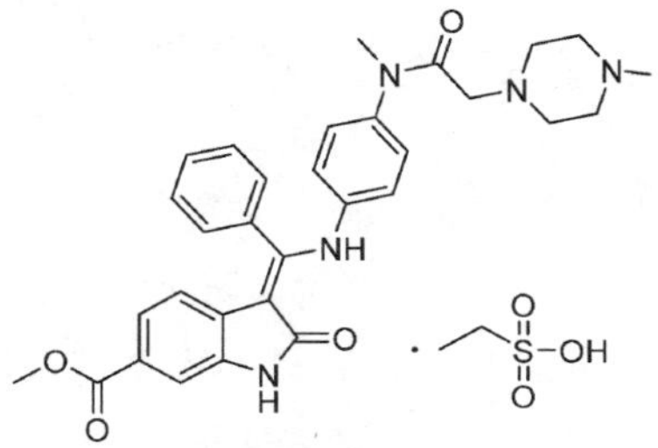　　　　　　　　　乙磺酸尼达尼布

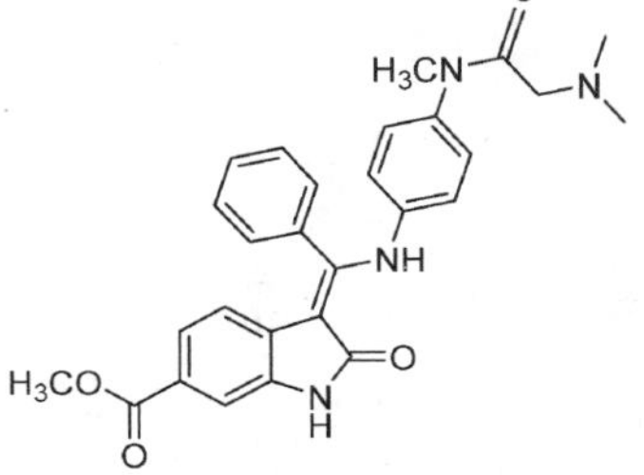

BIBF 1000

2.2.7 吲唑类

本类 VEGFR 酪氨酸激酶抑制剂以吲唑环为核心。其典型药物为培唑帕尼（Pazopanib Hydrochloride）和阿西替尼（Axitinib），其中培唑帕尼由葛兰素史克公司（GSK）开发，于 2009 年 10 月 19 日获 FDA 批准上市，适应证为晚期肾细胞癌。培唑帕尼为多靶点酪氨酸激酶抑制剂，可作用于 VEGFR、PDGFR 和 FGFR 等靶点，且其对 VEGFR 的 IC_{50} 小于 50 nmol/L。阿西替尼由辉瑞公司研发，于 2012 年获 FDA 批准上市，商品名为 Inlyta®。阿西替尼选择性阻断酪氨酸激酶受体 VEGFR-1、VEGFR-2、VEGFR-3 和 PDGF，其对 VEGFR-2 的 IC_{50} 为 0.2 nmol/L。阿西替尼通过抑制血管生成和抑制肿瘤细胞生长来阻止癌症的恶化。

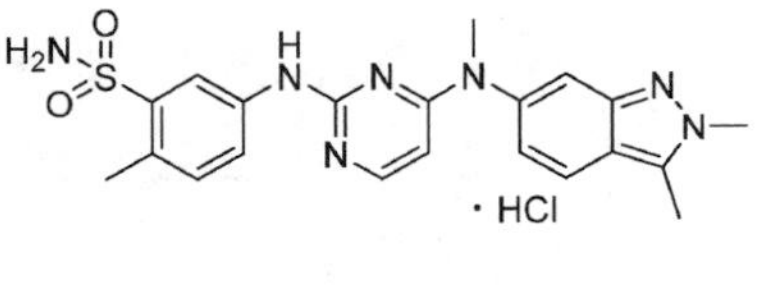

盐酸培唑帕尼

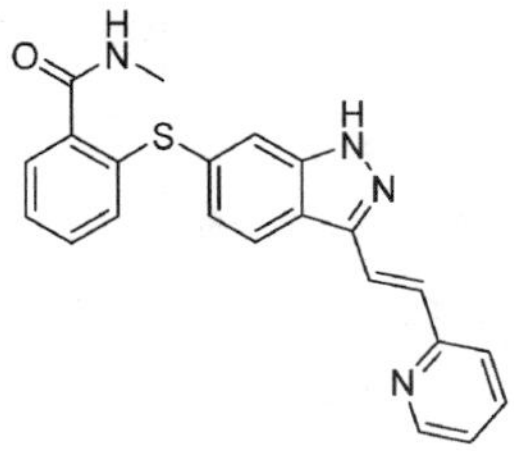

阿西替尼

2.2.8 咔唑并吡咯类

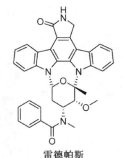

此类 VEGFR 酪氨酸激酶抑制剂以咔唑并吡咯类为核心，这类化合物是通过对星形孢菌素进行结构改造而得来的。已经上市的雷德帕斯（Midostaurin）即属于该类结构抑制剂。雷德帕斯由诺华制药研发，于 2017 年获 FDA 批准上市，商品名为 Rydapt®，用于治疗急性髓细胞白血病（AML）和系统性肥大细胞增多症。另有研究显示，雷德帕斯对突变体和野生型 FLT-3 酪氨酸激酶以及表达突变型 FLT-3 受体的原始细胞有细胞毒性作用，也可能会成为一种新的抗白血病药物，且目前已经进入Ⅱ期临床。美国 Cephalon Inc 生物公司合成了一系列的咔唑并吡咯类衍生物，对 VEGFR-2 和 Tie-2 具有很好的抑制作用。

雷德帕斯

2.2.9 其他类化合物

除上述已经总结的化合物外，还有多种酪氨酸激酶抑制剂不属于上述抑制剂类型，如哌加他尼钠（Pegaptanib Sodium），为聚乙二醇修饰的寡聚核苷酸，用于治疗年龄相关性黄斑变性；此外，PAN-90806 目前处于临床Ⅱ期阶段，用于治疗年龄相关性黄斑变性和糖尿病视网膜病变。该化合物最初由辉瑞和 OSI Pharmaceuticals 公司联合开发，现在由 PanOptica 公司研发。PAN - 90806 是多靶点酪氨酸激酶抑制剂，可抑制 VEGFR、PDGFR 等激酶活性，其对 VEGFR 的 IC_{50} 为 11 nmol/L，具有良好的耐受性和口服活性。CP - 547632 是美国辉瑞公司开发的口服选择性酪氨酸激酶抑制剂，对 VEGFR - 2 的 IC_{50} 为 11 nmol/L，具有良好的耐受性及生物活性。

CP-547632

3 展望

VEGFR 小分子抑制剂由于其显著的抗肿瘤活性展现出良好的开发前景，引发了人们的极大兴趣。但是该类药物的选择性较差，开发高选择性、低毒性的酪氨酸激酶抑制剂是研究者未来努力的方向，可以预见，在不久的将来会有更多的 VEGFR 小分子抑制剂应用于临床，在多种疾病的治疗中发挥重要作用。

参考文献

［1］ 陈川，俞德超，滕理送. 以 VEGF/VEGFR 为靶点的抗肿瘤药物的研究进展［J］. 中国肿瘤生物治疗杂志，2007，14(3)：291 - 295 转 300.

［2］ Saharinen P，Tammela T，Karkkainen M J，et al. Lymphatic vasculature：development，molecular regulation and role in tumor metastasis and inflammation［J］. Trends in Immunology，2004，25(7)：387 - 395.

［3］ Grabowski J，Glode A. Ramucirumab：A vascular endothelial growth factor receptor - 2 inhibitor with activity in several malignancies［J］. American Journal of Health-System Pharmacy，2016，73(13)：957 - 968.

［4］ Singh A D，Parmar S. Ramucirumab(cyramza)：a breakthrough treatment for gastric cancer［J］. Pharmacy and Therapevtics，2015，40(7)：430 - 468.

［5］ Aprile G，Rijavec E，Fontanella C，et al. Ramucirumab：preclinical research and clinical development［J］. OncoTargets and Therapy，2014，7：1997 - 2006.

［6］ Harmange J C，Weiss M M，Germain J，et al. Naphthamides as novel and potent vascular endothelial growth factor receptor tyrosine kinase inhibitors：design，synthesis，and evaluation［J］. J Med Chem，2008，51(6)：1649 - 1667.

［7］ La D S，Belzile J，Bready J V，et al. Novel 2，3 - dihydro - 1，4 - benzoxazines as potent and orally bioavailable inhibitors of tumor-driven angiogenesis［J］. J Med Chem，2008，51(6)：1695 - 1705.

［8］ Graham D K，DeRyckere D，Davies K D，et al. The TAM family：phosphatidylserinesensing receptor tyrosine kinases gone awry in cancer[J]. Nature Reviews Cancer, 2014, 14(12): 769 - 785.

[9] Ott P A, Hodi F S, Buchbinder E I, et al. Inhibition of immune checkpoints and vascular endothelial growth factor as combination therapy for metastatic melanoma: an in overview of rationale, preclinical evidence, and initial clinical data[J]. Frontiers Oncology, 2015, 5: 202.

[10] Beebe J S, Jani J P, Knauth E, et al. Pharmacological characterization of CP - 547, 632, a novel vascular endothelial growth factor receptor - 2 tyrosine kinase inhibitor for cancer therapy[J]. Cancer Research, 2003, 63(21): 7301 - 7309.

[11] Kiselyov A S, Semenova M, Semenov V V. (1,2,3 - Triazol - 4 - yl) benzenamines: synthesis and activity against VEGF receptors 1 and 2[J]. Bioorg Med Chem Lett, 2009, 19(5): 1344 - 1348.

[12] Petti F, Thelemann A, Kahler J, et al. Temporal quantitation of mutant Kit tyrosine kinase signaling attenuated by a novel thiophene kinase inhibitor OSI - 930[J]. Mol Cancer Ther, 2005, 4(8): 1186 - 1197.

[13] Garofalo A, Farce A, Ravez S, et al. Synthesis and structure-activity relationships of (aryloxy) quinazoline ureas as novel, potent, and selective vascular endothelial growth factor receptor - 2 inhibitors[J]. J Med Chem, 2012, 55(3): 1189 - 1204.

[14] Gelderblom H, Verweij J, Steeghs N, et al. Phase I, safety, pharmacokinetic and biomarker study of BAY 57 - 9352, an oral VEGFR - 2 inhibitor, in a continuous schedule in patients with advanced solid tumors[J]. J Clin Oncol, 2006, 24 (18 - suppl): 3040.

[15] Sulkes A. Novel multitargeted anticancer oral therapies: sunitinib and sorafenib as a paradigm[J]. Isr Med Assoc J, 2010, 12(10): 628 - 632.

[16] Bisping G, Kropff M, Wenning D, et al. Targeting receptor kinases by a novel indolinone derivative in multiple myeloma: abrogation of stroma-derived interleukin - 6 secretion and induction of apoptosis in cytogenetically defined subgroups[J]. Blood, 2006, 107(5): 2079 - 2089.

[17] Chaudhary N I, Roth G J, Hilberg F, et al. Inhibition of PDGF, VEGF and FGF signalling attenuates fibrosis[J]. Eur Respir J, 2007, 29(5): 976 - 985.

[18] Hu - Lowe D D, Zou H Y, Grazzini M L, et al. Nonclinical antiangiogenesis and antitumor activities of axitinib (AG - 013736), an oral, potent, and selective inhibitor of vascular endothelial growth factor receptor tyrosine kinases 1, 2, 3[J]. Clinical Cancer Research, 2008, 14(22): 7272 - 7283.

[19] Hudkins R L, Becknell N C, Zulli A L, et al. Synthesis and biological profile of the pan-vascular endothelial growth factor receptor/tyro-sine kinase with immunoglobulin and epidermal growth factor-like homology domains 2 (VEGF - R/TIE - 2) inhibitor 11 -(2 - methyl-propyl)- 12,13 - dihydro - 2 - methyl - 8 -(pyrimidin - 2 - ylamino)- 4H - indazolo[5,4 - a]pyrrolo[3,4 - c]carbazol - 4 - one (CEP - 11981): a novel oncology therapeutic agent[J]. J Med Chem, 2012, 55(2): 903 - 913.

VEGFR 抑制剂的合成现状及进展

曲本龙,孙铁民,沈阳药科大学

肿瘤生长最重要的一个前提是肿瘤血管的生成,新生血管可以供给肿瘤细胞充足的氧气以及营养物质来促使肿瘤细胞生长和转移。血管内皮生长因子(Vascular Endothelial Growth Factor,VEGF)信号通路在肿瘤血管生成中扮演着十分重要的角色,而酪氨酸激酶作用于这一过程的关键分子则是血管内皮生长因子受体(Vascular Endothelial Growth Factor Receptor,VEGFR)。VEGF 和VEGFR 高度表达于多种肿瘤细胞中,VEGF 的持续表达促进了血管的生成,从而使得肿瘤细胞生长和转移,所以 VEGF 和 VEGFR 能够成为抑制肿瘤细胞生长的重要靶点。因此,近些年来,以抑制 VEGF 和 VEGFR 信号通路为作用机制的抗血管生成的药物在肿瘤的临床治疗中得到了广泛应用。

VEGFR 是一类酪氨酸激酶跨膜糖蛋白,整个分子由含有 7 个类免疫球蛋白区域组成的胞外结构域、跨膜结构域及胞内结构域组成。VEGFR 有三种,即VEGFR-1、VEGFR-2、VEGFR-3。其中 VEGFR-1 由 FLT-1 基因编码,主要分布在血管内皮细胞,在巨噬细胞、单核细胞、造血干细胞中也有表达;VEGFR-2 主要分布在血管内皮细胞和造血干细胞中,由 KDR 基因编码,但在一些非内皮细胞中也有表达;VEGFR-3 主要表达在淋巴管内皮细胞,还表达在单核细胞、巨噬细胞等细胞中。

在正常血管中,血管生成因子和血管生成抑制因子保持着比较平衡的水平,而在肿瘤的生长过程中,VEGFR 和 VEGF 的高表达破坏了这种平衡,促进了肿瘤新生血管的形成。研究表明,受体特异性的高表达以及新生血管形成是肿瘤生长的先决条件,恶性肿瘤的生长和转移都必须通过周围的新生血管持续提供充足的营养并排泄废物,因此,VEGFR 和 VEGF 的高表达与微血管的密度、肿瘤的增殖以及转移密切相关。由于 VEGFR 主要分布在血管内皮细胞内,如果阻断 VEGFR 的活性,可以在不影响正常细胞的条件下通过直接和间接途径抑制肿瘤的生长和转移,进而达到理想的抗肿瘤效果。因此,寻找对 VEGFR 具有高活性、高选择性的抑制剂成为非常有前景的肿瘤治疗策略。

截至 2017 年，批准上市的抗肿瘤 VEGFR 抑制剂有 17 种，正在 NDA 申请的有 3 种，临床Ⅰ期的有 41 种，临床Ⅱ期的有 39 种，临床Ⅲ期的有 16 种。VEGFR 抑制剂归纳起来共有六大类，其合成方法的要点如下。

1 二芳基脲类

二芳基脲类 VEGFR 抑制剂主要采用以合成脲结构为中心的合成方法。以脲结构为中心将化合物分成两个部分，先进行这两个片段的合成，然后通过两个片段构建脲结构（如索拉非尼、瑞戈非尼、替沃扎尼、多纳非尼）。主要采用异氰酸酯与氨基反应或者是两个氨基在碳酸二(三氯甲)酯的存在下，先合成脲基，再在母环上引入芳环结构（如利尼法尼布）。对于脲基左部分的芳环片段而言，其合成很简单，可直接购买，这里就不做过多赘述。而对于脲基右部分的芳环片段来说，主要采用的方法是 Ullmann 反应，即通过氯取代芳环和羟基取代的芳环在碱性条件下反应来制备（例如索拉非尼、瑞戈非尼、替沃扎尼）；或者用联硼酸

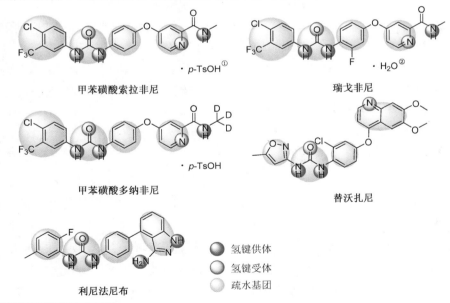

甲苯磺酸索拉非尼 · *p*-TsOH①

瑞戈非尼 · H_2O②

甲苯磺酸多纳非尼 · *p*-TsOH

替沃扎尼

利尼法尼布

⬤ 氢键供体
⬤ 氢键受体
⬤ 疏水基团

---

① "· *p* - TsOH"表示甲苯磺酸索拉非尼含有一分子对甲苯磺酸(*p* - Tolvenesvlfonic acid)，下同。

② "· H_2O"表示瑞戈非尼含有一分子结晶水，是水合物形式。

频那醇酯，将溴代芳环化合物在 Pd(dppf)Cl₂/KOAc 存在下进行硼化反应，生成芳基硼酸酯，然后与碘取代的芳环化合物在 Pd(dppf)Cl₂/Na₂CO₃ 存在下反应得到目标化合物（如利尼法尼布）。

（1）索拉非尼（Sorafenib）

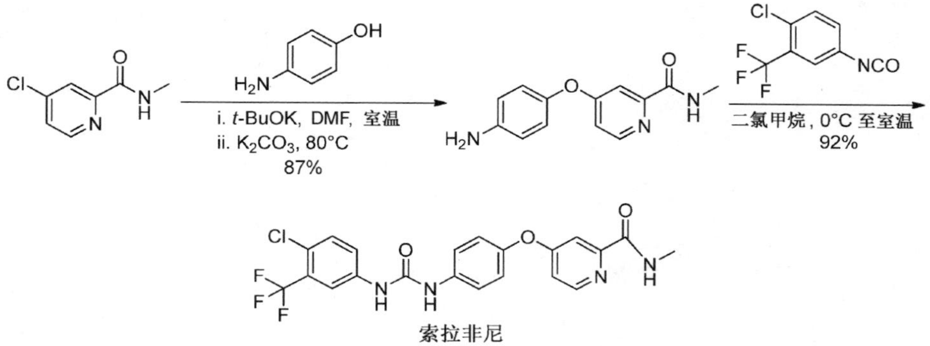

索拉非尼

（2）瑞戈非尼（Regorafenib）

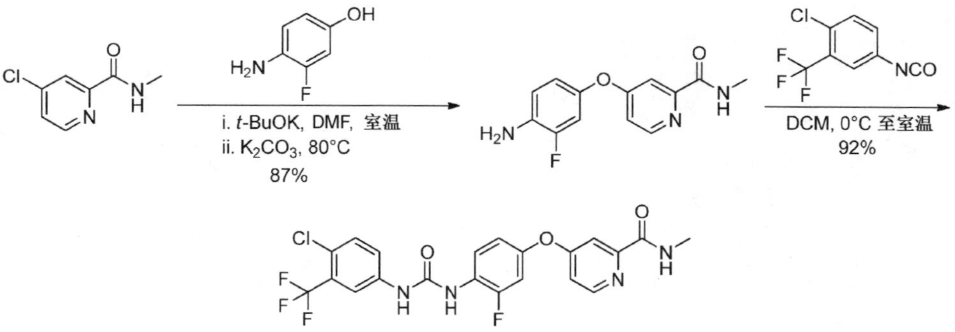

瑞戈非尼

（3）多纳非尼（Donafenib）（临床Ⅲ期）

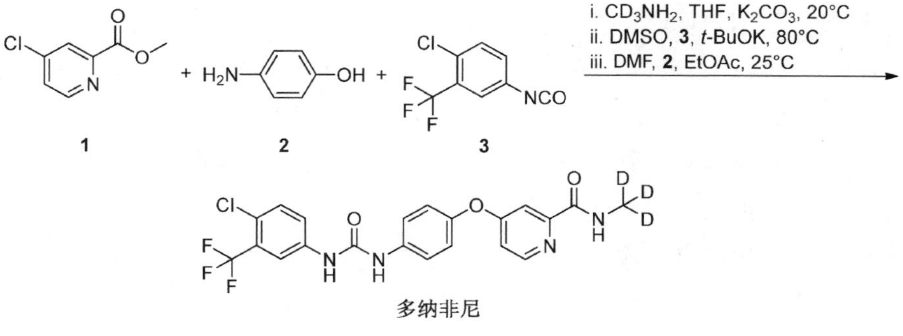

多纳非尼

（4）替沃扎尼（Tivozanib）

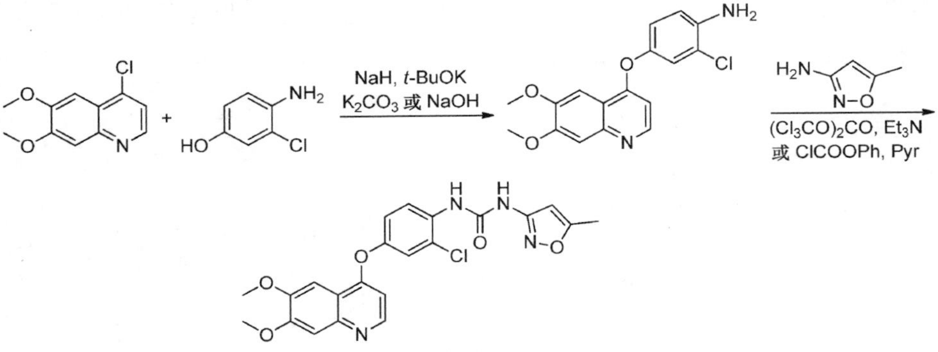

替沃扎尼

（5）利尼法尼布（Linifanib）（临床Ⅲ期）

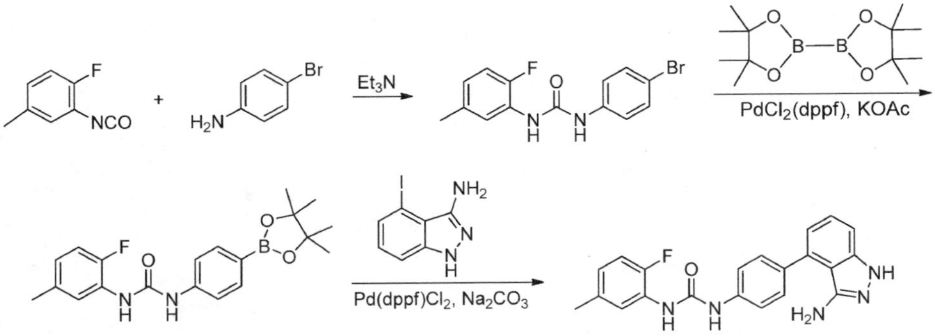

利尼法尼布

2　吲哚酮类

吲哚酮类 VEGFR 抑制剂的合成主要是以吲哚酮母环为中心，将吲哚酮类化合物的吲哚酮母环 3 位上的双键切开，得到吲哚酮母环和其侧链两部分，分别进行合成。吲哚酮母环的合成相对比较简单，侧链的合成以及与母环的对接相对是难点。支链的合成主要是一些简单片段通过酰化反应[如苹果酸舒尼替尼、沃洛拉尼布、法米替尼（酰化、还原、成环）]或者取代反应（如乙磺酸尼达尼布先取代，再还原）相连接形成侧链。侧链与吲哚酮母环的对接主要是通过侧链上的甲酰基与吲哚酮母环 3 位碳即羰基的 α 位发生羟醛缩合（Aldol）反应，生成 α,β -不饱和酮类化合物（如苹果酸舒尼替尼、法米替尼、沃洛拉尼布）。而在乙磺酸尼达尼布的合成中则是侧链中的氨基进攻吲哚酮母环中 α,β -不饱和酮的 β

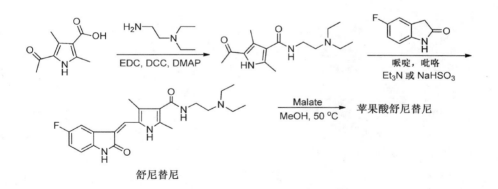

苹果酸舒尼替尼　　　　　　　　乙磺酸尼达尼布

沃洛拉尼布　　　　　　　　　　法米替尼

- 氢键供体
- 氢键受体
- 疏水基团

位,最终脱去甲醇,得到目标化合物。

（1）苹果酸舒尼替尼(Sunitinib Malate)

（2）乙磺酸尼达尼布(Nintedanib Esylate)

（3）沃洛拉尼布（Vorolanib）（临床Ⅲ期）

（4）法米替尼（Famitinib）（临床Ⅲ期）

---

① 1 psi≈6 894.757 Pa。

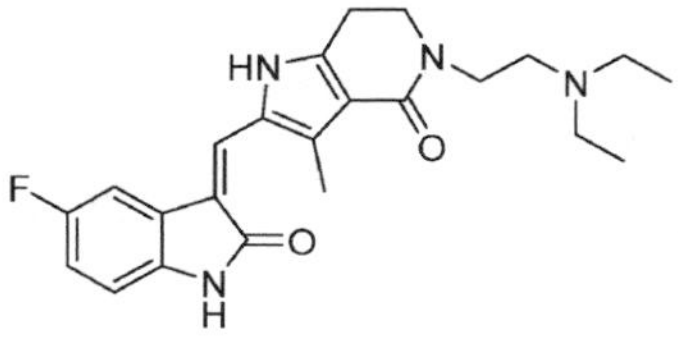

法米替尼

3 喹唑啉类

　　喹唑啉类 VEGFR 抑制剂的合成主要是以喹唑啉母环为中心。将喹唑啉类化合物分为 3 个部分,即喹唑啉母环、喹唑啉母环 4 位的芳香环和 7 位的脂肪链。首先对喹唑啉母环进行合成,然后再将侧链连接到母环上(例如凡德他尼、特塞瓦蒂尼、呋喹替尼)或者是先进行 7 位的脂肪链的连接,然后再合成喹唑啉母环,最后再连接 4 位的芳香环(例如西地尼布)。4 位的芳香环的连接主要是含有氨基或者羟基取代的芳香环与喹唑啉环 4 位的氯在酸性或者碱性条件下缩合;7 位的脂肪链的连接主要是利用脂肪链的羟基与喹唑啉环 7 位的羟基成醚。值得注意的是,在成醚反应之前,脂肪链的羟基与喹唑啉环 7 位的羟基均处于保护状态,所以需要进行脱保护。

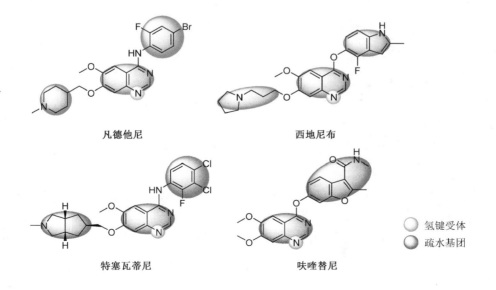

凡德他尼　　　　　　　　　　　西地尼布

特塞瓦蒂尼　　　　　　　　　　呋喹替尼

○ 氢键受体
● 疏水基团

（1）凡德他尼（Vandetanib）

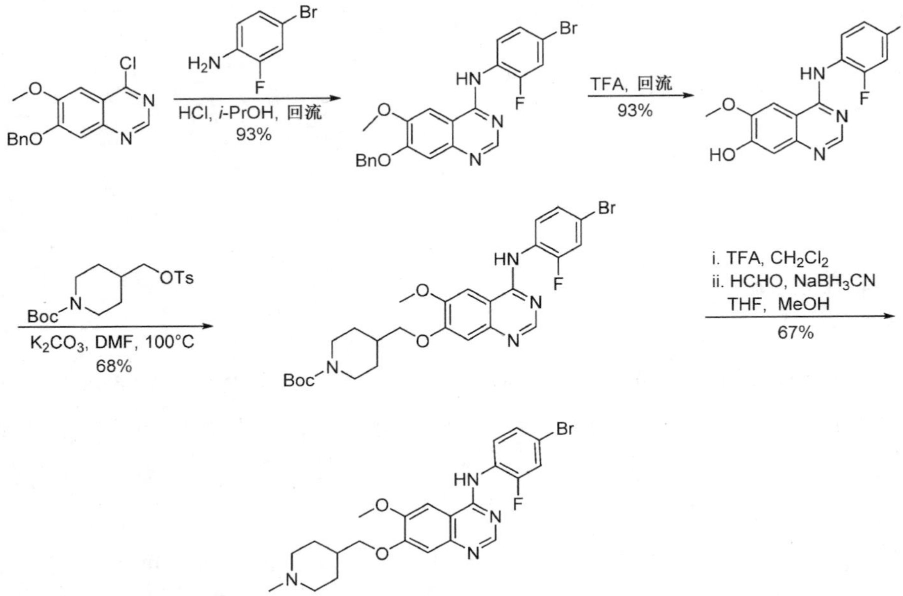

凡德他尼

（2）西地尼布（Cediranib）（NDA 申请）

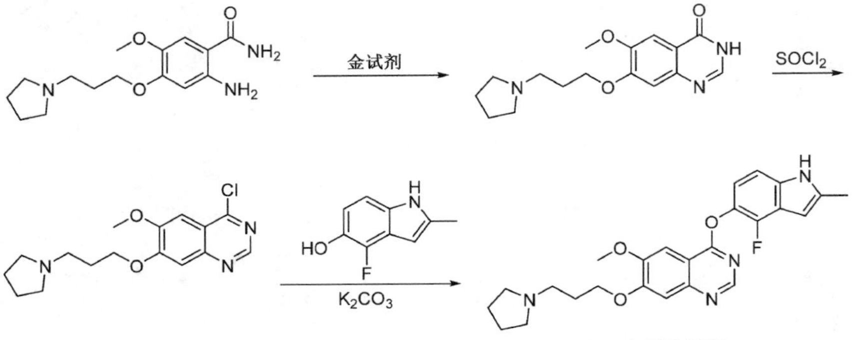

西地尼布

（3）呋喹替尼（Fruquintinib）（NDA 申请）

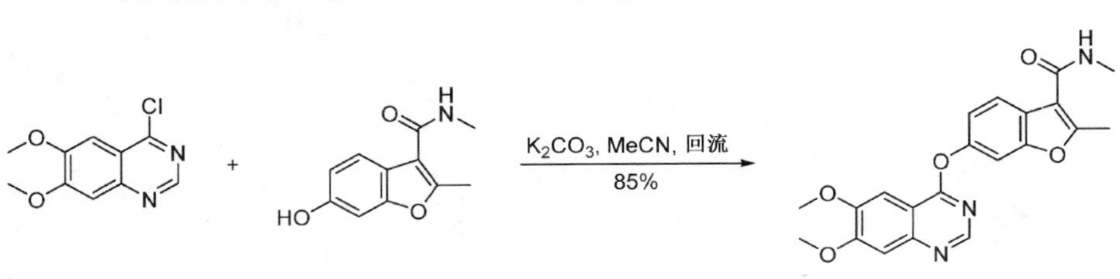

呋喹替尼

（4）特塞瓦蒂尼（Tesevatinib）（临床Ⅲ期）

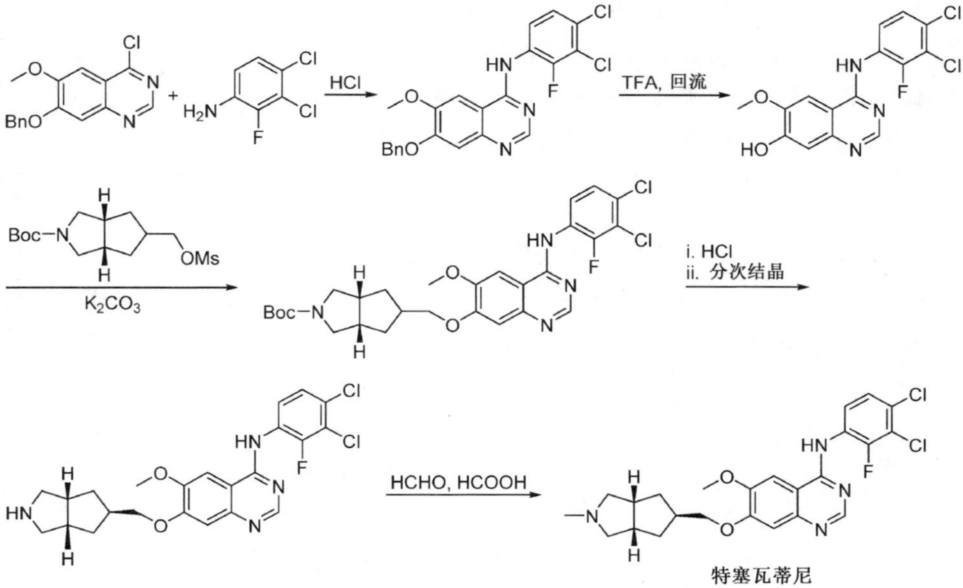

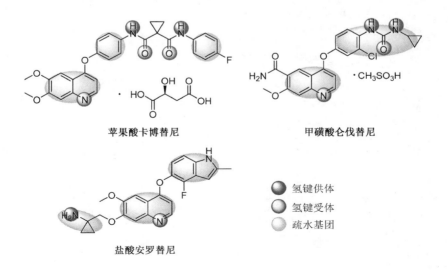

4 喹啉类

喹啉类 VEGFR 靶点抑制剂的合成主要是以喹啉母环为中心，分为喹啉母环的构建和其 4 位的芳香侧链的合成。喹啉母环构建主要是以邻位氨基取代的苯乙酮类化合物作为起始原料与甲酸乙酯在碱性条件下进行环合构建喹啉母环

苹果酸卡博替尼

甲磺酸仑伐替尼

盐酸安罗替尼

氢键供体
氢键受体
疏水基团

（例如卡博替尼、安罗替尼）；侧链的合成主要是酰氯或者活性酯与含有氨基的化合物通过酰化反应制得（例如卡博替尼、仑伐替尼）。芳香侧链与喹啉母环的连接主要是用羟基取代的芳香化合物与喹啉母环4位的氯在碱性条件下缩合制得（例如仑伐替尼、安罗替尼），或者是羟基取代的芳香化合物与喹啉母环4位的三氟甲磺酸基缩合制得（例如卡博替尼）。

（1）卡博替尼（Cabozantinib）

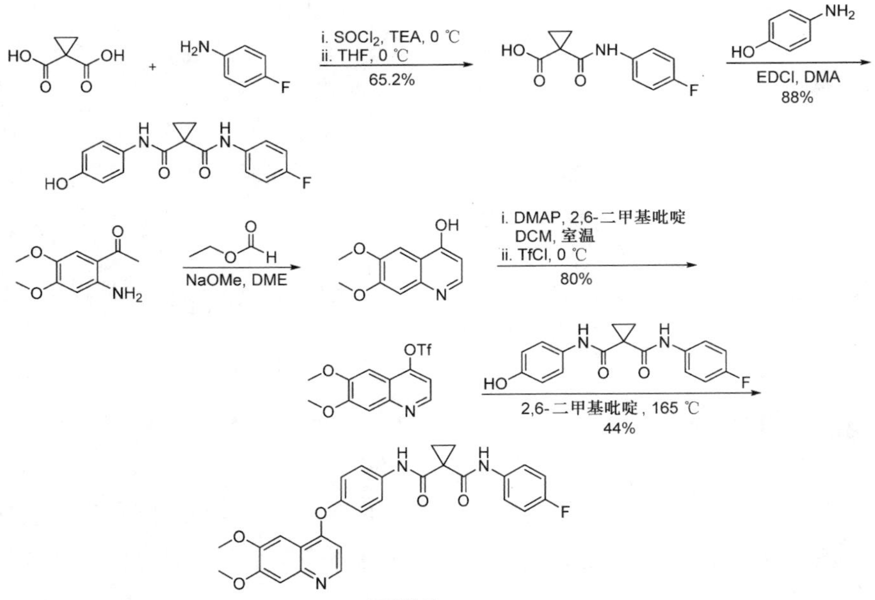

卡博替尼

（2）仑伐替尼（Lenvatinib）

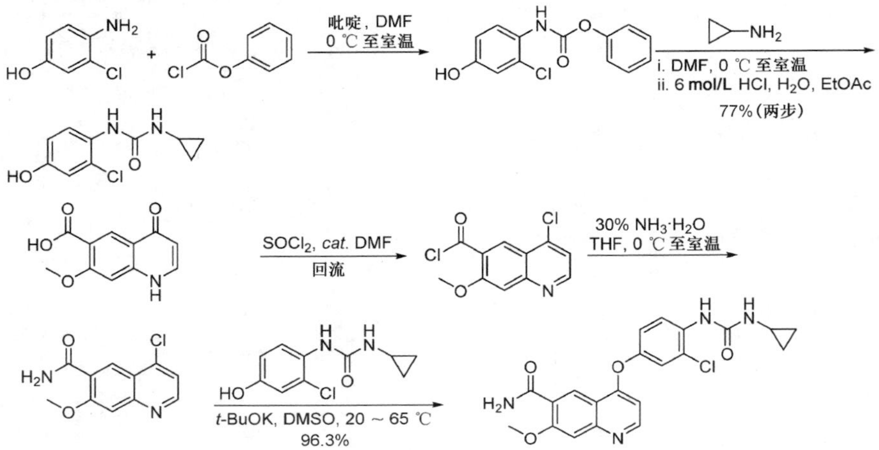

仑伐替尼

（3）安罗替尼（Anlotinib）

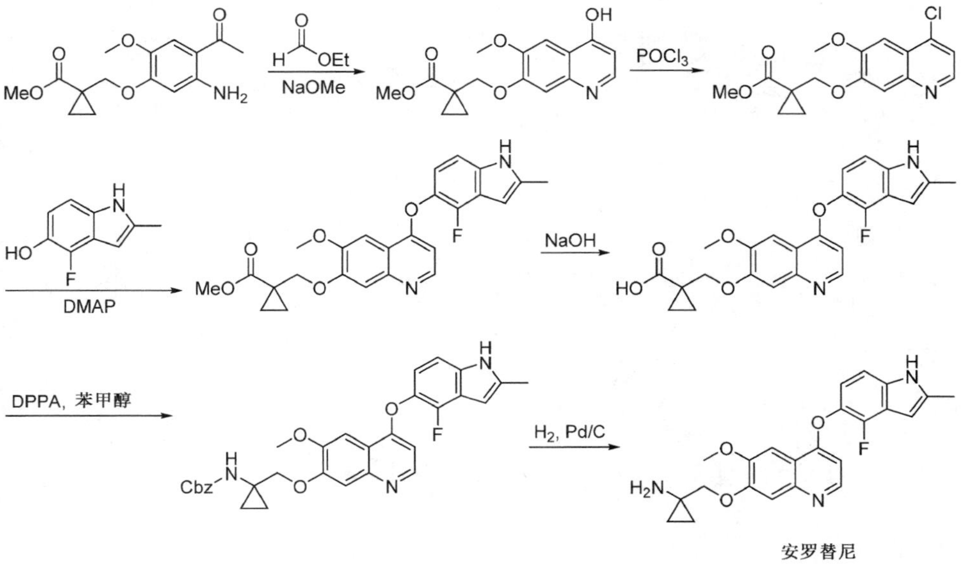

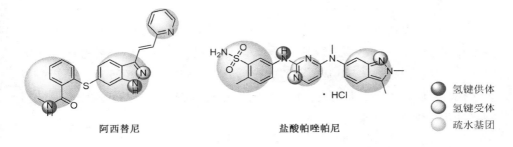

5 吲唑类

吲唑类 VEGFR 抑制剂的合成中最主要的是吲唑母环与侧链的连接。对于吲唑母环与侧链的连接，在阿西替尼的合成中，采用吲唑母环 6 位的碘与侧链上的巯基在碱性条件下缩合制得；另一个侧链是吲唑母环 3 位的碘与 2-乙烯基吡啶在 Pd(OH)$_2$ 的催化作用下制得。而在盐酸帕唑帕尼的合成中，采用吲唑母环 6 位的氨基与 2,4-二氯嘧啶分子中一个氯原子在碱性条件下缩合，然后该分子中剩下的另一个氯再与 5-氨基-2-甲基苯磺酰胺的氨基在酸性条件下回流得到目标产物。

阿西替尼

盐酸帕唑帕尼

● 氢键供体
● 氢键受体
● 疏水基团

（1）阿西替尼（Axitinib）

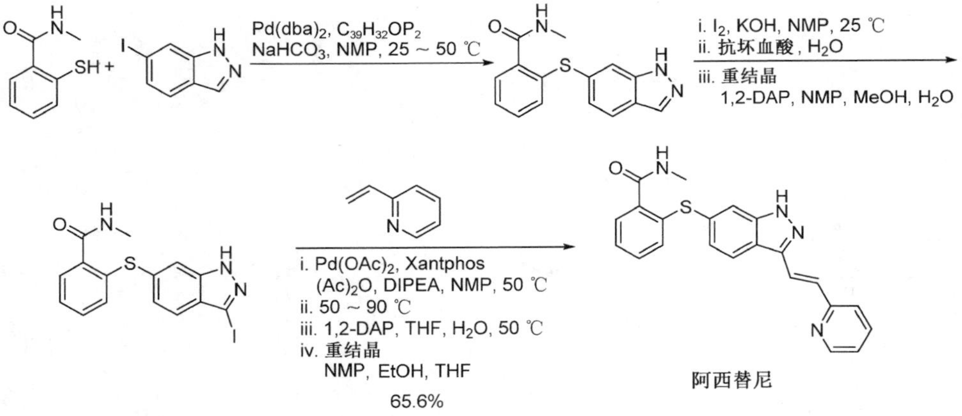

（2）盐酸帕唑帕尼（Pazopanib Hydrochloride）

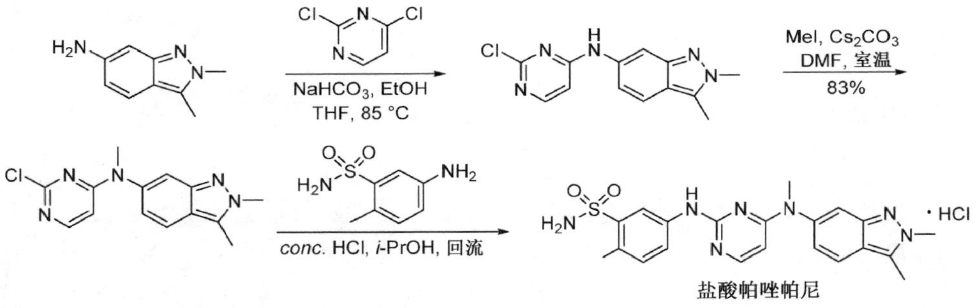

6 其他类

该类为结构不具有共性的药物，其合成如下。

（1）普纳替尼（Ponatinib）

在 CuI/Pd(PPh$_3$)$_4$ 和 Et$_3$N 或 DIEA 存在下，3-碘-4-甲基苯甲酸与 3-乙炔基咪唑并[1,2-b]哒嗪进行 Sonogashira 偶联反应生成 3-(咪唑并[1,2-b]哒嗪-3-基乙炔基)-4-甲基苯甲酸。然后其在(COCl)$_2$/NMM 存在下羧酸发生氯化，再在 4-二甲氨基吡啶(DMAP)存在下用苯胺衍生物与其发生酰胺化得到目标化合物普纳替尼。

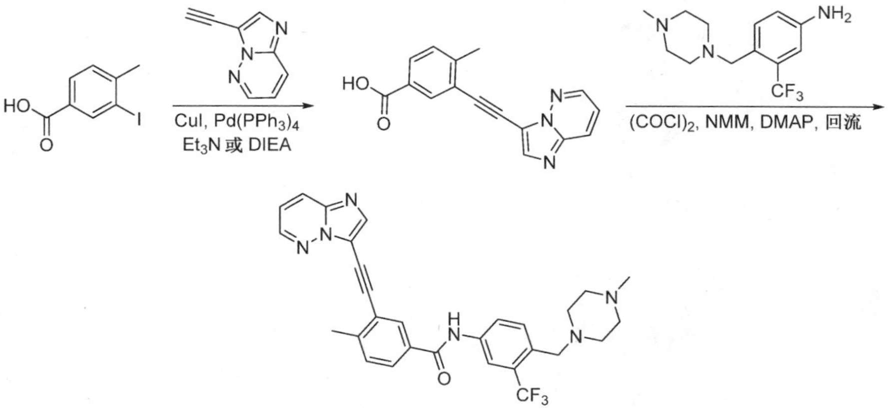

普纳替尼

（2）甲磺酸阿帕替尼（Apatinib Mesylate）

2-氯烟酸与苯胺衍生物缩合得到2-氯-N-[4-(1-氰基环戊基)苯基]吡啶-3-甲酰胺,然后其再与1-(4-吡啶基)甲胺发生缩合生成阿帕替尼,最后再成盐得到甲磺酸阿帕替尼。

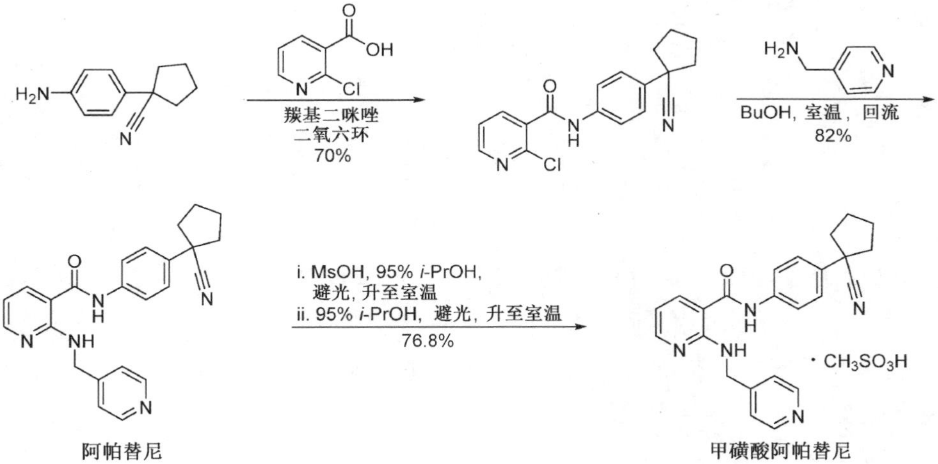

阿帕替尼   甲磺酸阿帕替尼

（3）雷德帕斯（Midostaurin）

苯甲酰氯与生物碱星形孢菌素在二异丙基乙胺的氯仿溶液中发生酰化反应,生成雷德帕斯。

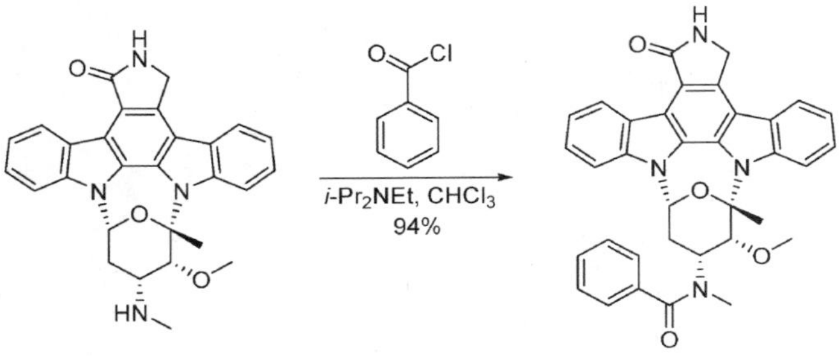

雷德帕斯

（4）磺胺（Sulfatinib）（临床Ⅲ期）

2-甲基吲哚-5-醇在 K_2CO_3 存在下与 2,4-二氯嘧啶在乙腈中缩合得到 5-（2-氯嘧啶-4-基氧基）-2-甲基吲哚，然后在 57℃ 下有 p-TsOH 存在的 DMF 中，用 1-（3-氨基苯基）-N-[2-（二甲基氨基）乙基]甲磺酰胺置换缩合中间体中的氯，得到磺胺。

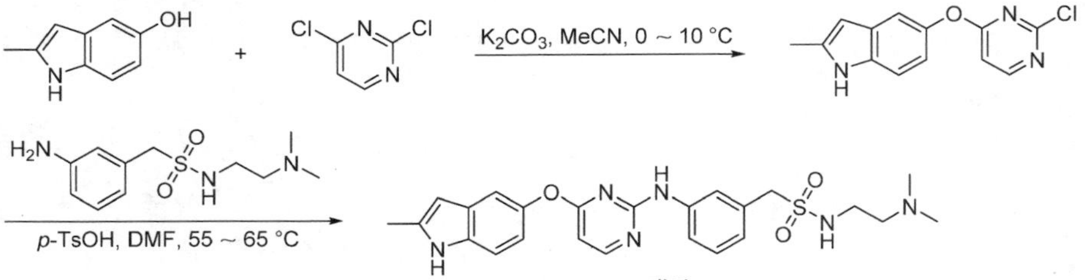

磺胺

（5）丙氨酸布立尼布（Brivanib Alaninate）（临床Ⅲ期）

将 4-[（4-氟-2-甲基-1H-吲哚-5-基）氧基]-5-甲基吡咯并[2,1-f]的[1,2,4]三嗪-6-醇和（R）-2-甲基环氧乙烷在 70℃ 下的三乙胺乙醇溶液中缩合，随后在 N,N-二异丙基乙胺（DIPEA）和 DMAP 的 N,N-二甲基甲酰胺（DMF）中，通过多肽缩合剂 HATU 将上一步缩合中间体与 N-Cbz-L-丙氨酸偶联，得到 N-保护的丙氨酸酯，最终通过甲酸铵和 Pd/C 在 DMF 中转移氢化来脱保护处理，得到丙氨酸布立尼布。

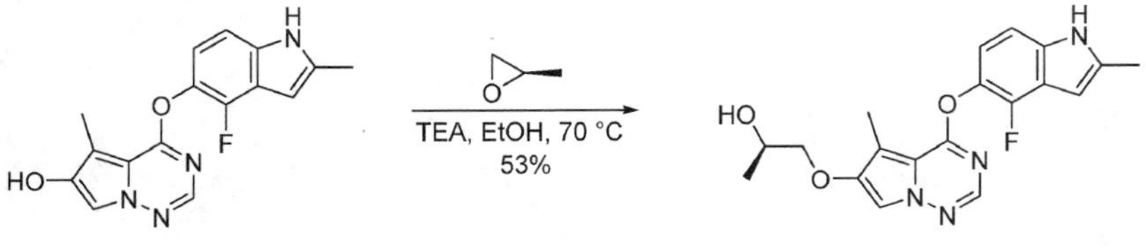

HATU, DIPEA, DMAP, DMF, 室温
84%

HCOONH₄, 10% Pd/C, DMF, 室温
99%

丙氨酸布立尼布

参考文献

［1］ 陈川,俞德超,滕理送. 以 VEGF/VEGFR 为靶点的抗肿瘤药物的研究进展[J]. 中国肿瘤生物治疗杂志,2007,14(3)：291－295 转 300.

［2］ 胡国栋,杨千姣,景云荣,等. 以 VEGFR 为靶点的小分子抗肿瘤药物的研究进展[J]. 中国药物化学杂志,2010,20(5)：434－441.

［3］ 叶炎钊,施志浩,陆涛. VEGFR－2 酪氨酸激酶抑制剂研究进展[J]. 药学进展,2014,38(1)：14－24.

［4］ Teasdale A, Elder D, Chang S J, et al. Risk assessment of genotoxic impurities in new chemical entities: strategies to demonstrate control[J]. Organic Process Research & Development, 2013, 17(2): 221－230.

［5］ Bankston D, Dumas J, Natero R, et al. A scaleable synthesis of BAY 43－9006: a potent Raf kinase inhibitor for the treatment of cancer[J]. Organic Process Research & Development, 2002, 6(6): 777－781.

［6］ Muddasani P R, Budideti S R, Chintalapati S, et al. An improved process for the preparation of Regorafenib: WO2017125941A1[P]. 2016－03－31.

［7］ Feng W D. Polymorphs of deuterated omega-diphenylurea or salts thereof: US9889123B2[P]. 2018－02－13.

［8］ 刘明星,胡利修,吴建宏,等. 抗肿瘤靶向治疗药物 tivozanib 的合成方法：CN102532116A[P]. 2012－07－24.

［9］ 安晓霞,吕峰,闫丽,等. N－(4－(3－氨基－1H－吲唑－4－基)苯基)－N′－(2－氟－5－甲基苯基)脲及其中间体的制备方法：CN103570754A[P]. 2014－02－12.

［10］ 陈军,盛春泉,郑灿辉,等. VEGFR2 活性腔性质以及与抑制剂的结合模式研究[J]. 化学学报,2007,65(6)：547－552.

[11] McTigue M, Murray B W, Chen J H, et al. Molecular conformations, interactions, and properties associated with drug efficiency and clinical performance among VEGFR TK inhibitors[J]. Proceedings of the National Academy of Sciences, 2012, 109(45): 18281 – 18289.

[12] Hilberg F, Roth G J, Krssak M, et al. BIBF 1120: triple angiokinase inhibitor with sustained receptor blockade and good antitumor efficacy[J]. Cancer Research, 2008, 68(12): 4774 – 4782.

[13] Tang P C, Miller T A, Li X Y, et al. Pyrrole substituted 2 – indolinone protein kinase inhibitors: US20020156292[P]. 2002 – 10 – 24.

[14] Roth G J, Heckel A, Colbatzky F, et al. Design, synthesis, and evaluation of indolinones as triple angiokinase inhibitors and the discovery of a highly specific 6 – methoxycarbonyl-substituted indolinone (BIBF 1120)[J]. Journal of Medicinal Chemistry, 2009, 52(14): 4466 – 4480.

[15] Liang C X, Qi M, Gao S, et al. Kinase inhibitor compounds: US20120115866A1[P]. 2012 – 05 – 10.

[16] Deng B C, Su Y D, Zhang L, et al. Pyrrolo[3,2 – c]pyridine – 4 – one 2 – indolinone protein kinase inhibitors: WO2007085188A1[P]. 2007 – 08 – 02.

[17] Gao M, Lola C M, Wang M, et al. Radiosynthesis of[11C]Vandetanib and[11C] chloro-Vandetanib as new potential PET agents for imaging of VEGFR in cancer[J]. Bioorganic & Medicinal Chemistry Letters, 2011, 21(11): 3222 – 3226.

[18] Hennequin L F, Thomas A P, Johnstone C, et al. Design and structure-activity relationship of a new class of potent VEGF receptor tyrosine kinase inhibitors[J]. Journal of Medicinal Chemistry, 1999, 42(26): 5369 – 5389.

[19] Arnott E A, Crosby J, Evans M C, et al. Procédé chimique: WO2008053221A2[P]. 2008 – 05 – 08.

[20] 苏愍国,张维汉,严孝强,等. 一种喹唑啉衍生物及其医药用途: CN101575333A[P]. 2009 – 11 – 11.

[21] Rice K D, Anand N K, Bussenius J, et al. Receptor-type kinase modulators and methods of use: US7576074B2[P]. 2009 – 08 – 18.

[22] Okamoto K, Ikemori-Kawada M, Jestel A, et al. Distinct binding mode of multikinase inhibitor lenvatinib revealed by biochemical characterization[J]. ACS Medicinal Chemistry Letters, 2014, 6(1): 89 – 94.

[23] Canne B L, Sze-ming C D, Jeff C, et al. C – met modulators and methods of use: US11124482[P]. 2021 – 09 – 21.

[24] Tomohiro M, Taiju N, Kazuhiro Y, et al. Crystal of salt of 4 – (3 – chloro – 4 – (cyclopropylaminocarbonyl)amino – phenoxy)– 7 – methoxy – 6 – quinolinecarboxamide or of solvate thereof and processes for producing these: WO2005063713A1[P]. 2005 – 07 – 14.

[25] Chen G P. Spiro substituted compounds as angiogenesis inhibitors: US8148532B2[P]. 2012 – 04 – 03.

[26] 卢亮. 喹唑啉类 VEGFR2 抑制剂与双氧环 Schiff 碱类 FabH 抑制剂的设计、合成与构效

关系研究[D]. 南京：南京大学，2016.

[27] Chekal B P, Guinness S M, Lillie B M, et al. Development of an efficient Pd-catalyzed coupling process for axitinib[J]. Organic Process Research & Development, 2014, 18(1): 266－274.

[28] Flahive E J, Ewanicki B L, Sach N W, et al. Development of an effective palladium removal process for VEGF oncology candidate AG13736 and a simple, efficient screening technique for scavenger reagent identification[J]. Organic Process Research & Development, 2008, 12(4): 637－645.

[29] Boloor A, Cheung M, Davis R, et al. Pyrimidineamines as angiogenesis modulators: WO02059110A1[P]. 2002－08－01.

[30] Zou D, Huang W S, Thomas R M, et al. Bicyclic heteroaryl compounds: WO2007075869A2[P]. 2007－07－05.

[31] Yuan K H, Sun P Y, Zhou Y S, et al. The salts of N－[4－(1－cyanocyclopentyl)phenyl]－2－(4－pyridyl methyl)amino－3－pyridinecarboxamide: WO2010031266A1[P]. 2010－03－25.

[32] Giorgio C, Andreas F. Staurosporine derivatives substituted at methylamino nitrogen: US5093330A[P]. 1992－03－03.

[33] Su W G, Zhang W H, Hong J, et al. Compound, certain novel forms thereof, pharmaceutical compositions thereof and methods for preparation and use: US2012270889A1[P]. 2012－10－25.

[34] Bhide R, Cai Z W, Qian L G, et al. Novel inhibitors of kinases: WO2004009784A2[P]. 2004－01－29.

VEGF/ VEGFR 靶向药物临床前研发现状及进展

赵小平，王伟强，国家上海新药安全评价研究中心

血管内皮生长因子（Vascular Endothelial Growth Factor，VEGF）是最重要的促血管生成因子，可在体内诱导血管生成。VEGF 在肿瘤生成和湿性年龄相关黄斑变性等眼科疾病发生中扮演着重要的角色。目前 VEGF 靶点的药物主要包括实体瘤和眼科疾病两大适应证。以 VEGF/VEGFR 作为靶点的药物的研发取得了很大的进展，已有数种药物上市或进入临床试验。针对 VEGF/VEGFR 信号传导途径研发的药物主要包括中和 VEGF/VEGFR 的抗体、可溶的 VEGFR 类蛋白和酪氨酸激酶抑制剂等。

本章就 VEGF 和 VEGFR 靶向药物的临床前研发现状和进展进行重点介绍。

1 中和 VEGF/ VEGFR 靶点抗体

针对 VEGF/VEGFR 靶点抗体已经上市的有贝伐珠单抗、雷珠单抗，其被批准上市的生物类似药也变得越来越多。比如 Bevacizumab-Awwb 是安进（Amgen）开发的贝伐珠单抗（Bevacizumab）生物类似药，于 2017 年 9 月 14 日获得美国食品药品管理局（Food and Drug Administration，FDA）批准，2018 年 1 月 15 日获得欧洲药物管理局（European Medicines Agency，EMA）批准上市，商品名为 Mvasi®。ZydusCadila、Biocad 和 Hetero 公司分别开发了贝伐珠单抗生物类似药。这类药物都是针对相同靶点的抗体类药物，在临床前研究中有很多的相似性。

抗体类药物临床前研究有很多地方不同于小分子药物。关于抗体类药物临床前研究各个国家和地区都有指导原则，包括以下几项。

ICH S6（R1）：Preclinical Safety Evaluation of Biotechnology-Derived

Pharmaceuticals (2011).

ICH S6：Addendum to Preclinical Safety Evaluation of Biotechnology-Derived Pharmaceuticals.

ICH S9：Nonclinical Evaluation for Anticancer Pharmaceuticals.

ICH S9：Questions and Answers.

NMPA：治疗用生物制品非临床安全性技术审评一般原则，2007。

NMPA：生物类似药研发与评价技术指导原则（试行），2015。

王海学等在《单抗类生物制品非临床研究和评价的考虑要点》发表了关于生物技术药物的临床前研究考虑要点。

种属选择：通过组织交叉或者体外的亲和力进行种属选择，选择相关种属进行药代和毒理学研究，一般猴子相对比较接近。

药代动力学研究：在临床前药代动力学研究中，一般不进行单剂量（必要时包括多剂量）给药的药代动力学和组织分布试验。试图评价物料平衡的常规试验的价值不大，生物制品代谢的预期结果是降解成为小肽和各种氨基酸，通常对其代谢途径已有了解，因此一般不需要进行经典的生物转化试验。

毒理研究：一般不进行遗传毒性试验和标准的致癌试验。单抗一般不进行生殖和发育毒性研究，需根据产品、临床适应证和拟用患者人群最终决定。毒理观察终点除常规指标外需增加免疫毒性、免疫原性及相关药效指标等。

1.1 贝伐珠单抗(Bevacizumab)

贝伐珠单抗由基因泰克（罗氏的子公司）研发，于 2004 年 2 月 26 日获得 FDA 批准，2005 年 1 月 12 日获得 EMA 批准，2007 年 8 月 18 日获得日本医药品医疗器械综合机构（Pharmaceuticals and Medical Devices Agency，PMDA）批准，2010 年 2 月 26 日获得中国食品药品监督管理局（China Food and Drug Administration，CFDA）批准上市，并由罗氏（美国的基因泰克、日本的中外制药）在美国、欧洲、日本和中国市场销售，商品名为 Avastin®。

贝伐珠单抗是一种人源化 IgG1 型单克隆抗体，能与 VEGF 特异性结合，从而阻断 VEGF 与其在内皮细胞表面的受体（FLT-1 和 KDR）结合，以抑制肿瘤血管生成。该药批准的适应证为转移性结直肠癌、非鳞状非小细胞肺癌、宫颈癌、卵巢癌、转移性乳腺癌和恶性胶质瘤。

在贝伐珠单抗的临床前研究中，药效部分主要通过体内和体外研究的方法对于贝伐珠单抗与人 VEGF 的受体亲和力及其抗肿瘤的机制进行了研究，药代部分着重对其在食蟹猴体内的代谢情况进行阐述，并结合兔的组织分布试验表明药物主要在细胞外液中分布。毒理部分主要进行了多次的食蟹猴长期重复给药毒性试验和兔生殖毒性试验，结果表明贝伐珠单抗有良好的安全性，其副作用主要是以生长板软骨增厚、软骨下骨板形成和生长板血管侵入抑制为特征的发育异常、生殖毒性以及影响伤口的愈合。

1.1.1　药效研究

1.1.1.1　小鼠抗人 VEGF 抗体（muMAb A4.6.1）的研究

杂交瘤细胞 P3X63Ag8U 与小鼠脾脏细胞融合产生杂交瘤，在多克隆产生的小鼠抗人 VEGF 抗体中，选取 IgG1 型的 muMAb A4.6.1，对其性质分为以下三个方面进行评估：与人 VEGF 亚型的结合活性、与人 VEGF 的结合特异性以及对 VEGF 诱导的血管内皮细胞增殖的抑制活性。

采用免疫沉淀法测定 muMAb A4.6.1 的特异性。muMAb A4.6.1 可识别人 VEGF 的主要亚型，包括 $VEGF_{121}$、$VEGF_{165}$ 和 $VEGF_{189}$，同时未表现出与其他生长因子的结合活性（PDGF、EGF、aFGF、NGF 和 HGF）。

muMAb A4.6.1 可抑制 VEGF 诱导的血管通透性增加。豚鼠预先给予埃文斯蓝染料后注射 $VEGF_{165}$ 和 muMAb A4.6.1 混合物，结果显示，以 20 纳克[①]/部位剂量的 $VEGF_{165}$ 所导致的皮下出血能被 10 倍摩尔剂量的 muMAb 所抑制。

muMAb A4.6.1 可对 VEGF 诱导的血管生成产生抑制，将 $VEGF_{165}$ 和 muMAb A4.6.1 接种在雏鸡胚绒毛膜上，观察周围的血管生成情况。结果发现，$16\ \mu g$ 剂量的 muMAb A4.6.1 能明显抑制 400 ng 剂量的 $VEGF_{165}$ 所诱导的血管生成（muMAb A4.6.1 和 $VEGF_{165}$ 的物质的量之比为 10：1）。

1.1.1.2　种属特异性研究

采用表面等离子体共振（Surface Plasmon Resonance，SPR）的方法对贝伐珠单抗与人 $VEGF_{165}$、兔 VEGF 和小鼠 VEGF 的受体亲和力进行评价。结果显示，人 $VEGF_{165}$ 和兔 VEGF 与贝伐珠单抗的平衡解离常数（K_D）值分别为（1.1 ± 0.8）nmol/L 和（8.0 ± 5.1）nmol/L。在 650 nmol/L 浓度时对小鼠 VEGF 依然无选择性结合。

1.1.1.3　贝伐珠单抗 Fab 端与 VEGF 复合物的结构分析

为确定人 VEGF 与贝伐珠单抗 Fab 端结合的结构，对形成接触的氨基酸残

---

① 纳克：ng，质量单位，$1\ ng=10^{-9}\ g$。

基进行丙氨酸扫描分析。结构显示,贝伐珠单抗分子中的 25 个氨基酸残基与 VEGF 进行结合,如果其中直接参与结合的 8 个氨基酸残基被丙氨酸取代,会使结合能力降低到小于 1/150。VEGF 的 19 个氨基酸残基参与了与贝伐珠单抗的 Fab 端的结合,如其中位于 VEGF 受体中心的 6 个氨基酸残基(Met81、Arg82 Ile83、Gly88、Gln89 和 Gly92)由丙氨酸取代,则会导致结合能力降低至 1/22～1/107。同时,由于这 19 个氨基酸残基中有部分也参与了 VEGF 与 VEGFR(VEGFR-1 和 VEGFR-2)的结合,由此推论,当 VEGF 与 VEGFR 结合时,会影响到与贝伐珠单抗的结合。

1.1.1.4　muMAb A4.6.1 对横纹肌肉瘤、多形性胶质母细胞瘤和平滑肌肉瘤细胞生长的影响

Beige-nude 小鼠[①](10 只/组)按照 1×10^6 细胞量分别皮下接种人横纹肌肉瘤细胞(A673 细胞)、胶质瘤细胞(G55 细胞)或平滑肌肉瘤细胞(SK-LMS-1 细胞),然后腹腔注射 10～400 微克[②]/只剂量的 muMAb A4.6.1,每周 2 次。接种了 A673 或 G55 细胞的小鼠在给药后 4 周,接种了 SK-LMS-1 细胞的小鼠在给药后 10 周,分别测量肿瘤质量,以评估抗肿瘤生长活性。结果显示,接种了 A673 或 G55 细胞的小鼠中,muMAb A4.6.1 在大于 10 微克/只的剂量下可抑制肿瘤生长,100 μg 剂量组和对照组进行比较,发现接种了 A673 或 G55 细胞的小鼠,给药后肿瘤质量分别减少了 80% 和 96%。在接种了 SK-LMS-1 细胞的小鼠中,100 μg 剂量组的肿瘤质量下降了 70%。选取接种 A673 细胞的小鼠,用免疫组化的方法对接种肿瘤周围区域的血管密度进行测定,与对照组相比,muMAb A4.6.1 组肿瘤组织的血管密度降低。

另外,体外培养 A673、G55 和 SK-LMS-1 细胞,加入 0.2～20 μg/mL 的 muMAb A4.6.1 和 0.5～20 ng/mL 的 VEGF。结果发现其对三种细胞的生长均无影响。

综合以上结果表明,muMAb A4.6.1 的抗肿瘤机制与抑制肿瘤细胞血管的产生有关,而不是直接抑制肿瘤的生长或抑制 VEGF 的自分泌。

1.1.1.5　Beige-nude 小鼠 PK-PD 研究[③]

Beige-nude 小鼠(24 只/组),每组 14 只用于药代动力学评价。皮下接种 2×10^6 细胞/只的 A673 细胞,在接种 24 h 后腹腔注射 0.05～5 mg/kg 剂量的

---

① T 淋巴细胞和 NK 细胞同时缺陷的小鼠。

② 微克:μg,质量单位,1 μg$=10^{-6}$ g。

③ 药动-药效学研究。

muMAb A4.6.1，每周 2 次，连续 4 周。对各组的抑瘤率和血清中 muMAb A4.6.1 的浓度进行测定。结果显示，在 muMAb A4.6.1 处理组中，2.5 mg/kg 和 5 mg/kg 组的抑瘤率类似。

1.1.2 药代动力学研究

小鼠单次静脉注射 9.3 mg/kg 的贝伐珠单抗，其清除率（CL）为 15.7 mL/(kg·d)，中央室的分布容积（V_c）和稳态分布容积（V_{ss}）分别为 53.0 mL/kg 和 152 mL/kg，初始半衰期（$t_{1/2a}$）和终端半衰期（$t_{1/2\beta}$）分别为 1.2 h 和 6.8 d。单次皮下注射 9.3 mg/kg 贝伐珠单抗的生物利用度（BA）为 110%。

大鼠单次静脉注射 0.664 mg/kg 和 10.1 mg/kg 的贝伐珠单抗，清除率（CL）分别是 8.37 mL/(kg·d) 和 4.83 mL/(kg·d)，终端半衰期（$t_{1/2\beta}$）分别是 5.42 d 和 12.3 d。中央室的分布容积（V_c）分别为 25.0 mL/kg 和 30.8 mL/kg，稳态分布容积（V_{ss}）分别为 58.8 mL/kg 和 79.5 mL/kg。单次皮下注射 10.1 mg/kg 贝伐珠单抗的生物利用度（BA）为 69%。

食蟹猴按照 2 mg/kg、10 mg/kg、50 mg/kg 的剂量单次静脉注射给予贝伐珠单抗后，其末端消除半衰期（$T_{1/2}$）为 8～10 d，清除率（CL）为 4.76～5.78 mL/(kg·d)，达峰时间（T_{max}）为 5～33 min，三个剂量组的 C_{max} 分别为 68 μg/mL、290 μg/mL 和 1 400 μg/mL，AUC 分别为 430 μg·d/mL、1 810 μg·d/mL 及 8 800 μg·d/mL。C_{max} 和 AUC 均与剂量呈线性关系。

各给药组均无抗药抗体产生。

表 1-1 贝伐珠单抗在各种属的药代动力学参数汇总

种属	给药途径	剂量 /(mg/ kg)	$AUC_{0\sim t}$ /(μg·d/ mL)	$AUC_{0\sim inf}$ /(μg·d/ mL)	C_{max} /(μg/mL)	$T_{1/2}$ /d	CL 或 CL/F /[mL/ (kg·d)]	V_c /(mL/ kg)	T_{max} /min
小鼠（雌性）	i.v.	9.3	442	593	174	6.81	15.7	53.0	5
	s.c.	9.3	539	682	74.1	6.05	13.6	119	32 h
大鼠（雄性）	i.v.	0.664	69.0±12	80.9±14	29.7±1.8	5.42±0.82	8.37±1.4	25.0±0.90	15
	i.v.	10.1	1 240±130	2 160±500	341±39	12.3±3.2	4.83±1.1	30.8±2.7	5
	s.c.	10.1	1 260±200	1 480±240	147±13	3.04±0.17	6.95±1.1	30.5±5.1	7 d
食蟹猴（雌性）	i.v.	2	369±68	430±72	68±6.2	9.88±1.9	4.76±0.88	30.1±2.0	18
	i.v.	10	1 620±160	1 810±140	290±29	8.75±0.84	5.56±0.46	36.3±2.4	33
	i.v.	50	7 760±790	8 800±1 400	1 400±210	10.3±3.1	5.78±0.84	36.8±4.9	5
	s.c.	10	1 520±210	1 770±260	120±3	9.39±0.46	5.74±0.85	77.6±11	3 d

① 给药方式为皮下注射。

采用放射性标记对贝伐珠单抗在兔体内的组织分布进行考察,结果发现,贝伐珠单抗主要分布在细胞外液中。

食蟹猴在给予贝伐珠单抗的同时分别给予顺铂、紫杉醇、亚叶酸钙、伊立替康和 5-氟尿嘧啶以考察药物的相互作用,结果发现贝伐珠单抗对顺铂、紫杉醇、亚叶酸钙、伊立替康和 5-氟尿嘧啶的代谢均无影响,反之亦然。

1.1.3 毒理研究

1.1.3.1 急性毒性试验

尚未进行。

1.1.3.2 重复毒性试验

贝伐珠单抗的重复毒性研究中,食蟹猴以每周 2 次或 1 次的频率,重复静脉注射给予 2 mg/kg、10 mg/kg、50 mg/kg 剂量的贝伐珠单抗,对其连续给药 4 周、13 周和 26 周的毒性进行考察。

汇总以上长毒试验结果发现,贝伐珠单抗有良好的安全性,50 mg/(kg·w)(高剂量)连续给药 26 周后,未发现明显的与药物相关的血液学和生化指标的改变。仅在雌性动物中有轻微的血压升高现象,雄性动物无此发现。

通过病理解剖后发现,贝伐珠单抗引起的毒性反应主要包括以生长板软骨增厚、软骨下骨板形成和生长板血管侵入抑制为特征的发育异常、生殖毒性以及伤口的愈合。贝伐珠单抗的毒性反应与其药效作用存在密切关系。

在食蟹猴重复给药毒性试验中,中剂量组(10 mg/kg)和高剂量组(50 mg/kg)均有骨骼发育异常的报告,且该反应只在具有开放性生长板的生长活跃的动物中出现,同时试验结果也表明随着剂量的升高,该不良反应也相应增强。

同时,在食蟹猴的重复给药毒性试验中还发现随着剂量的增长,雌性动物出现卵巢和子宫的脏器指数下降、黄体数量减少、子宫内膜增殖功能减弱以及卵泡的成熟受到限制等不良反应。

在以上的毒性试验中,实验动物均未检出抗药抗体。综上,贝伐珠单抗的重复毒性试验的无可见有害作用水平(No Observed Adverse Effect Level,NOAEL)剂量为 2 mg/kg。

表 1-2　食蟹猴重复给药后贝伐珠单抗的 NOAEL 剂量汇总

种　属	周　期	剂量/(mg/kg)	NOAEL/(mg/kg)
食蟹猴	4 周	2、10、50、i. v. 每周 2 次	<2
	13 周	2、10、50、i. v. 每周 2 次	<2
	26 周	2、10、50、i. v. 每周 1 次 和 10、i. v. 每周 2 次	<2

1.1.3.3　生殖毒性试验

在兔的胚胎-胎仔发育毒性研究中，分别以 10 mg/kg、30 mg/kg 和 100 mg/kg 的剂量按照相应的妊娠天数（Gestation Days，GDs）给予贝伐珠单抗（表 1-3），在全部剂量组（低剂量为人临床推荐剂量的两倍）中均出现母体和胎仔质量的下降、吸收胎数量的增加、胎仔骨骼畸形的发生率升高。以上结果表明贝伐珠单抗具有胚胎毒性和致畸性，该现象可能与其抑制胚胎的血管生成有关。

在生殖毒性试验中未找到贝伐珠单抗的 NOAEL 剂量。

表 1-3　新西兰兔重复给予贝伐珠单抗的胚胎-胎仔发育毒性试验设计

种　属	剂量/(mg/kg)	妊　娠　期
新西兰兔 （怀孕）	10,30,100 （贝伐珠单抗）	GDs：6、9、12、15 和 18（安慰剂组） GDs：6、9 和 12（贝伐珠单抗高、中、低剂量组） GDs：12、15 和 18（贝伐珠单抗高、中、低剂量组）
	10,30,100 （贝伐珠单抗）	GDs：6、9、12、15 和 18（安慰剂组和贝伐珠单抗高、中、低剂量组）

1.1.3.4　组织交叉试验

以 10 μg/mL 和 400 μg/mL 的剂量对贝伐珠单抗与人、食蟹猴和兔的主要组织的亲和力进行考察，结果发现在三个种属的心、肝、脾、肺、肾、皮肤等主要器官中，结果均呈阴性，推断贝伐珠单抗仅与循环的 VEGF 结合。

1.2　雷珠单抗（Ranibizumab）

雷珠单抗由基因泰克（罗氏的子公司）和诺华联合研发，并于 2006 年 6 月 30 日获得 FDA 批准，2007 年 1 月 22 日获得 EMA 批准，2009 年 1 月 21 日获得 PMDA 批准，2011 年 12 月 31 日获得 CFDA 批准上市，并由基因泰克和诺华在美国、欧洲、日本和中国市场共同销售，商品名为 Lucentis®。雷珠单抗是一种人源化 IgG1κ 型单克隆抗体的抗原结合片段（Fragment of Antigen Binding，FAD）片段，能与血管内皮生长因子 A（VEGF - A）活化形式的受体结合位点结合，阻止 VEGF - A 与内皮细胞表面的 VEGF 受体（VEGFR - 1 和 VEGFR - 2）结合，从而减少肿瘤新生血管生成。该药可用于治疗新生血管（湿性）年龄相关性黄斑变性（Age - Related Macular Degeneration，AMD）、视网膜血管阻塞（Retinal Vein Occlusion，RVO）引起的黄斑水肿、糖尿病性黄斑水肿（Macular Edema，DME）和糖尿病性视网膜病变（Diabetic Retinopathy，DR）。

在雷珠单抗的临床前研究中，药效部分主要通过体内和体外研究的方法对于雷珠单抗与 VEGF 的受体亲和力及其药效机制进行了研究，药代部分着重对其在兔和食蟹猴眼部给药后在给药部位及全身的暴露情况进行研究。安全性评价主要进行了食蟹猴四次重复给药的毒性试验，结果未发现雷珠单抗有明显的系统毒性。其不良反应主要为以房水细胞、前房闪辉为特征的炎症，且有剂量依赖性，该炎症反应在首次给药后 48 h 左右最为严重，继续给药之后，炎症逐渐减轻。

1.2.1 药效研究

1.2.1.1 雷珠单抗的亲和力试验

采用 SPR 技术对雷珠单抗与 VEGF 各亚型的亲和力进行研究，发现雷珠单抗与 $VEGF_{165}$、$VEGF_{121}$ 和 $VEGF_{110}$ 的亲和力均较高，具体结果见表 1 - 4。

表 1 - 4　雷珠单抗与 VEGF 的亲和力试验结果

参　数	$VEGF_{165}$	$VEGF_{121}$	$VEGF_{110}$
$K_a/[L/(mol \cdot s)]$	$(5.6 \pm 0.28) \times 10^4$	$(10.1 \pm 2.3) \times 10^4$	$(5.2 \pm 0.02) \times 10^4$
$K_d/(s^{-1})$	$\leqslant 10^{-5}$	$\leqslant 10^{-5}$	$\leqslant 10^{-5}$
$K_A/(L/mol)$	$\geqslant 5.6 \times 10^9$	$\geqslant 10.1 \times 10^9$	$\geqslant 5.2 \times 10^9$
$K_D/(\times 10^{-12} mol/L)$	$\leqslant 179$	$\leqslant 99$	$\leqslant 192$

1.2.1.2 豚鼠给予雷珠单抗后抑制 VEGF 所导致的血管通透性增加试验一

豚鼠预先给予 1 mL 的 1% 埃文斯蓝染料，1 h 后注射 $VEGF_{165}$（100 ng/mL）和雷珠单抗（剂量为 1 ng/mL、10 ng/mL、30 ng/mL、60 ng/mL、100 ng/mL、300 ng/mL、600 ng/mL、1 000 ng/mL 和 6 000 ng/mL）混合物，组胺、磷酸缓冲盐溶液（Phosphate Buffer Saline，PBS）和 $VEGF_{165}$（100 ng/mL）作为对照组。结果显示，雷珠单抗能抑制 $VEGF_{165}$ 所导致的血管通透性增加，IC_{50} 为

56.7 ng/mL，IC_{90} 为 113 ng/mL。

1.2.1.3 豚鼠给予雷珠单抗后抑制 VEGF 所导致的血管通透性增加试验二

豚鼠预先给予 1 mL 的 1% 埃文斯蓝染料，1 h 后注射 $VEGF_{121}$、$VEGF_{110}$ 和雷珠单抗（剂量为 1 ng/mL、6 ng/mL、10 ng/mL、30 ng/mL、60 ng/mL、100 ng/mL、300 ng/mL、600 ng/mL 和 1 000 ng/mL）混合物，组胺、PBS 和 $VEGF_{121}$/$VEGF_{110}$ 作为对照组。结果显示，雷珠单抗能抑制 $VEGF_{121}$/$VEGF_{110}$ 所导致的血管通透性增加，$VEGF_{121}$ 的 IC_{50} 为 35.6 ng/mL，$VEGF_{110}$ 的 IC_{50} 为 20.6 ng/mL。

表 1-5 豚鼠给予雷珠单抗后抑制 VEGF 所导致的血管通透性试验设计

模 型		药 物	剂量/(ng/mL)	给药途径、给药方案
动 物	模型归纳			
雄性无毛豚鼠	心脏注射 1 mL 的 1% 埃文斯蓝染料	雷珠单抗和 $VEGF_{165}$ 100 ng/mL	1~6 000	皮内
雄性无毛豚鼠	心脏注射 1 mL 的 1% 埃文斯蓝染料	雷珠单抗和 $VEGF_{121}$ 205 ng/mL 雷珠单抗和 $VEGF_{110}$ 189 ng/mL	1~1 000	皮内

1.2.1.4 雷珠单抗抑制 VEGF 所致的人脐静脉内皮细胞（HUVEC）的增殖

在体外试验中，通过雷珠单抗与人脐静脉内皮细胞共同孵育，结果表明雷珠单抗可依赖地抑制 VEGF 所导致的人脐静脉内皮细胞的增殖，其 IC_{50} 低于 1 nmol/L，是临床 C_{max} 的 10~20 倍，初步估计雷珠单抗的 IC_{10} 的水平依然高于临床 C_{max}（稳态下预测值为 1.7 ng/mL，最大个体水平为 2.4 ng/mL）。因此，雷珠单抗眼部给药后，可预测在人体中无明显的 VEGF 抑制。本试验中，在 1.3 nmol/L 可以观察到人脐静脉内皮细胞生长的明显抑制。

1.2.2 药代动力学研究

新西兰兔和食蟹猴玻璃体注射雷珠单抗后，发现药物在玻璃体液、房水、视网膜、睫状体、虹膜、角膜内皮和血清中均有分布。在兔和猴的眼组织中雷珠单抗的半衰期为 2~3 d，血清中药物浓度约是玻璃体液中药物浓度的千分之一，且随着眼室中药物浓度的下降而下降。玻璃体注射给药后在玻璃体和血清中均检测到抗药抗体。

分别在玻璃体、结膜下和前房给药后发现，在三种给药方式中，玻璃体给药后药物在视网膜中的浓度最高,而在血液中浓度最低。

试验设计和结果见表 1-6。

表 1-6　兔单次静脉注射给予 rhuFab V1[①] 和 rhuFab V2[②] 的药代动力学参数汇总

组　织	参　数	rhuFab V1 625 μg/eye, $n=24$	rhuFab V2 625 μg/eye, $n=24$	rhuFab V2[③] 25 μg/eye, $n=10$
玻璃 体液	C_{max}/(μg/mL)	743±389	1 280±308	24.2
	AUC$_{0\sim inf}$/(μg·d/mL)	2 640	4 850	97.1
	$T_{1/2}$/d	2.39	2.89	2.40
	T_{max}/h	1	1	24
房水	C_{max}/(μg/mL)	17.66±7.72	57.11±23.37	
	AUC$_{0\sim inf}$/(μg·d/mL)	131.5	286.3	
	$T_{1/2}$/d	2.06	2.98	
	T_{max}/h	48	48	
	C_{max}/(μg/mL)	30 ng/mL	55 ng/mL	
血清	AUC$_{0\sim inf}$/(μg·d/mL)	0.114	0.271	—
	$T_{1/2}$/d			
	T_{max}/h	24	24	

① 中 rhuFab V1 为第一代雷珠单抗。
② 中 rhuFab V2 为第二代雷珠单抗。
③ 中给药后在各时间点的房水和血清中药物浓度低于定量下限。

表 1-7　在不同给药方式下雷珠单抗在兔体内的药代动力学参数汇总　（单位：ng/mL）

组　织	时间/d	结膜下注射 (500 μg/eye)	腔内注射 (500 μg/eye)	玻璃体内注射 (500 μg/eye)
玻璃体	0.25	391±79.8	98.9±64.6	12.4±16.6
	4	2.29±0.392	3.64±1.52	—
房水	0.25	83.6±49.0	12 500±13 600	1.08±1.12
	4	1.98	19.2±14.2	
视网膜	0.25	424 000±31 300	15 800±13 000	56.8±15.6
	4	223 000±36 600	23 300±8 890	32.7±7.03

表 1-8　食蟹猴玻璃体注射给予雷珠单抗后眼前各组织及血液中药代动力学参数汇总

组　织	参　数	雷珠单抗 500 μg/eye, $N=3$/sex	雷珠单抗 2 000 μg/eye, $N=3$/sex
玻璃体液	C_{max}/(μg/mL)	169	612
	AUC$_{0\sim inf}$/(μg·d/mL)	687	3 230
	$T_{1/2}$/d	2.32	2.37
	T_{max}/d	0.25	1

（续表）

组 织	参 数	雷珠单抗 500 μg/eye，$N=3$/sex	雷珠单抗 2 000 μg/eye，$N=3$/sex
房水	C_{max}/(μg/mL)	116	478
	AUC$_{0\sim inf}$/(μg · d/mL)	221	1 550
	$T_{1/2}$/d	2.40	2.14
	T_{max}/d	0.25	1
血清	C_{max}/(μg/mL)	0.150	0.616
	AUC$_{0\sim inf}$/(μg · d/mL)	0.464	1.57
	$T_{1/2}$/d	4.51	3.89
	T_{max}/d	0.25	0.25
视网膜	C_{max}/(ng/mL)	78.6	227
	AUC$_{0\sim inf}$/(ng · d/mL)	223	909
	$T_{1/2}$/d	2.52	2.31
	T_{max}/d	0.25	1

1.2.3 毒理研究

雷珠单抗在非临床毒性评价中主要进行了持续 4 周、13 周、16 周和 26 周的食蟹猴重复给药毒性试验，剂量范围为 250～2 000 μg/eye。在以上 4 组重复毒性试验中均未发现药物导致的系统毒性。在不同剂量组中均有以房水细胞、前房闪辉为特征的炎症出现，且有剂量依赖性，该炎症反应在首次给药后 48 h 左右最为严重，继续给药之后，炎症反应也逐渐减轻。在眼后节，有视网膜裂孔和出血的情况出现。4 组长期毒性试验中均有部分试验动物产生抗药抗体。

在 26 周的长期毒性中，1 000 μg/eye 和 2 000 μg/eye 剂量组中能观察到白内障的产生。该晶状体的改变可能与慢性炎症有关。在 500 μg/eye 剂量组中未发现该现象。

在 26 周的长期毒性中，通过眼底检测，发现有静脉曲张、视网膜增厚、黄斑增厚、视乳头肿大等现象，这些均表现出剂量依赖性。

采用人组织进行体外组织交叉试验，结果表明雷珠单抗与任何组织均无结合。

综上所述，玻璃体注射给予雷珠单抗后，在眼前房和后房均有炎症反应的发生，且该炎症反应呈现剂量依赖性。500 μg/eye 为食蟹猴的 NOAEL 剂量。

表 1 - 9　食蟹猴玻璃体注射给予雷珠单抗毒性试验设计

种　属	周　期	剂量/[mg/(kg·d)]
食蟹猴	4 周	450 μg/eye 和 1 800 μg/eye,玻璃体给药,每周 1 次或 2 次
	13 周	250 μg/eye,750 μg/eye 和 2 000 μg/eye,玻璃体给药,每周 1 次或 2 次
	16 周	250 μg/eye,500 μg/eye 和 2 000 μg/eye,双眼,玻璃体给药,每周 1 次或 2 次
	26 周	500 μg/eye,1 000 μg/eye 和 2 000 μg/eye,玻璃体给药,每周 1 次或 2 次

2　可溶的 VEGFR 类蛋白(VEGF - Trap)

VEGF - Trap 属于融合蛋白,由 VEGF - 1、VEGF - 2 受体部分胞外区和人 IgG1 Fc 区融合而成。其能与 VEGF - A 和胎盘生长因子(PIGF)结合,从而抑制其结合和激活 VEGF 受体。已经上市的药物有阿柏西普(Aflibercept)、Ziv - aflibercept(Zaltrap)和国内上市的康柏西普(Conbercept)。

2.1　阿柏西普(Aflibercept)

阿柏西普由再生元(Regeneron)和拜耳(Bayer)公司联合研发,于 2011 年 11 月 18 日获得 FDA 批准,2012 年 11 月 22 日获得 EMA 批准,2012 年 9 月 28 日获得 PMDA 批准,2018 年 2 月获得 CFDA 批准上市,并由再生元公司在美国市场销售、拜耳公司在欧洲市场销售、参天制药和拜耳公司在日本市场共同销售,商品名为 Eylea®。

阿柏西普是一种融合蛋白,由 VEGF - 1、VEGF - 2 受体部分胞外区和人 IgG1 Fc 区融合而成,该重组分子与 VEGF - A 以及相关的胎盘生长因子结合,且亲和力高。

非临床研究旨在评估阿柏西普的药理学、药代动力学和毒理学,以支持阿柏西普的临床玻璃体内治疗。其中药效学研究包括体内、体外两部分,主要研究药物与 VEGF 的亲和力,以及在不同药效动物模型中的作用。药代动力学部分主要研究了阿柏西普以不同方式给药后在动物体内的暴露情况、体内分布情况。毒理学部分研究包含了单次给药毒性、重复给药毒性、生殖毒性等各类研究。

2.1.1　药效研究

体外研究考察了阿柏西普与人 VEGF - A$_{165}$ 以及人 PIGF - 2 的结合能力,

由于食蟹猴 VEGF－A 的蛋白序列与人类相同，所以结合亲和力也被认为近似相同。

阿柏西普在皮摩尔级别显示出与人 VEGF－A$_{165}$ 和人 PlGF－2 的结合。同时，对于非人种属（大鼠、小鼠、兔子）的 VEGF－A 以及鼠的 PlGF 展现高亲和力，但对人 VEGF－C 和人 VEGF－D 无明显亲和力。

目前为止，在药效试验使用到的眼部新生血管疾病和血管渗漏的动物模型中，阿柏西普能有效抑制新血管形成和（或）病理性血管渗漏。已有的研究显示，玻璃体内注射阿柏西普可快速抑制糖尿病啮齿动物视网膜中的血管渗漏以及在灵长类动物中诱导的脉络膜新生血管形成（Choroidal Neo Vascularization，CNV）。此外，阿柏西普还可以改善相关的眼部炎症现象。阿柏西普的抗炎作用可归因于其结合 VEGF－A 和（或）PlGF 的能力。现有研究表明，阿柏西普无论是直接施用于眼睛的玻璃体内还是全身施用（例如通过皮下给药、腹腔给药或静脉注射给药）都是有效的。

初步药效学研究结果显示，每隔一周玻璃体注射 50 μg/eye、250 μg/eye 或 500 μg/eye 的阿柏西普（等效于每周静脉注射 3 mg/kg 或者 10 mg/kg 的阿柏西普）可以抑制新生血管的形成。小鼠中，阿柏西普剂量在 2.5 mg/kg 时（皮下注射，每周 2 次），可以抑制大多数肿瘤异种移植物的生长，在剂量大于等于 10 mg/kg 时（皮下注射，每周 2 次），观察到肿瘤生长受到最大抑制。同样，在大鼠中，当皮下注射剂量超过 10 mg/kg 时，血压升高达到最大。当阿柏西普剂量小于 0.5 mg/kg 时，未检测到血压升高。

糖尿病患者的视网膜容易产生视网膜水肿和缺血诱导的视网膜新生血管形成。单次玻璃体注射 3 μg/eye 的阿柏西普时，链脲佐菌素诱导的糖尿病雄性 Sprague Dawley 大鼠的视网膜血管呈现通透性的正常化；单次玻璃体注射 0.5 μg/eye 或 0.24 μg/eye 的阿柏西普可阻止氧诱导的缺血性视网膜病变。阿柏西普（12.5 mg/kg 单剂量，腹腔注射）也可抑制基因拷贝数变异（Copy Number Variations，CNV）并降低诱导角膜损伤小鼠的炎症反应。

进一步的药效研究中，对各类荷瘤小鼠（例如 SCID 小鼠皮下植入小鼠 B16F1 黑色素瘤、A673 横纹肌肉瘤或小鼠 MMT 乳腺癌）每周 2 次，皮下注射给予大于 2.5 mg/kg 剂量的阿柏西普，可获得最大阿柏西普复合物浓度（1～2 μg/mL）。在此剂量下，游离阿柏西普浓度不低于 10 μg/mL，这对抑制这些动物模型中的肿瘤生长具有显著影响。

阿柏西普能升高大、小鼠血压，且这种作用具有剂量依赖性，也与游离阿柏西普的循环水平密切相关。在这两个种属中,游离阿柏西普在超过 6 μg/mL 的对应剂量下,血压增加幅度最大。当血清中阿柏西普高于 1 μg/mL 时,血压持续高于基线。

2.1.2 药代动力学研究

食蟹猴单次皮下注射阿柏西普,在 0.75～15 mg/kg 剂量内,半衰期为 2～5 d,同时呈现非线性药代动力学特性。静脉注射单剂量(5 mg/kg)的阿柏西普,体内清除缓慢,半衰期延长,分布容积较低。结合静脉及皮下的结果,可计算得到生物利用度均值为 85%。

表 2-1 食蟹猴单次静脉或皮下给药后血清中游离阿柏西普的药代动力学参数

给药途径		静脉注射	皮下注射	皮下注射	皮下注射	皮下注射
Dose	mg/kg	5	0.75	1.5	5	15
C_{max}	μg/mL	181.7±46.4	3.7±2.0	6.5±2.6	36.2±13.0	101±20.8
T_{max}	h	NC	39±25	64±29	40±28	32±24
$AUC_{0\sim\infty}$	μg·h/mL	10 235±1 532	511±227	1 089±389	8 704±2 584	24 379±5 207
$T_{1/2}$	h	98±31	55±18	45±10	118±19	101±39
CL	mL/(h·kg)	0.5±0.07	NC	NC	NC	NC
V_{ss}	mL/kg	62±11	NC	NC	NC	NC
CL/F	mL/(h·kg)	NC	1.68±0.64	1.61±0.83	0.62±0.17	0.64±0.13
$MRT_{0\sim t}$	h	99±7	98±19	115±17	137±5	140±10
F	%	NC	NC	NC	85	NC

大鼠静脉注射给予 [125]I 标记的阿柏西普,结果显示 VEGF-TRAP 的分布主要受循环的影响,肝脏是主要的清除器官。肾未切除和切除的雌性 SD 大鼠分别静脉注射阿柏西普,其药代动力学(Pharmacokinetics,PK)参数无明显差异,这也说明肾清除并不是阿柏西普体内清除的主要方式。

2.1.3 毒理研究

猴作为相关种属被用于相关毒理研究中。眼部毒性研究显示,根据玻璃体体积折算,临床拟用剂量为一半时,玻璃体腔内注射给药后会产生轻度和暂时性的眼前段和玻璃体细胞的增加(解释为轻度炎症),但轻度和暂时的症状不作为临床中的主要发现。

猴生殖毒性研究显示,在所有剂量水平上可观察到与雌性生殖激素水平变化相关的月经不调,以及雄性精子形态和运动能力的变化。此外,雌性卵巢和子宫质量减小,伴随黄体发育受损和成熟卵泡减少,这些变化与子宫和阴道萎缩有关,同时这些变化都是可逆的。这些不良反应的出现在猴体内的暴露量为人体内暴露量的 1 500 倍以上。同时,阿柏西普对家兔具有胚胎毒性和致畸作用,研究中可以观察到剂量相关的胎儿再吸收、流产和胎儿畸形的情况发生。

玻璃体腔内注射阿柏西普后发现猴出现鼻腔鼻炎伴慢性炎症的上皮糜烂、溃疡。同时,在猴静脉多次注射阿柏西普后进行全身毒性研究,发现在鼻腔中会出现更严重的病变。但这些结果出现在人玻璃体腔内给药后暴露量的 40 倍以上的情况下。

单次给药毒性研究中,食蟹猴单次玻璃体注射阿柏西普后未发现任何不良反应。大鼠静脉注射 50 mg/kg、150 mg/kg、500 mg/kg 阿柏西普,在 150 mg/kg 的剂量下观察到短暂的皮肤损伤和尾部变色(给药部位),摄食量减少和体重下降,最小致死剂量和最大耐受剂量均大于 500 mg/kg。

食蟹猴 8 个月玻璃体注射给药毒性研究中,给予阿柏西普,每 4 周给药 1 次,一共 9 次,剂量范围为 500～4 000 μg/eye,产生轻度和短暂的前段和玻璃体炎症反应,与其他眼部异常无关。猴子的剂量为 2 000 μg/eye 时,鼻腔呼吸上皮的上皮糜烂、溃疡的发生率增加,通常伴有鼻腔的慢性活动性炎症。这种不良反应可能是由于部分药物通过眼睛和鼻骨间的静脉血管暴露于鼻黏膜及鼻腔静脉丛,或者是从注射部位泄漏到鼻泪管中的结果。根据 2 mg/eye 或 4 mg/eye 给药后鼻腔骨上皮出现侵蚀、溃疡的现象,确定阿柏西普的 NOAEL 为500 μg/eye。

对小鼠、大鼠和猴子进行全面的全身毒性研究。由于在啮齿类动物中存在明显的免疫原性,所以食蟹猴是研究阿柏西普全身毒性的首选种属。全身毒性研究结果显示,主要的毒性靶器官包括骨、肾、肾上腺、卵巢以及鼻腔。另外,也发现了包括脑脉络丛和消化道的血管变化,包括心脏在内的多个组织中的血管变性和纤维化以及肝门部炎症和门静脉周围坏死。骨骼、鼻腔等器官的病变在恢复期中仍然存在。

2.2 康柏西普(Conbercept)

康柏西普由成都康弘生物科技公司研发,于 2013 年 11 月 27 日获得 CFDA 批准上市,并由成都康弘生物科技公司在中国市场销售,商品名为朗沐®。

康柏西普是一种 VEGF 抑制剂,能结合 VEGF,通过阻断 VEGF 与内皮细胞表面受体的结合,抑制新生血管的形成。该药批准的适应证为新生血管(湿性)年龄相关性黄斑变性。

2.2.1 药代动力学研究

兔接受单次双侧玻璃体内给药或单次静脉注射给药后,康柏西普从玻璃体迅速分布进入靶组织并在靶组织中存留超过 81 d。药物在各眼组织中的清除也是相似的,末端半衰期为 2.5~4.2 d。视网膜中的药物暴露量是玻璃体中的 1/4~1/5。玻璃体注射给药后血清中康柏西普浓度低,生物利用度约为 44%。单次玻璃体内注射后眼内 VEGF 浓度在 60 d 内持续下降。血清 VEGF 浓度在短时间内下降,但随后反弹至较高水平。

2.2.2 毒理研究

食蟹猴重复给药毒性试验结果显示,猴玻璃体注射给予 0.5 mg/eye 的康柏西普眼用注射液,每 2 周给药 1 次,连续给药 10 周,结果未见明显毒性反应。

SD 大鼠生育力和早期胚胎发育毒性试验中,大鼠静脉注射康柏西普眼用注射液分别为 0.08 mg/kg、0.6 mg/kg、5 mg/kg,每 2 d 注射 1 次,雄鼠各剂量组未见明显异常改变。雌鼠高剂量组出现生育力及胚胎发育毒性,主要表现为胎盘质量降低、黄体形成和功能异常、黄体或滤泡囊肿、受孕率及妊娠率降低、活胎数降低、着床前后丢失率及总丢失率升高。对雌鼠生育力胚胎发育的 NOAEL 为 0.6 mg/kg。

SD 大鼠胚胎和胎仔发育毒性试验显示,雌性大鼠在妊娠第 6~16 天静脉注射康柏西普眼用注射液 0.08 mg/kg、0.6 mg/kg、5 mg/kg,每 2 d 注射 1 次,各剂量组未观察到母体毒性,0.6 mg/kg、5 mg/kg 组可见胎仔发育毒性,主要表现为死胎孕鼠百分比升高,5 mg/kg 组可见胎鼠肋骨曲折发生率升高。对胎仔的 NOAEL 为 0.08 mg/kg。

新西兰兔胚胎和胎仔发育毒性试验结果显示,雌性兔在妊娠第 6~18 天静脉注射康柏西普眼用注射液 0.024 mg/kg、0.12 mg/kg、0.6 mg/kg、3 mg/kg,每 3 d 注射 1 次,各剂量组未观察到母体毒性。3 mg/kg 组可见胚胎发育毒性,主要表现为活胎数降低,早期吸收胎、吸收胎总数、着床后丢失率、有吸收胎孕兔百分率较对照组升高,有少量胎兔出现骨骼发育迟缓。各剂量组均未见致畸性。对胚胎形成及胎仔致畸性影响的 NOAEL 为 0.6 mg/kg。

3 酪氨酸激酶抑制剂

酪氨酸激酶抑制剂一般为小分子口服制剂，通过广泛的靶向作用于 VEGF，典型的药物有福可维盐酸安罗替尼（Anlotinib Dihydrochloride）、沙利度胺（Thalidomide）、盐酸替沃扎尼水合物（Tivozanib Hydrochloride Hydrate）、乙磺酸尼达尼布（Nintedanib Esylate）、苹果酸舒尼替尼（Sunitinib Malate）、盐酸培唑帕尼（Pazopanib Hydrochloride）、瑞戈非尼（Regorafenib Monohydrate）、凡德他尼（Vandetanib）、阿西替尼（Axitinib）、盐酸普纳替尼（Ponatinib Hydrochloride）、甲磺酸阿帕替尼（Apatinib Mesylate）、Midostaurin 等药物。

下面就靶向 VEGF 的小分子药物临床前研究进行综述。

3.1 盐酸替沃扎尼水合物（Tivozanib Hydrochloride Hydrate）

盐酸替沃扎尼水合物于 2017 年 8 月 24 日获得 EMA 批准上市，由 EUSA 制药公司在欧盟上市销售，商品名为 Fotivda®。替沃扎尼（Tivozanib）最初是由协和发酵麒麟制药公司研发，2007 年 AVEO 医药公司获得该化合物亚洲以外所有地区权利。2015 年 12 月，AVEO 医药公司与 EUSA 制药公司达成协议，后者获得欧洲、南美、亚洲、部分中东国家和南非地区替沃扎尼用于治疗晚期肾细胞癌的专有权。

替沃扎尼是 VEGF-1、VEGF-2 和 VEGF-3 的抑制剂，用于一线治疗进展期成人晚期肾细胞癌患者或未使用过 VEGFR 和 mTOR 抑制剂、细胞因子治疗后进展的 IV 晚期肾细胞癌患者。

欧盟上市的 Fotivda®，试验使用的是盐酸替沃扎尼（Tivozanib Hydrochloride）。安全药理学研究选择的种属是大鼠和猴。体外和体内 PK 研究了 ADME 和潜在的药物之间的相互作用。毒理学研究对多个物种（小鼠、大鼠、兔子和猴子）评估了单次给药和重复给药（大鼠和食蟹猴）的毒性以及遗传毒性、生殖和发育毒性，并进行了机械的毒理学、光毒性研究。

3.1.1 药效研究

该部分试验进行盐酸替沃扎尼对酪氨酸激酶重组受体的体外活性研究。在进行的 3 个盐酸替沃扎尼对激酶选择性的试验中，观察到最小的抑制浓度激酶的浓度分别为 0.1 nmol/L 和 10 nmol/L。在 10 nmol/L 的盐酸替沃扎尼浓度下,有 12 种激酶的抑制大于等于 50%。分别进行了盐酸替沃扎尼对 VEGFR-1、VEGFR-2、VEGFR-3 的细胞活性的抑制试验,结果显示盐酸替沃扎尼能有效地选择性抑制细胞内 VEGFR-1、VEGFR-2 和 VEGFR-3,IC_{50} 分别为 0.21 nmol/L、0.16 nmol/L、0.24 nmol/L。

盐酸替沃扎尼在人源化肿瘤接种小鼠模型上进行的抗肿瘤药效评估结果显示其药效和剂量成剂量相关性。

分子细胞水平和肿瘤模型上的初步试验表明,盐酸替沃扎尼高度选择性抑制 VEGF 通路,在多种肿瘤模型中通过阻断肿瘤血管生成产生强大的选择性抑制,起到抗肿瘤作用。

3.1.2　药代动力学研究

盐酸替沃扎尼的药代动力学、毒代动力学、分布、代谢、排泄及潜在的药物之间的相互作用在不同动物种属间进行。在裸鼠和食蟹猴中进行口服给药后药动学研究,在 SD 大鼠中进行口服给药和静脉给药的药动学研究。

盐酸替沃扎尼口服给药后药代动力学和毒代动力学的参数在所有种属(小鼠、大鼠和猴)呈现剂量相关性且没有显著的性别差异,同时 AUC 和 C_{max} 与剂量成比例性增长。该药在小鼠体内的吸收迅速,在大鼠和猴子体内吸收较为缓慢。在所有临床前研究中,盐酸替沃扎尼浓度-时间曲线显示有二次峰值,表明可能发生肝肠循环。这个现象与临床健康人体和癌症患者体内药代动力学情况一致。$T_{1/2}$ 有显著的种属差异,在大鼠和猴体内较长(通常大于等于 6.7 h),在裸鼠体内较短(药效剂量的研究中约为 2.5 h)。

盐酸替沃扎尼具有高的血浆蛋白结合率,猴为 97.6%、大鼠和人类大于 99%,且没有性别差异。人血浆和血清蛋白结合是相同的(大于 99%)。人血白蛋白是与盐酸替沃扎尼结合的主要血浆、血清蛋白组分。

盐酸替沃扎尼代谢研究表明 CYP1A1 和 CYP3A4 是主要的代谢酶亚型。酶诱导实验表明盐酸替沃扎尼不是 CYP 酶诱导剂。

排泄研究表明,在大鼠体内,盐酸替沃扎尼及其代谢物清除的主要途径是胆汁排泄。同时盐酸替沃扎尼及其代谢物也能够通过非胆汁排泄途径从体循环进入胃肠道。

3.1.3　毒理研究

单次给药毒性试验结果见表 3-1。

表 3 - 1   单次口服或静脉给予盐酸替沃扎尼毒性试验汇总

	给药途径	大概致死剂量 LD/(mg/kg)	最大耐受量（MTD）或最大给药量（MFD)/(mg/kg)	试验发现总结
小鼠	单次灌胃给药	750	524	在 524 mg/kg 的剂量下，体重轻微下降，白细胞和淋巴细胞骤然下降及丙氨酸氨基转移酶（ALT）、天冬氨酸氨基转移酶（AST）、碱性磷酸酶（ALP）升高；因此最大耐受剂量范围应该为 524～750 mg/kg
	单次静脉推注	>30	30	在给药后第 4 天，雄性大鼠网织红细胞数量降低及雌性大鼠有降低趋势（第 15 天恢复）。没有毒理学意义的临床化学、临床观察或解剖结果记录。该条件下的研究结果表明，30 mg/kg 的剂量可以耐受
大鼠	单次灌胃给药	369	267	给予盐酸替沃扎尼的临床结果显示动物体重下降。在给予盐酸替沃扎尼后，网织红细胞和嗜中性粒细胞数量骤然下降，白细胞和淋巴细胞数量减少。所有动物的凝血酶原时间（PT）延长。ALT 和 AST 升高。尿检结果显示尿胆素原增加。所有的血液学、临床化学和尿检分析变化可以恢复。该条件下的研究结果表明，最大耐受剂量应为 267 mg/kg
	单次静脉推注	30	30	在给药 15 min 内观察到动物的行为抑制、躁动和步态异常。体重无变化。红细胞骤然增加，淋巴细胞、网织红细胞及血小板骤然下降；ALT、AST、胆固醇、磷脂和血清铁骤升；非饱和铁的结合能力下降。该条件下的研究结果显示，30 mg/kg 的剂量可以耐受

重复给药毒理研究如下所示。

在大鼠的 13 周口服给药（0.01 mg/kg、0.03 mg/kg、0.1 mg/kg、0.3 mg/kg 和 1.0 mg/kg）和 5 周恢复期（研究试验编号 6691 - 158）的长期毒性试验中，NOAEL 分别为 0.01 mg/kg（雌性大鼠体重结果）及 0.03 mg/kg（基于病理结果）。高于 NOAEL（0.1 mg/kg、0.3 mg/kg 和 1.0 mg/kg）的剂量在恢复期内临床症状都普遍改善。一些与盐酸替沃扎尼有关的影响持续到恢复期结束；但是，情况却在逐渐改善。相反，在 1.0 mg/kg 剂量组中，恢复期 1 组（给药后 2 周）肾镜检查结果比解剖终点更严重。

在大鼠的 26 周口服给药（0.005 mg/kg、0.02 mg/kg 和 0.08 mg/kg）和 6

周恢复期(研究试验编号 1458 - 005)的长期毒性试验中,雌雄大鼠的血液学反应均较轻,在恢复阶段均得到缓解。在试验最后的 9 周给药中观察到雌性大鼠体重在 0.08 mg/kg 剂量下产生影响,被认为与药物相关,但影响的幅度很小。因此,NOAEL 剂量最高为 0.08 mg/kg,对应第 26 周平均 $AUC_{0\sim24h}$ 为 3 935 ng·h/mL。

在对食蟹猴进行为期 13 周的口服毒性研究(0.01 mg/kg、0.03 mg/kg、0.1 mg/kg、0.3 mg/kg 和 1.0 mg/kg)并进行 5 周的恢复期(研究 6691 - 159)的条件下,食蟹猴在 13 周给药后的 NOAEL 为 0.1 mg/kg。该剂量下,雄性和雌性动物在第 91 天(第 13 周)的 $AUC_{0\sim24h}$ 分别为 619 ng·h/mL 和 703 ng·h/mL。与盐酸替沃扎尼有关的影响逆转或减轻,1.0 mg/kg 组至少 2 周恢复,0.1 mg/kg 和 0.3 mg/kg 组至少 5 周恢复。

在对食蟹猴进行为期 39 周的口服毒性研究(研究 1458 - 006)和 6 周的恢复期时,每天给雄性和雌性食蟹猴服用盐酸替沃扎尼,在所有剂量水平上都有良好的耐受性。NOAEL 剂量为 0.1 mg/kg,是最高剂量。这一剂量下,雄性和雌性动物在第 273 天(第 39 周)的 $AUC_{0\sim24h}$ 值分别为 905 ng·h/mL 和 651 ng·h/mL。这项研究中没有关于给药后的相关副作用的报道,甚至对体重也没有报道。在 NOAEL 的系统暴露下,实验动物的全身暴露量仅为临床稳态暴露量的 1/2。

在啮齿类动物中,导致其死亡的原因是体重和食物消耗的减少,这可能与牙齿的毒性有关。这些毒性包括牙齿变薄、变脆、变色或牙齿咬合不当、牙齿脱落。在体重和食物消耗方面也有类似的降低。在大鼠的 13 周和 26 周的毒性试验研究中观察到该毒性。然而,大鼠 26 周的研究的结果显示毒性较轻,原因应为使用的剂量较低。在大鼠中的牙齿临床试验中观察到组织病理学证据为牙本质变性和发育不良。

在大鼠和食蟹猴的 4 周和 13 周(0.01 mg/kg、0.03 mg/kg、0.1 mg/kg、0.3 mg/kg、1.0 mg/kg)重复给药中,从 0.1~1.0 mg/kg 的剂量范围内,观察到雌雄动物股骨和胫骨生长板肥大,这一现象在恢复期后没有被观察到。在大鼠试验 26 周的研究中,没有观察到生长板肥大,可能因为使用的剂量水平较低。在猴子的剂量大于等于 0.3 mg/kg 时出现生长板肥大,对应的 $AUC_{0\sim24h}$ 为 1 531 ng·h/mL。这种变化的机制可能是生长板正常骨化被破坏的结果。这个过程依赖于 VEGF 毛细血管的生长,毛细血管侵入生长板,开始钙化,并出现骨产生和骨吸收。生长板增厚的主要原因是肥大软骨细胞的积累。这一发现与已过青春期人群的相关性不大,因为他们骨骺融合和骨干融合已经发生。

在试验 13 周 0.1～1.0 mg/kg 的剂量范围下，观察到大鼠和食蟹猴的肾上腺皮质发生变性、坏死和瘀血。

在大鼠试验 13 周大于等于 0.3 mg/kg 的剂量下，发现较少的胃肠病变，包括上皮细胞的瘀血和增生。在大鼠和食蟹猴中观察到的病变严重程度与给药频率、剂量呈正相关。不良的临床观察和病变在给药停止后可以缓解。

3.1.3.1 遗传毒性

盐酸替沃扎尼在细菌回复突变试验（Ames 突变试验）中显示无诱变潜能。

中国仓鼠卵巢细胞（Chinese Hamster Ovary Cell，CHO）的体外染色体畸变试验被认为受试物不可靠，进行细胞治疗存在毒性，而这可能导致细胞在进行细胞分裂时产生异常，导致二倍体细胞和超二倍体细胞产生（细胞大于正常二倍体计数但不是多倍体）。此外，未发生核内重复复制。

在小鼠体内进行的 CHO 细胞微核细胞遗传学检测（研究试验编号 RCK0003）显示，雄性和雌性动物在口服 Tivozanib（灌胃）至 MTD 320 mg/kg 和 200 mg/kg 时，均未发现有致断裂作用或非整倍体的情况发生。

3.1.3.2 生殖及胚胎毒性

盐酸替沃扎尼在大鼠繁殖试验中的 NOAEL 剂量为 0.1 mg/kg（研究 311 - 007）。根据人体当量计算，0.1 mg/kg 是临床推荐剂量的 7/10。在繁殖试验中，剂量大于等于 0.3 mg/kg 时，雌雄大鼠发生死亡等不良临床反应和体重降低及饲料消耗减少等现象。在雄性大鼠中，该剂量会导致附睾、睾丸质量增加和不孕。在大鼠胚胎胎仔研究中，确定母体 NOAEL 为 0.01 mg/kg。根据人体当量剂量计算，0.01 mg/kg 是推荐临床剂量的 7%。剂量大于等于 0.03 mg/kg 时，导致早期和晚期胎儿吸收增加、胎儿体重减轻、严重的外观和骨骼畸形（0.03 mg/kg，大约为推荐的临床剂量的 1/5）。因此，确定 NOAEL 为 0.01 mg/kg（研究 311 - 005P 和 311 - 005）。该研究认为，盐酸替沃扎尼的剂量不低于 0.3 mg/kg 时，孕鼠不会产下活胎。

在兔胚胎胎仔发育研究中（0.01 mg/kg、0.1 mg/kg 和 1 mg/kg），由于在该剂量下没有发现任何母体和胎儿毒性作用，因此未观察到毒性作用的 NOAEL 为大于 1.0 mg/kg（研究 311 - 006）。

3.2 甲磺酸阿帕替尼（Apatinib Mesylate）

甲磺酸阿帕替尼最初由美国 Advenchen 实验室首次合成，之后由江苏恒瑞医药公司开发，于 2014 年 10 月 17 日获得 CFDA 批准上市，商品名为艾坦®。

甲磺酸阿帕替尼是一种口服酪氨酸激酶抑制剂，选择性地抑制 VEGFR-2，阻断其下游信号传导，抑制肿瘤血管生成。该药适用于转移性胃癌的治疗。

甲磺酸阿帕替尼仅在中国上市，未查到该药的申报资料。

3.2.1 药效研究

暂未知。

3.2.2 药代动力学研究

暂未知。

3.2.3 毒理研究

大鼠 26 周长期毒性试验[5 mg/(kg·d)、15 mg/(kg·d)、50 mg/(kg·d)]显示本品无毒性反应剂量为 5 mg/kg（雌鼠）和 15 mg/kg（雄鼠）。毒性反应剂量为 15 mg/kg（雌鼠）和 50 mg/kg（雄鼠）。毒性反应包括雌性大鼠白细胞升高及提前出现早期慢性进行性肾病样的形态学改变；雌雄大鼠红系改变、切齿断裂、耗食量下降及肝肾功能轻度改变，除切齿的改变不能完全恢复外，其他改变在停药后基本恢复。犬 39 周长期毒性试验[20 mg/(kg·d)、60 mg/(kg·d)、120 mg/(kg·d)]显示，仅 20 mg/kg 的 1 条雄性犬精子生成障碍，其他均未见药物相关的变化，恢复期也未见异常改变，剂量不超过 20 mg/kg 为安全剂量。

遗传毒性：研究进行了鼠伤寒沙门菌回复突变试验、中国仓鼠肺成纤维细胞染色体畸变试验、小鼠骨髓微核试验，结果显示本品无遗传毒性。

生殖毒性：SD 大鼠于妊娠第 6～15 天灌胃给予高剂量本品[16 mg/(kg·d)]，有一定程度的胚胎-胎仔毒性，可以使胎鼠骨骼发育延迟并有致畸效应，但无母体毒性。对胚胎-胎仔无毒性作用的剂量为 4 mg/kg。

本品未进行致癌性研究。

3.3 阿西替尼（Axitinib）

阿西替尼由辉瑞（Pfizer）公司研发，于 2012 年 1 月 27 日获得 FDA 批准上市，之后于 2012 年 6 月 29 日获得 PMDA 批准上市，于 2012 年 9 月 3 日获得 EMA 批准上市，于 2015 年 4 月 29 日获得 CFDA 批准上市，由辉瑞公司在美国上市销售，商品名为 Inlyta®。

阿西替尼是 VEGFR 和血小板源性生长因子（PDGF）酪氨酸激酶抑制剂。该药用于既往系统治疗失败后的晚期肾细胞癌的治疗。

阿西替尼安全药理学研究选择的种属是大鼠、小鼠和犬。毒理学研究在多个种属（小鼠和犬）中评估了单次给药和重复给药的毒性以及遗传毒性、生殖和发育毒性等。

3.3.1　药效研究

阿西替尼对酪氨酸激酶（RTK）抑制的有效性和选择性的试验结果显示，阿西替尼对 VEGFR - 1 及各种形式的 VEGFR - 2 和 PDGFR - β 均有抑制作用。阿西替尼对非磷酸化的 VEGFR 激酶比磷酸化的更有效。

3.3.2　药代／毒代研究

Wistar 大鼠单次口服阿西替尼（50 mg/kg、250 mg/kg、500 mg/kg）药代动力学试验结果显示，在低剂量（50 mg/kg）和中剂量（250 mg/kg）之间的暴露是成比例的，但在高剂量和低剂量之间的暴露量和剂量不成比例，高剂量（500 mg/kg）的暴露量更高，表明潜在的抑制或消除途径的饱和或者吸收增加。$T_{1/2}$ 为 1～4 h。

3.3.3　毒理研究

3.3.3.1　安全药理

神经系统研究中，小鼠单次经口给予阿西替尼进行的神经系统影响的研究（0、3 mg/kg、10 mg/kg 和 30 mg/kg）表明，给药后 7 d 内没有出现死亡现象或观察到严重毒性症状；在最大剂量（30 mg/kg）下，对行为、生理状态、体温和自发性运动活动没有显著的生物学影响。

呼吸系统研究中，大鼠单次经口给予阿西替尼进行的呼吸系统影响的研究[0、50 mg/kg、250 mg/kg 和 500 mg/kg 或（0、300 mg/m^2、1 500 mg/m^2 和 3 000 mg/m^2）]表明，未出现死亡，对大鼠呼吸速率、潮气量和分钟气量无影响。

胃肠系统研究中，小鼠和大鼠单次经口给予阿西替尼进行的胃肠系统影响的研究（0、3 mg/kg、10 mg/kg 和 30 mg/kg）表明，未出现死亡，小鼠也无明显的胃肠刺激出现，大鼠所有的剂量诱导增加胃排空，但大于等于 10 mg/kg 的剂量有统计学意义。

心脑血管系统研究中，小鼠经口给予阿西替尼 0、10 mg/kg、30 mg/kg 和 100 mg/kg，每天 2 次，给药 4 d，恢复 3 d，对心脑血管系统影响的研究表明，小鼠均未出现死亡，小鼠中观察到心率和血压变化，毒代动力学数据显示 3 mg/kg、30 mg/kg、100 mg/kg 的 AUC 分别为 63 ng·h/mL、1 020 ng·h/mL、3 720 ng·h/mL。大鼠经口给予阿西替尼 0、100 mg/(kg·d)、300 mg/(kg·d) 和 500 mg/(kg·d)，每天 2 次，给药 7 d 进行的对心脑血管系统影响的研究表明，大鼠未出现死亡，观察到收缩压（Systolic Blood Pressure，SBP）适度的呈剂量依赖性升高，仅在 300 mg/(kg·d) 组观察到较低的心率，停药后，SBP 和心率在 48 h 内恢复。犬口服给予阿西替尼 0、3 mg/(kg·d)、10 mg/(kg·d)和 30 mg/(kg·d),每天 1 次,给药 7 d 进行的对心脑血管系统影响的研究表明,比格犬未出现死亡,观察到犬存在潜在的收缩压增加和心率减低。

3.3.3.2 单次给药毒性

在犬单次给药毒性研究中,口服剂量为 0、500 mg/kg、1 000 mg/kg 和 2 000 mg/kg 时没有引起动物死亡,也没有体重及摄食量的变化。雌雄动物进行合并计算,C_{max} 和 $AUC_{0\sim24h}$ 分别为 499 ng/mL、5 070 ng·h/mL。

3.3.3.3 重复给药毒性

小鼠重复给药毒性试验中 26 周给药、4 周恢复。口服剂量分别为 0、5 mg/kg、15 mg/kg、50 mg/kg 和 125 mg/kg,给药后产生心脏问题、牙齿脱落及咬合不正等不良反应,且呈现剂量依赖性。10%动物出现严重毒性的剂量(STD10)为 30 mg/(kg·d)。脾脏、睾丸和子宫质量减少呈现剂量相关性。毒代结果表明 AUC 的增加比例略高于剂量增加比例。

犬的 9 个月给药和 8 周恢复期的重复给药毒性试验中,每天 2 次经口给药,剂量为 0.5 mg/(kg·次)、1.5 mg/(kg·次)、3.0 mg/(kg·次)[20 mg/(m²·d)]、60 mg/(m²·d)、120 mg/(m²·d)],未出现死亡,未影响体重、摄食、眼科或心电图。中、高剂量组动物的睾丸质量有轻微下降。系统暴露(C_{max} 和 $AUC_{0\sim24h}$)显示药物有轻微的蓄积。雄性动物的 NOAEL 为 0.5 mg/(kg·d),C_{max} 和 $AUC_{0\sim24h}$ 分别为 1.72 ng/mL 和 5.12 ng·h/mL(在给药的第 39 周)。雌性 NOAEL 为 3 mg/(kg·d),C_{max} 和 $AUC_{0\sim24h}$ 分别为 43.7 ng/mL 和 162 ng·h/mL。

3.3.3.4 遗传毒性

遗传毒性研究在进行体外细菌回复突变(Ames)试验和人类淋巴细胞染色体畸变试验时均未发现致突变性。小鼠的体内骨髓微核试验发现具有遗传毒性的风险。

3.3.3.5 生殖毒性

生殖毒性研究表明,阿西替尼可影响雄性和雌性生殖功能和生育能力。

对小鼠进行了生育能力和早期胚胎发育研究,以评估阿西替尼的作用。雄性小鼠每天 2 次(大约间隔 6 h)口服阿西替尼,剂量为 0(空白对照)、5 mg/(kg·d)、15 mg/(kg·d)和 50 mg/(kg·d)。雌性小鼠口服 0(空白对照)、15 mg/(kg·d)、50 mg/(kg·d)和 125 mg/(kg·d)的阿西替尼,没有观察到对体重的影响。与对照组相比,50 mg/(kg·d)的小鼠睾丸绝对质量和相对质量减少 20%～22%。精子密度呈剂量相关性降低。高剂量雄性小鼠的附睾尾精子数量较对照组减少 15%。在给雌性小鼠服用阿西替尼后，生育能力呈现剂量依赖性下降。中剂量和高剂量分别有 57% 和 100% 的着床率丢失。阿西替尼（活性药物）和 PF-03482595（主要循环代谢物）的全身暴露（C_{max} 和 $AUC_{0\sim24\,h}$）随着剂量的增加而增加。雄性 NOAEL 为 5 毫克/（千克·次）（15 mg/m^2，每天 2 次）。雌性的 NOAEL 在此项研究中未被发现。

在小鼠胚胎发育剂量探索毒性研究中，从妊娠日（Gestation Day，GD）6 d 至 17 d，服用阿西替尼，每天 2 次（间隔约 6 h），剂量为 0（空白对照）、1.5 mg/（kg·d）、15 mg/（kg·d）、125 mg/（kg·d）、250 mg/（kg·d）[0、9 mg/（m^2·d）、90 mg/（m^2·d）、750 mg/（m^2·d）和 1 500 mg/（m^2·d）]。GD6 和 GD17 分别在第一次给药后 0、0.5 h、1 h、2 h、6 h、6.5 h、7 h、12 h 和 24 h 采集血液样本。没有死亡、临床体征或明显的外观变化。GD18 孕妇平均体重在 1.5 mg/（kg·d）、15 mg/（kg·d）、125 mg/（kg·d）和 250 mg/（kg·d）剂量组中分别为 98%、61%、57% 和 57%（与对照组相比）。在给药期间对饲料消耗量无明显影响。与赋形剂对照组相比，大于等于 1.5 mg/（kg·d）[9 mg/（m^2·d）]的动物着床前丢失数（早吸收胎）增加。胎仔外观检查显示，大于等于 1.5 mg/（kg·d）[9 mg/（m^2·d）]剂量组胎仔可见后肢旋转、腭裂、眼睛突起、前爪缺失、前肢缺失、全身水肿和腹裂。

3.4 盐酸普纳替尼（Ponatinib Hydrochloride）

盐酸普纳替尼由 Ariad 制药公司研发，首先于 2012 年 12 月 14 日获得 FDA 批准上市，之后于 2013 年 7 月 1 日获得 EMA 批准上市，又于 2016 年 9 月 28 日获得 PMDA 批准上市。本品由 Ariad 制药公司在美国和欧洲上市销售，商品名为 Iclusig®。

盐酸普纳替尼是一种多靶点酪氨酸激酶抑制剂（Tyrosine Kinase Inhibitor，TKI），用于治疗对既往酪氨酸激酶抑制剂治疗耐药或不能耐受的有慢性相、加速相或母细胞相慢性粒性白血病（Chronic Myeloaytic Leukemia，CML）或对既往酪氨酸激酶抑制剂治疗耐药或不能耐受的费城（Philadelphia）染色体阳性急性淋巴母细胞白血病（Ph＋ALL）。

3.5 凡德他尼（Vandetanib）

凡德他尼由阿斯利康（AstraZeneca，AZ）研发，于 2011 年 4 月 6 日获得

FDA 批准上市,之后于 2012 年 2 月 17 日获得 EMA 批准上市,后又于 2015 年 9 月 28 日获得 PMDA 批准上市,商品名为 Caprelsa®。

凡德他尼为一种多靶点受体酪氨酸激酶(Receptor Tyrosine Kinases, RTKs)抑制剂,用于症状性或渐进性不可切除的局部晚期或转移性甲状腺髓样癌患者的治疗。

3.6 瑞戈非尼(Regorafenib Monohydrate)

瑞戈非尼由拜耳(Bayer)研发,首先于 2012 年 9 月 27 日获得 FDA 批准上市,之后于 2013 年 3 月 25 日获得 PMDA 批准上市,后又于 2013 年 8 月 26 日获得 EMA 批准上市,由拜耳上市销售,商品名为 Stivarga®。

瑞戈非尼是受体酪氨酸激酶(Receptor Tyrosine Kinase,RTK)抑制剂,用于治疗转移性结肠直肠癌(Colorectal Cancer,CRC)和局部晚期无法手术切除或转移性胃肠道间质瘤(Gastrointestinal Stromal Tumor,GIST)。

3.7 盐酸培唑帕尼(Pazopanib Hydrochloride)

盐酸培唑帕尼由葛兰素史克(Glaxo Smith Kline, GSK)开发,首先于 2009 年 10 月 19 日获得 FDA 批准上市,之后于 2010 年 6 月 14 日获得 EMA 批准上市,于 2012 年 9 月 28 日获得 PMDA 批准上市。本品开始由葛兰素史克在美国、英国和日本市场销售,商品名为 Votrient®;后来随着诺华收购葛兰素史克抗肿瘤药物部门,现在由诺华负责上市销售。后又于 2017 年 2 月 21 日获得 CFDA 批准上市,由诺华在中国上市销售,商品名为维全特®。

盐酸培唑帕尼是一种多靶点受体酪氨酸激酶抑制剂。在体外,培唑帕尼抑制 VEGFR-2、细胞因子受体(Kit)和 PDGFR-β 的配体诱导的自磷酸化。在体内,培唑帕尼抑制小鼠肺中 VEGF 诱导的 VEGFR-2 的磷酸化、小鼠体内的血管生成和小鼠体内经异种移植的人类肿瘤的生长。该药适用于既往有化疗经历的晚期肾细胞癌和晚期软组织肉瘤患者的治疗。

盐酸培唑帕尼为口服片剂,每片含有 200 mg 或 400 mg 培唑帕尼。推荐剂量为每次 800 mg,每天 1 次,餐前或餐后(至少餐前 1 h 或餐后 2 h)服用。

3.8 苹果酸舒尼替尼(Sunitinib Malate)

苹果酸舒尼替尼由辉瑞(Pfizer)研发并生产,首先于 2006 年 1 月 26 日获得 FDA 批准上市,之后于 2006 年 7 月 19 日获得 EMA 批准上市,于 2008 年 4 月

16 日获得 PMDA 批准上市，由辉瑞上市销售，商品名为 Sutent®。

舒尼替尼是小分子多靶点 RTKs 抑制剂，具有抑制肿瘤血管生成和抗肿瘤细胞生长和转移的多重作用。该药用于治疗 GIST、晚期肾细胞癌（Renal Cell Carcinoma，RCC）和胰腺神经内分泌肿瘤（Primitive Neurotodermal Tumour，PNET）。

苹果酸舒尼替尼为口服胶囊，每粒含有 12.5 mg、25 mg、37.5 mg 或 50 mg 舒尼替尼。对于 GIST 和 RCC，推荐剂量为每次 50 mg，每天 1 次，随餐或空腹服用均可，每 4 周为一疗程，之后停药 2 周；对于 PNET，每次 37.5 mg，每天 1 次，随餐或空腹服用均可，治疗期间可持续服用。

3.9　乙磺酸尼达尼布（Nintedanib Esylate）

乙磺酸尼达尼布由勃林格殷格翰（Boehringer Ingelheim）研发，于 2014 年 10 月 15 日获得 FDA 批准上市，后于 2014 年 11 月 21 日获得 EMA 批准上市，之后又于 2015 年 7 月 3 日获得 PMDA 批准上市，由勃林格殷格翰上市销售，商品名为 Ofev®（美国）或 Vargatef®（欧洲）。

乙磺酸尼达尼布是一种多重酪氨酸激酶抑制剂，通过抑制与特发性肺纤维化（Idiopathic Pulmonary Fibrosis，IPF）的发病机制相关的生长因子受体而起作用。先后获批治疗特发性肺纤维化和非小细胞肺癌（Non Small Cell Lung Cancer，NSCLC）。

乙磺酸尼达尼布为口服胶囊，每粒含 150 mg 或 100 mg 尼达尼布。推荐剂量为每次 150 mg，每天 2 次，2 次间隔 12 h，空腹服用。

3.10　雷德帕斯（Midostaurin）

雷德帕斯由诺华制药研发，于 2017 年 4 月 28 日获得 FDA 批准上市，后于 2017 年 9 月 18 日获得 EMA 批准上市。由诺华在美国和欧盟上市销售，商品名为 Rydapt®。

雷德帕斯是多种受体酪氨酸激酶抑制剂，与化疗联用治疗成年患者新诊断为 FMS 样酪氨酸激酶 3（FMS - Like Tyrosine Kinase 3，FLT3）阳性突变（FLT3+）的急性骨髓性白血病（Aate Myeloaytic Leukemia，AML）。另外，该药还获批用于治疗成人侵袭性系统性肥大细胞增多症（Aggressive Systemic Mastoaytosis，ASM）、伴有血液肿瘤的系统性肥大细胞增多症（Systemic Mastoaytosis with Associated Hematological Neoplasm，SM - AHN）和肥大细胞白血病(Mast Cell Leukemia，MCL)等。

3.11 沙利度胺(Thalidomide)

沙利度胺由新基(Celgene)研发，首先于 1998 年 7 月 16 日获得 FDA 批准上市，后于 2008 年 4 月 16 日获得 EMA 批准上市，于 2008 年 10 月 16 日获得 PMDA 批准上市，由新基在美国上市销售，商品名为 Thalomid®。

沙利度胺是一种血管生成抑制剂，可抑制肿瘤血管的生成，进而抑制肿瘤的生长和转移。该药与地塞米松联用，用于治疗新诊断的多发性骨髓瘤(MultipleMyeloma，MM)，同时用于中重度麻风结节性红斑(Erythema Nodosum Leprosum，ENL)的皮肤表面症状的急性治疗。作为单药，用于治疗上述 ENL 伴随中重度神经炎，也可作为预防和抑制 ENL 皮肤症状复发的维持治疗。

4 其他

哌加他尼钠(Pegaptanib Sodium)是聚乙二醇修饰的寡聚核苷酸(适体)。哌加他尼钠的临床前研究包括体内外药效研究、药代及毒理几个方面。

4.1 药效研究

哌加他尼钠是一种选择性的 VEGF 拮抗剂。VEGF 在湿性年龄相关性黄斑变性进展中发挥重要作用。哌加他尼钠通过高亲和力和特异性结合到主要病理性的 VEGF 亚型(细胞外 $VEGF_{165}$)，从而抑制 $VEGF_{165}$ 与 VEGF 受体结合：VEGFR - 1(IC_{50} 为 0.47 nmol/L)，VEGFR - 2(IC_{50} 为 1.10 nmol/L)，Npn - 1(IC_{50} 为 0.23 nmol/L)。在人脐静脉内皮细胞中加入 10 ng/L 的 VEGF，哌加他尼钠能剂量依赖性地抑制 VEGF 诱导的 Ca^{2+} 外流(IC_{50} 为 0.74～3.18 nmol/L)和细胞增殖(IC_{50} 为 0.4～2.9 nmol/L)。

豚鼠皮下注射 VEGF(20 nmol/L)和哌加他尼钠(30 nmol/L、100 nmol/L、300 nmol/L、1 000 nmol/L)，结果显示哌加他尼钠在剂量高于 100 nmol/L 时能显著抑制 VEGF 诱导的血管渗漏。在 SD 大鼠两侧的角膜基质植入 VEGF(3.5 pmol)后，静脉给予不同剂量(1 mg/kg、3 mg/kg、10 mg/kg)的哌加他尼钠，给药频率为每天 2 次，给药 5 d，结果显示哌加他尼钠能剂量依赖性地减少 VEGF 诱导的血管生成(1 mg/kg、3 mg/kg、10 mg/kg 抑制率分别为 39%、

57%、58%～65%）。在裸鼠体内通过皮下注射 A673 细胞（1×10^7）构建肿瘤模型。试验分为两组：一组接种 A673 细胞后 14～16 h 即给予哌加他尼钠治疗（组 1）；另一组接种 A673 细胞后，待肿瘤增长至 200 mm³ 后给予哌加他尼钠治疗（组 2）。结果显示，哌加他尼钠（给药频率每天 2 次，给药 3 周，剂量为 10 mg/kg 和 40 mg/kg）对组 1 的抑瘤率分别为 75% 和 80%，10 mg/kg 哌加他尼钠对组 2 的抑瘤率为 59%。以上结果说明，哌加他尼钠能显著抑制人 A673 肿瘤细胞的生长。

安全药理试验在 SD 大鼠和比格犬中进行。30 只雄性 SD 大鼠分为 5 组，每组 6 只，分别静脉推注给予 PBS（阴性对照组），2 mg/kg 氯丙嗪（阳性对照组）以及 7 mg/kg、20 mg/kg、65 mg/kg 哌加他尼钠。给药容积均为 1 mL/kg。在给药后 15 min、60 min、240 min、480 min 分别观察 SD 大鼠的行为以及生理学改变，结果发现哌加他尼钠处理组与阴性对照组相比无任何异常，阳性对照组显示出行为及生理学变化。4 只雄性比格犬分别静脉推注给予 0、4.5 μg/kg、13.5 μg/kg、45 μg/kg 哌加他尼钠，给药容量为 0.25 mL/kg。推注结束后，为维持心血管监测过程中血中哌加他尼钠的浓度，哌加他尼钠处理组立即给予 60 min 的滴注给药，剂量分别为 2 μg/kg、6 μg/kg、20 μg/kg。从给药前 30 min 开始直到滴注 60 min 结束，记录比格犬的血压、心率及心电图参数，并在给药前及推注后 0.25 h、0.5 h、1 h、2 h 采血，检测血浆中哌加他尼钠的浓度。结果显示，哌加他尼钠在血浆中的浓度高达 1 080 ng/mL 时，未对比格犬的心率、血压及心电图参数产生任何药物相关作用，这个浓度大约是人体临床剂量（3 mg/eye）下平均血药浓度的 10 倍。40 只雄性 SD 大鼠分为 5 组，每组 8 只，分别静脉给予 PBS（阴性对照组），20 mg/（mL · kg）吗啡（阳性对照组）以及 7 μg/（mL · kg）、20 μg/（mL · kg）、65 μg/（mL · kg）哌加他尼钠。评价给药后 15 min、30 min、60 min、240 min、480 min 的呼吸速率及潮气量。结果发现，哌加他尼钠处理组与阴性对照组相比无显著性差异，阳性对照组呼吸速率及潮气量显著减少。

4.2 药代动力学研究

药代动力学试验在兔、犬、猴、大鼠及小鼠中进行。新西兰兔玻璃体内单次注射给予 0.5 mg/eye 哌加他尼钠，双眼给药，玻璃体和血浆的药物半衰期分别为 83 h 和 84 h。SD 大鼠玻璃体内单次注射给予 0.5 mg/eye 哌加他尼钠，双眼给药，玻璃体和血浆的药物半衰期分别为 111 h 和 51.3 h。比格犬玻璃体内注射给予 0.3 mg/eye、1.0 mg/eye、3.0 mg/eye 哌加他尼钠，双眼给药，每 2 周给药一次，共给药 20 次，血浆中药物半衰期均在 50 h 左右。恒河猴玻璃体内单次注射给予 0.5 mg/eye、1.5 mg/eye、2.0 mg/eye 哌加他尼钠，血浆药物半衰期分别为(105±14.4)h、(86±40.3)h、(105±6.4)h。以上结果说明，通过玻璃体内给药后，玻璃体内的药物水平在很长一段时间都很高，在每个种属中半衰期都接近 100 h，说明药物清除很慢。

玻璃体内注射给药后，通过暴露量的比值发现，所有种属体内药物的全身生物利用度很高(70%～100%)。在兔体内，经玻璃体给药给予[^{14}C]哌加他尼钠后，在玻璃体液体和视网膜中均发现有高放射性。兔经玻璃体给予 1.33 mg/eye 及静脉给予 1.33 mg/kg[^{14}C]哌加他尼钠后，在兔的肾、脾、骨髓、淋巴结及肝中均发现高放射性。在小鼠、兔、大鼠及犬中静脉给药后，试验结果均显示药物的分布容积较低且接近血浆容积，表明药物主要分布在血浆中，不扩散进入外周组织。哌加他尼钠在所有种属中均被核酸酶降解成为核苷酸。在兔试验中，血浆和尿中均发现存在 2′-氟尿嘧啶核苷。聚乙二醇(Pegylation，PEG)连接剂在增加药物血浆持续时间方面发挥着重要作用。它可通过减少视网膜滤过和增加对核酸酶的耐受来降低血浆药物清除率，从而增加药物血浆持续时间。在兔中静脉给药或经玻璃体给药后，主要的排泄途径是尿液排出。

4.3　毒理研究

SD 大鼠静脉给予 0、50 mg/kg、150 mg/kg、450 mg/kg 哌加他尼钠进行急性全身毒性试验，每组 5 只，结果显示 SD 大鼠静脉给予 450 mg/kg 剂量未见任何不良反应。

在猴、兔和犬中分别进行了 3 个月、6 个月和 9 个月的重复眼部给药毒性试验，结果未观察到任何药物导致的全身或眼睛局部毒性。但是，所有试验，包括对照和治疗动物试验中都发现了注射过程引起的眼部损害。这些改变包括临床特征(结膜充血、挫伤、肿胀、结膜/巩膜出血、斜视、眼黏分泌物、流泪以及角膜/晶状体模糊)，眼科学检查发现(照膜创伤、囊下白内障、焦点视网膜充血以及部分视网膜脱落)，以及组织病理学检查中发现的细胞内渗透、纤维化或晶状体改变。所有这些改变都是可逆的。临床研究中最常报道的副作用——短暂的视觉损害，可能是注射过程导致的。在接受 0.3 mg 哌加他尼钠治疗的患者中有超过10%的患者发生上述副作用。基于这些非临床研究结果，在猴、兔和犬中无可见不良作用剂量水平分别为 1 mg/eye、2.0 mg/eye 及 3.0 mg/eye。

在 SD 大鼠中进行的 3 个月全身毒性试验（剂量 0.1 mg/kg、1 mg/kg、10 mg/kg，静脉给药）中，在所有试验组中均观察到慢性肾病及淋巴衰竭，而且在中剂量组和高剂量组中发生率增加且更严重。但是由于此项试验中用到的剂量（6 mg/m^2 和 60 mg/m^2）远高于拟用于人体的剂量（0.4 mg/m^2），所以此项发现的临床意义仍未知。

表 4-1 哌加他尼钠重复给药毒性试验及结果

试验编号/报告编号	种属/性别/数量/组别	剂量/给药方式	持续时间	无可见不良作用剂量水平	主要发现
109-98010-T 第一批批号：11838.26 第二批批号：97000690	恒河猴 0.5 mg：4 公＋2 母 1～2 mg：4 只/性别 添加的动物：（3 只/性别/组）0、0.1 mg/eye、0.25 mg/eye	首次给药（第一批）：0、0.5 mg、1 mg、2 mg，每 66 μL/eye，玻璃体内注射 首次给药后（第二批）：剂量改为 0.1 mg（第 1～4 次给药）、1 mg（第 5、6 次给药）、0.25 mg、0.5 mg，每 66 μL/eye，玻璃体内注射	3 个月（仅降低剂量的组别）每 2 周给药一次（共 6 次给药）	2 次给药后 1 mg/eye	批号为 11838.26 的药物首次给药后出现剂量依赖性内毒素诱导的眼睛炎症。1 mg 和 2 mg 组更严重 批号为 97000690 的药物未发现治疗相关副作用。出现注射过程相关的眼睛损害
0460LE15.001	新西兰兔，7～9 只/性别/组 恢复组中对照组和 2 mg 组 2 只/性别	0、0.2 mg、0.67 mg、2 mg，每 67 μL/eye，玻璃体内注射	6 个月，6 周恢复期，每 2 周给药一次（共 13 次给药）	2 mg 双眼	未发现治疗相关副作用。出现注射过程相关的眼睛损害
0472DE15.001	比格犬，5～7 只/性别/组 恢复组中对照组和 3 mg 组 2 只/性别	0、0.3 mg、1 mg、3 mg，每 100 μL/eye，玻璃体内注射	9 个月，6 周恢复期，每 2 周给药一次（共 20 次给药）	3 mg 双眼	在多数组织中发现轻微淋巴细胞性浸润，玻璃体漂浮物。未发现其他治疗相关副作用。出现注射过程相关的眼睛损害

为研究哌加他尼钠的两个降解产物 2'-氟尿嘧啶核苷和 2'-氟胞嘧啶核苷是否能引起类似于抗病毒药物 FIAU（Fialuridine）引起的毒性作用，雄性 Fisher 344 大鼠静脉给予哌加他尼钠 5 mg/(kg·d)、50 mg/(kg·d)、500 mg/(kg·d) 以及土拨鼠静脉给予哌加他尼钠 0.75 mg/(kg·d) 或 7.5 mg/(kg·d)，共给药 90 d。结果表明化合物均未显示出类似于 FIAU 引起的毒性反应。

哌加他尼钠在体外和体内的遗传毒性试验中均显示阴性。用缺乏 S9 激活的人全血淋巴细胞进行染色体异常试验，$2'$-氟嘧啶核苷和 $2'$-O-甲基嘌呤核苷的结果均显示阴性。在 Ames 检测中，所有核苷酸在沙门菌中的结果均显示阴性。在大肠杆菌中，$2'$-O-甲基嘌呤核苷的结果是阴性，但是 $2'$-氟嘧啶核苷产生了一种临界但是可重复的阳性结果。

在怀孕的 CD-1 小鼠中进行生殖试验，结果显示哌加他尼钠在静脉剂量高达 40 mg/(kg·d)时没有引起任何母体毒性。但是，在 40 mg/(kg·d)剂量时，胎儿体重（雌性和雄性胎儿）均发生显著降低。胎儿僵化的前掌指骨平均数量减少。但是，这些改变仍然在历史范围值内。另外，在自然出生的幼崽中未发现体重差异。因此，这些发现可能不具有明显的毒性意义。在致畸试验中，哌加他尼钠没有引起任何畸变结果。需指出的是，致畸试验的最大耐受剂量还未达到，可能存在更高的耐受剂量。

综上所述，没有发现任何药物相关的安全性事件与临床使用相关。

第 3 篇
药 物 个 论

第1章　阿西替尼

——治疗既往1次系统治疗失败后的
晚期肾细胞癌的血管内皮生长因子受体抑制剂

1.1　基本信息

1.1.1　概述

（1）阿西替尼（Inlyta®）是一种受体酪氨酸激酶（Receptor Tyrosine Kinase，RTK）抑制剂，于2012年1月首次获得美国食品药品监督管理局（FDA）批准上市。

（2）阿西替尼由辉瑞公司研发并销售。研发代码：AG‒013736，AG‒13736，PF‒01367866。

（3）阿西替尼是一种分子实体激酶抑制剂，在治疗性血浆浓度下可抑制多个受体酪氨酸激酶的活性，包括血管内皮生长因子受体 VEGFR‒1、VEGFR‒2 和 VEGFR‒3。

（4）阿西替尼用于治疗既往1次系统治疗失败后的晚期肾细胞癌。

（5）阿西替尼为口服片剂，每片含1 mg或5 mg阿西替尼有效成分。推荐起始剂量为5 mg，经口，每天2次，直至出现疾病恶化或较严重的毒性。

（6）根据辉瑞财务年报，Inlyta® 2015年、2016年和2017年的全球销售额分别为43 000万美元、40 100万美元和33 900万美元。

表1‒1　全球主要国家或地区批准情况

	美国（FDA）	日本（PMDA）	欧盟（EMA）	中国（CFDA）
首次批准日期	2012/01/27	2012/06/29	2012/09/03	2015/04/29
申请号或批准号	202324	22400AMX00737 22400AMX00738	EMEA/H/C/002406	H20150220
商品名	Inlyta®	Inlyta®	Inlyta®	Inlyta® 英立达®

（续表）

	美国（FDA）	日本（PMDA）	欧盟（EMA）	中国（CFDA）
适应证	肾细胞癌	肾细胞癌	肾细胞癌	肾细胞癌
授权公司	辉瑞	辉瑞	辉瑞	辉瑞

1.1.2　活性成分

分子式：$C_{22}H_{18}N_4OS$。

相对分子质量：386.47。

CAS 号：319460-85-0（阿西替尼）。

化学名称：N-甲基-2-[[3-[(E)-2-吡啶-2-基-乙烯基]-1H-吲唑-6-基]硫基]-苯甲酰胺。

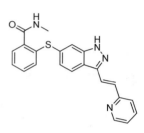

表 1-2　Lipinski 五规则参数

MW[a]	氢键供体（H_D）	氢键受体（H_A）	FRB[b]	PSA[b]	cLogP[b]
386.47	2	5	5	96.0 Å²	2.39±1.12

a 阿西替尼的相对分子质量。
b 由 ACD/Labs 软件 V11.02 版计算而得。

1.1.3　药品信息[①]

给药途径：经口。

规格：1 mg/5 mg（阿西替尼）。

剂型：片剂。

辅料：微晶纤维素，乳糖一水合物，交联羧甲基纤维素钠，硬脂酸镁和 Opadry® II 型红 32K15441。

Opadry® II 型红 32K15441 薄膜成分：乳糖一水合物，HPMC 2910/羟丙甲纤维素 15cP，二氧化钛，三醋酸甘油酯（三乙酸甘油酯）和红色氧化铁。

推荐剂量：推荐起始剂量为 5 mg，每天 2 次。可根据个体安全性和耐受性调整剂量。

无论是否与食物同服，都要间隔约 12 h 服用阿西替尼。口服阿西替尼须喝下一整杯水。

---

① 信息源自美国 FDA 药品说明书。

如需与一种 CYP3A4/5 强抑制剂同时用药，则阿西替尼剂量须减半。中度肝受损患者用药时，阿西替尼的起始剂量减半。

1.2 核心专利信息

(1) Inlyta®（阿西替尼）于 2012 年 1 月 27 日首次获得美国 FDA 批准上市，已获得 5 年新化学实体市场独占期。

(2) 阿西替尼的化合物专利由 Agouron 制药于 2000 年提出专利申请。

(3) 其化合物专利于 2020 年首次到期，已先后获得美国、中国、日本和欧盟授权。

表 1-3 药品主要流通国家和地区对阿西替尼化合物专利的保护情况

国家和地区	公开号/专利号	申请日	授权日	预计专利失效日
世界知识产权组织	WO0102369A2	2000/06/30	/	/
美 国	US6534524B1	2000/06/30	2003/03/18	2025/04/29
欧 洲	EP1218348B1	2000/06/30	2007/10/24	2020/06/30
日 本	JP3878849B2	2000/06/30	2006/11/10	2025/06/30
中 国	CN1234693C	2000/06/30	2006/01/04	2020/06/30
	CN1137884C	2000/06/30	2004/02/11	2020/06/30

表 1-4 发起人国际专利申请列表（专利族）

公开号	标 题	申请人/受让人/所有人	公开日
技术主题：活性成分（游离碱）的结构通式或结构式及制备方法			
WO0102369A2	吲唑化合物和抑制蛋白激酶的药物组合物及其使用方法	Agouron 制药	2001/01/11
WO2006048744A1	吲唑化合物的制备方法	辉瑞	2006/05/11
WO2006048745A1	吲唑化合物的制备方法	辉瑞	2006/05/11
技术主题：盐、晶型、多晶型、溶剂合物（水合物）、同分异构体、衍生物等及制备方法			
WO2004092217A1	VEGFR 的晶体结构：配体络合物及其使用方法	辉瑞	2004/10/28
WO2006048751A1	6-[2-(甲基氨基甲酰基)苯基硫烷基]-3-E-[2-(吡啶-2-基)乙烯基]吲唑的多晶形式	辉瑞	2006/05/11
WO2008122858A2	VEGFR 抑制剂的新晶型	辉瑞	2008/10/16

（续表）

公开号	标　题	申请人/受让人/所有人	公开日
技术主题：处方及制备工艺			
WO2004087152A1	包含 AG013736 的剂型	辉瑞	2004/10/14
WO2006123223A1	包含无定形形式的 VEGFR 抑制剂的药物组合物	辉瑞	2006/11/23
WO2013046133A1	N-甲基-2-{3-[(E)-2-吡啶-2-基-乙烯基]-1H-吲唑-6-硫基}-苯甲酰胺的药物组合物	辉瑞	2013/04/04
技术主题：适应证或医学疗法			
WO2013068909A1	N-甲基-2-{3-[(E)-2-吡啶-2-基-乙烯基]-1H-吲唑-6-硫基}-苯甲酰胺用于治疗慢性骨髓性白血病	辉瑞	2013/05/16
WO2015162532A1	癌症治疗	辉瑞	2015/10/29
技术主题：含至少两种活性成分的联合治疗			
WO2005117980A1	异常细胞生长的治疗方法	辉瑞	2005/12/15
WO2007113648A2	CTLA4 抗体联合治疗	辉瑞	2007/10/11

表 1-5　发起人国际专利申请列表（专利族）

公开号	标　题	申请人/受让人/所有人	公开日
WO2012042421A1	异常细胞生长的治疗方法	辉瑞	2012/04/05
WO2013164754A2	前列腺相关抗原与疫苗免疫治疗方案	辉瑞	2013/11/07
WO2015063647A1	表达前列腺相关抗原的载体	辉瑞	2015/05/07
WO2015119930A1	PD-1 拮抗剂和 VEGFR 抑制剂联合用于治疗癌症	辉瑞	2015/08/13
WO2016205277	PD-L1 拮抗剂联合治疗	辉瑞	2016/12/22

注：数据更新至 2017 年 10 月。

1.3　化学合成

路线 1（原研合成路线）

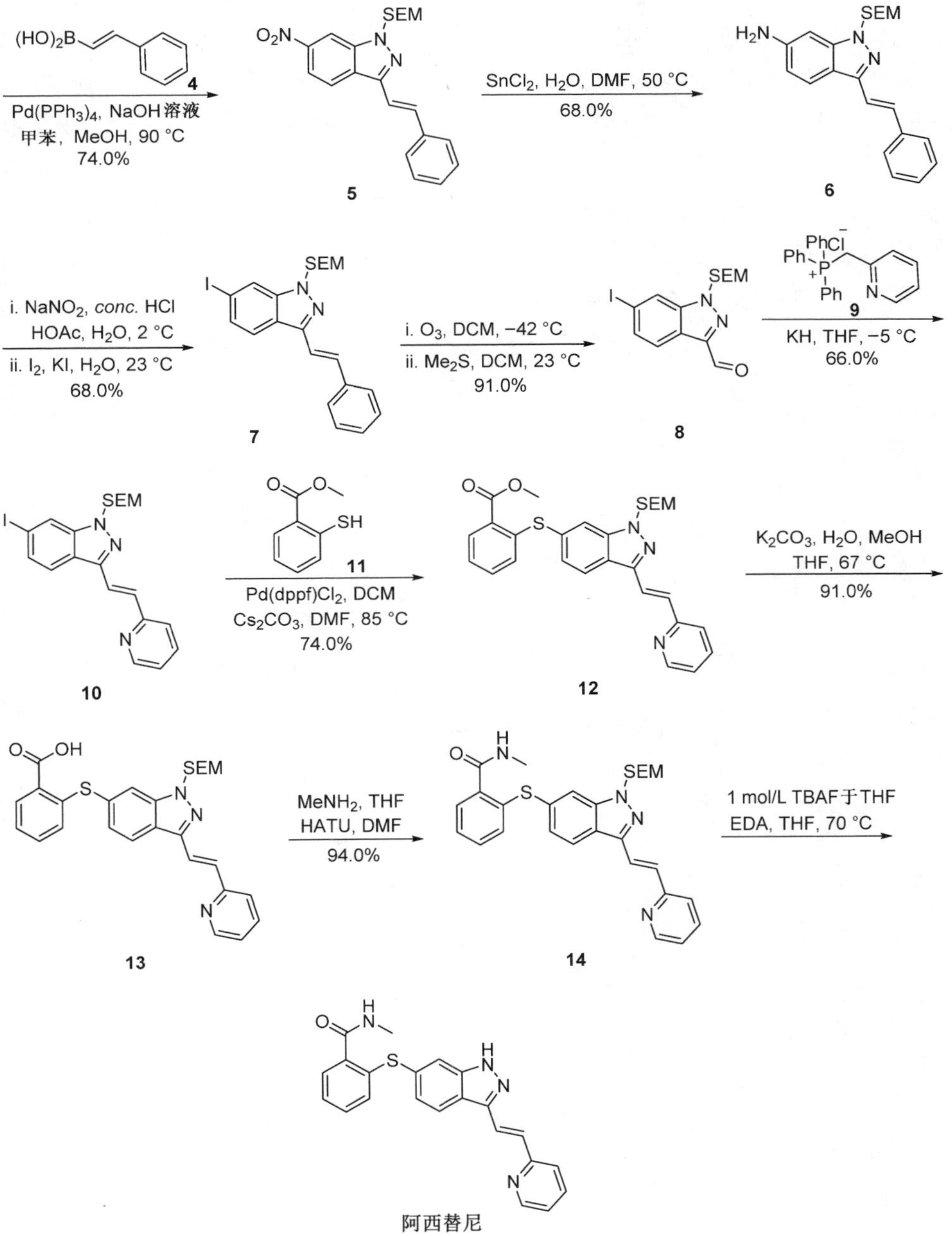

图 1-1 阿西替尼的合成路线 1

合成方法：市售 6-硝基吲唑 **1** 发生碘化取代反应后，以 87.0% 的收率得到碘化物 **2**。SEMCl 保护吲唑 **2** 中的仲胺，随后发生 Suzuki[①] 偶联反应，以两步反应、59.9% 的收率得到中间体 **5**。SnCl$_2$ 还原 **5** 中的硝基成氨基后，进行重氮化反应得到碘化物 **7**，两步反应总收率 46.2%。臭氧氧化双键以 91.0% 的收率得到醛 **8**，随后进行的叶立德反应以 66.0% 的收率得到中间体 **10**。化合物 **10** 与苯硫醇 **11** 于 Pd(dppf)Cl$_2$ 存在的条件下发生 Migita[②] 偶联反应得到硫醚 **12**，随后在碱性条件下水解得到相应酸中间体 **13**，HATU[③] 为缩合试剂与甲胺发生缩合反应后，以三步反应、63.3% 的收率得到相应的甲酰胺产物 **14**，TBAF[④] 脱除 **14** 中氨基保护基后得到终产物阿西替尼。

路线 2

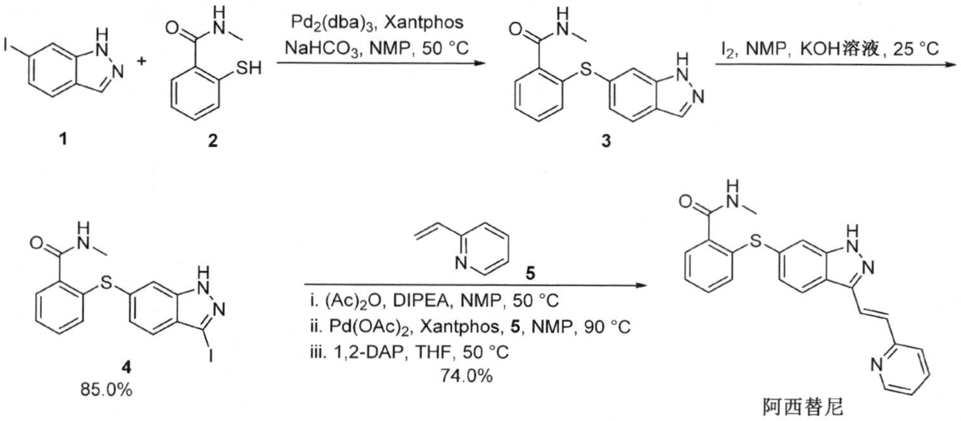

图 1-2　阿西替尼的合成路线 2

合成方法：市售 6-碘吲唑 **1** 与化合物 **2** 发生 Migita 反应后，与碘发生取代反应得到相应的碘代硫醚 **4**，两步收率为 85.0%。随后 **4** 与吡啶乙烯 **5** 发生 Heck[⑤] 偶联反应，以 74.0% 的收率得到阿西替尼，这三步反应总收率为 62.9%。

---

① Suzuki 为人名。
② Migita 为人名。
③ 2-(7-偶氮苯并三氮唑)-N,N,N',N'-四甲基脲六氟磷酸酯。
④ 四丁基氟化铵三水化合物。
⑤ Heck 为人名。

路线 3

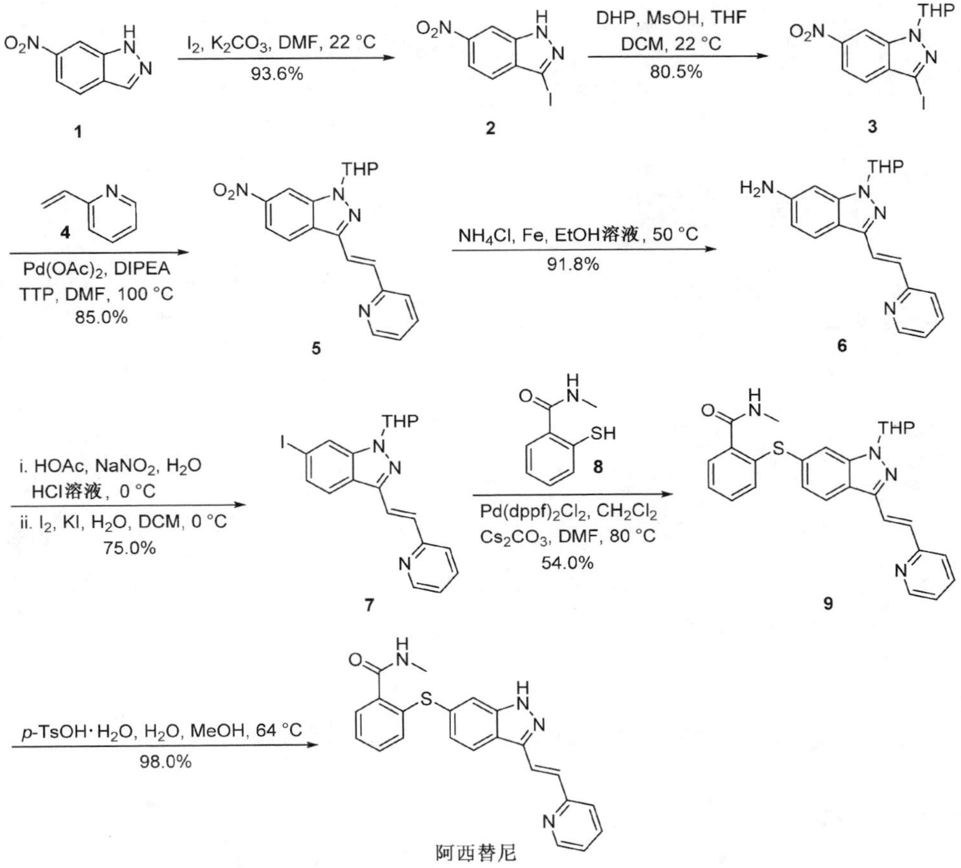

图 1-3　阿西替尼的合成路线 3

DHP — 3,4-二氢-2H-吡喃；　DDQ — 2,3-二氰基-5,6-二氯苯并醌；　TTP — 三-O-甲苯基膦。

合成方法： 市售 6-硝基吲唑 **1** 发生碘化取代反应后，DHP① 保护吲唑 **2** 中的仲胺，以 75.3% 的收率得到中间体 **3**，随后 **3** 与吡啶乙烯 **4** 发生 Heck 偶联反应，以 85.0% 的收率得到中间体 **5**。铁粉条件下对 **5** 的还原反应以及 NaNO₂/KI/I₂ 条件下 **6** 的桑德迈尔反应后生成的 **7**（两步产率为 68.9%）与苯硫醇 **8** 发生 Migita 反应，酸性条件下脱除 **9** 中氮上的四氢吡喃保护基，以两步 52.9% 的收率得到终产物阿西替尼，该反应可作为阿西替尼工业化路线，实现其公斤级生产，且总收率为 23.3%。

---

① 木素脱氢聚合物。

路线 4

图 1-4 阿西替尼的合成路线 4

合成方法：市售 6-碘吲哚 **1** 在 $NaNO_2$ 存在下，发生氧化重排反应生成醛 **2**，收率为 90.4%。在 $Pd(dppf)Cl_2$ 催化下，醛 **2** 与苯硫醇 **3** 经 Migita 反应以 61.1% 的收率得到相应的硫醚 **4**，随后经叶立德反应以 85.0% 的收率得到终产物阿西替尼，该路线共三步反应，总收率为 46.9%。

1.4 药理学

1.4.1 概述

1.4.1.1 作用机制

（1）阿西替尼作为一种激酶抑制剂，可抑制 VEGFRs 的激酶结构域，从而抑制血管生成，而血管生成在恶性肿瘤的生长和转移中起着重要作用。

（2）阿西替尼为多种蛋白激酶的有效三磷酸腺苷（Adenosine Triphosphate，ATP）竞争性抑制剂，其中包括：VEGFR-1、VEGFR-2（非磷酸化和磷酸化，$K_i = 0.74 \sim 7.2$ nmol/L）和血小板源性生长因子受体 β 抗体（PDGFR-β，

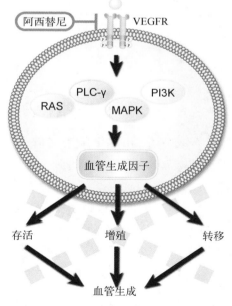

图 1-5 阿西替尼的作用机制

$K_i=1.27$ nmol/L)。

（3）10 μmol/L 阿西替尼对 100 个不同的激酶进行脱靶效应的检测。除了腺苷 A_{2A}（$K_i=2.76$ μmol/L，$IC_{50}=4.91$ μmol/L）、毒蕈碱 M_2（$K_i=2.23$ μmol/L，$IC_{50}=6.26$ μmol/L）和神经肽 Y2（$IC_{50}>10$ μmol/L）受体外，无明显的脱靶效应。

1.4.1.2　体外药效

（1）阿西替尼对细胞的体外活性作用

① 受体磷酸化试验

内皮细胞系：$IC_{50}=0.09\sim1.7$ nmol/L；

肿瘤细胞系：$IC_{50}=0.18\sim1\,000$ nmol/L。

② 生长因子介导的存活试验

内皮细胞系：$IC_{50}=0.24\sim2\,479$ nmol/L。

③ 细胞增殖试验

肿瘤细胞系：$IC_{50}>10\,000$ nmol/L。

（2）阿西替尼对人淋巴瘤 Jurkat 细胞[①]和外周血单核细胞（PBMCs）的抗增殖作用和细胞毒性作用

① 在人淋巴瘤 Jurkat 细胞中，$IC_{50}=0.6$ μmol/L（CFSE[②]）、$0.18\sim21$ μmol/L（XTT[③]）。

② 在 PBMCs 细胞中，$IC_{50}=0.7$ μmol/L（CFSE）、1.7 μmol/L（XTT）。

（3）蛋白质印迹试验结果总结

① 人脐静脉内皮细胞（HUVEC）系

观察到 VEGFR-1 和 VEGFR-2 的 IC_{50} 值为 $1.0\sim4.1$ nmol/L。VEGFR-1 和 VEGFR-2 与蛋白结合后，校正的 IC_{50} 值为 $0.06\sim0.40$ nmol/L。

② VEGFR-3/猪主动脉内皮（PAE）细胞系

VEGFR-3 与蛋白结合后，校正的 IC_{50} 值为 0.1 nmol/L。

③ Hras-NIH/3T3 细胞系

观察到血小板源性生长因子受体 β（PDGFR-β）的 IC_{50} 值为 28.6 nmol/L。PDGFR-β 与蛋白结合后，校正的 IC_{50} 值为 2.9 nmol/L。

---

① 人外周血白血病 T 细胞。
② 一种荧光染料，5(6)-羧基二乙酸荧光素琥珀酰亚胺酯。
③ 细胞活性测定方法。

④ NCI H526 细胞系

观察到 KIT 的 IC_{50} 值为 9.8 nmol/L。KIT 与蛋白结合后，校正的 IC_{50} 值为 0.98 nmol/L。

（4）蛋白质印迹试验检测阿西替尼对体外离体样本作用的结果总结

① VEGFR - 2 的磷酸化作用

血管生成的视网膜组织：给药后 1 h，组织中 VEGFR - 2 磷酸化水平减少 $80\%\sim90\%$。

M24met 小鼠模型：可强效抑制小鼠肿瘤组织中 VEGFR - 2 磷酸化水平，作用时间长达 7 h。

蛋白质印迹试验结果显示：阿西替尼可抑制细胞外调节蛋白激酶（Extracelluarsignal Regulated Kinases，ERK）的磷酸化作用。

② VEGF 介导的血管通透性

MV522 小鼠模型：在 MV533 人结肠癌肿瘤中，阿西替尼可降低 88% 的血管通透性。有效剂量 EC_{50}[①]$=0.46$ nmol/L。

1.4.1.3　体内药效

（1）阿西替尼在异种移植模型中的药效

① RIP - Tag2 转基因小鼠模型中肿瘤血管密度

抑制率为 70%；显著降低 VEGFR - 2、VEGFR - 3 和 $\alpha5$ 整联蛋白免疫反应性蛋白的表达。

② BT - 474 人乳腺癌模型中血管生成及血管表型的变化

阿西替尼可降低肿瘤总血流量；血管变化与微血管密度减小、细胞活力降低和肿瘤生长延缓有关。

③ C6 鼠胶质瘤模型中对 PDGFR - β 的抑制作用

抑制率为 90%；阿西替尼以剂量和时间依赖性的方式抑制肿瘤中 PDGFR - β 的磷酸化水平。

（2）阿西替尼在小鼠异种移植模型中的抗肿瘤作用

结肠癌：TGI%[②]$=-20\%\sim99\%$；

乳腺癌：TGI%$=50\%$；

肺癌：TGI%$=47\%\sim73\%$；

---

① 半最大效应浓度。
② 肿瘤抑制率。

胰腺癌：TGI％＝42％～87％；

黑色素瘤：TGI％＝36％～83％；

肾细胞癌：TGI％＝55％～70％；

胶质瘤：TGI％＝37％～74％；

非霍奇金淋巴瘤（Non - Hodgkin's Lymphoma，NHL）：腹膜内肿瘤负荷减少；

肝细胞癌（Hepatocellular Carcinoma，HCC）：TGI％＝45％～54％。

1.4.2 作用机制

表 1-6　阿西替尼对激酶的体外抑制活性

激　酶	$K_i/$ (nmol/L)	浓度/ (μmol/L)	抑制率/ ％	激　酶	$K_i/$ (nmol/L)	浓度/ (μmol/L)	抑制率/ ％
VEGFR - 2 - FLVK	1.10	0.05	76	VEGFR - 1/ FLT - 1	2.75	0.05	75
磷酸化的 VEGFR - 2 - FLVK	7.20	0.05	43	PDGFR - β	1.27	0.05	82
VEGFR - 2 - Kin	0.740	0.05	73	CSF - 1R	28.1	0.05	20
磷酸化的 VEGFR - 2 - Kin	21.7	0.05	24	FGFR - 1	47.6	1	75
VEGFR - 2/FLK - 1	ND	0.05	81	磷酸化 FGFR - 1	56.7	1	75
磷酸化的 VEGFR - 2/FLK - 1	ND	0.05	40				

注：所有测试均在辉瑞拉荷亚（PGRD）实验室进行。在 50 nmol/L 重组酶存在条件下进行试验，数据符合紧密结合动力学方程。K_i 为抑制常数。

表 1-7　阿西替尼的脱靶活性

化合物	来　源	浓度/(μmol/L)	阿西替尼药效		
			抑制率/％	IC_{50}/(nmol/L)	K_i/(nmol/L)
腺苷 A_{2A}	人	10	68	4 910	2 760
毒蕈碱 M_2	人	10	69	6 260	2 230
神经肽 Y_2	人	10	52	>10 000	NA

注：在次要功能试验中，30 μmol/L 阿西替尼对 A_{2A}、M_2 或 Y_2 受体表现出活性作用。活性作用值在 0～19％范围内。检测到的阿西替尼最大作用是对豚鼠心房中 M_2 受体的 19％的拮抗作用。

1.4.3 体外药效

表 1-8　阿西替尼对细胞的体外活性

检　测　类型		细　胞　系	指　标	刺　激　物	$IC_{50}/(nmol/L)$
受体磷酸化试验	内皮细胞	HUVEC	VEGFR-1	VEGF-A	0.09～0.12
		VEGFR-2/PAE	VEGFR-2	VEGF-A	0.20±0.06
		VEGFR-3/PAE	VEGFR-3	VEGF-C	0.10～0.29
		PDGFR-β/PAE	PDGFR-β	PDGF-BB	1.60±0.4
		KIT/PAE	KIT	SCF	1.70±0.6
	肿瘤细胞	mVEGFR-2/NIH3T3	小鼠 VEGFR-2	VEGF-A	0.18±0.03
		PDGFR-α/NIH3T3	PDGFR-α	PDGF-AA	5.0±1.0
		CSF-1R/NIH3T3	CSF-1R	M-CSF	73±18
		RS;411	FLT-3	FLT-3 配体	>1 000
生长因子介导的细胞存活试验	内皮细胞	HUVEC	VEGF-HUVEC	VEGF	0.24±0.09
		HUVEC	bFGF-HUVEC	bFGF	237.9±88.9
		HUVEC	VEGF-HUVEC	VEGF	2.4±0.9
		HUVEC	bFGF-HUVEC	bFGF	2 479±1 188
增殖试验	肿瘤细胞	MV522	MV522 MTT	10% FBS	>10 000
		LLC	LLC-MTT	10% FBS	>10 000
		M24met	M24met MTT	10% FBS	>10 000

注：FBS 为胎牛血清；HUVEC 为人脐静脉内皮细胞；M-CSF 为巨噬细胞集落刺激因子；PAE 为猪主动脉内皮细胞；SCF 为干细胞因子。

表 1-9　阿西替尼对人淋巴瘤 Jurkat 细胞和 PBMC 的抗增殖作用和细胞毒性作用

细　　胞	药品名称	$IC_{50}/(\mu mol/L)$	
		活细胞染色(CFSE[a])	XTT[b]
Jurkat	阿西替尼	0.6±0.1	0.18±0.01(1 阶段) 21.4±0.4(2 阶段)
	舒尼替尼	6.4±0.9	3.7±0.5
	索拉非尼	7.8±0.3	5.2±1.0
PBMCs	阿西替尼	0.7±0.1	1.7±0.4(1 阶段)
	舒尼替尼	2.9±0.2	5.4±0.5
	索拉非尼	4.7±0.3	8.5±0.4

注：来自健康供体的 PBMCs 通过密度梯度离心从经肝素处理的静脉血样品中获得。

a CFSE 为 5(6)-羧基二乙酸琥珀酰亚胺酯。为了评估细胞增殖，根据制造商的说明书，用 CFSE 在 10 mL 磷酸缓冲液(PBS)中标记 2×10^6 个 Jurkat 细胞或 2×10^7 个 PBMCs。

b 根据制造商的说明书，分别使用 10^4 个 Jurkat 细胞或 2×10^5 个 PBMCs 或分离的 T 细胞(150 μL/孔)，通过 XTT 测定法测定 TKIs 对细胞活力的影响。孵育 72 h 后，使用酶标仪分析细胞活力。

表 1-10 阿西替尼体外活性的 Western Blot 试验结果总结

细胞系	靶 点	刺激物	条 件	作 用	
				观测的 IC_{50}/(nmol/L)	与蛋白结合后校正的 IC_{50}/(nmol/L)
HUVEC	VEGFR-1	VEGF-A	1% FBS+2.3% BSA	1.0	0.1
	VEGFR-2	VEGF-A	1% FBS+2.3% BSA 1% FBS	4.1 NA	0.4 0.06
VEGFR-3/PAE	VEGFR-3	VEGF-C	1% FBS	NA	0.1
Hras-NIH/3T3	PDGFR-β	PDGF-BB	2.3% BSA	28.6	2.9
NCI H526	KIT	SCF	0.5% FBS+2.3% BSA	9.8	0.98

注：BSA 为牛血清白蛋白；FBS 为胎牛血清。

表 1-11 阿西替尼对体外离体组织活性的 Western Blot 试验结果总结

研 究	细胞系	动物	给药方案		研 究 结 果
			剂量/[mg/(kg·d)]	途 径	
VEGFR-2 磷酸化	血管生成的视网膜组织	新生大鼠	10,30	腹腔注射，2 次	给药后 1 h,组织中 VEGFR-2 磷酸化水平减少 80%～90%
	黑色素瘤细胞系（M24met）	小鼠	30,50	经口，单剂量	肿瘤组织中,强效抑制 VEGFR-2 磷酸化作用长达 7 h Western blot 试验结果显示,阿西替尼抑制细胞外调节蛋白激酶的磷酸化作用
VEGF 介导的血管通透性[a]	MV522	小鼠	100	经口，单剂量	在 MV522 人结肠癌肿瘤中,降低血管内皮生长因子诱发血管透过性达 88% 有效剂量 EC_{50}=0.46 nmol/L

注：蛋白质印迹法实验。

a 检测阿西替尼对 VEGF 介导的血管通透性的影响,申请人使用 Miles 测定法来测量血管中伊文思蓝染料的外渗量。

1.4.4 体内药效

表 1-12 阿西替尼在异种移植模型中的体内药效

异种移植模型			给药方案		效 果	
研 究	细胞系	动 物	剂量/[经口 mg/(kg·d)]	持续时间/d	抑制率/%	研究结果
肿瘤血管密度	胰岛细胞	RIP-Tag2 转基因小鼠	25	BID×7	70	VEGFR-2、VEGFR-3 和 α5 整联蛋白免疫反应性表达显著降低

（续表）

异种移植模型			给药方案		效　果	
研　究	细胞系	动　物	剂量/[经口， mg/(kg·d)]	持续时间 /d	抑制率/%	研究结果
血管生成， 血管表型改 变	BT474 （人乳腺癌）	小鼠	NA	BID×7	NA	阿西替尼降低肿瘤中 的总血流量； 申请人认为血管 K_{trans} 的变化与微血管密度 减小、细胞活力降低和 肿瘤生长延缓有关
对 PDGFR- β 的抑制 作用	C6 （胶质瘤）	小鼠	10,30,100	BID×1.5	90 (100 mg/ (kg·d))	阿西替尼以剂量和时 间依赖性方式抑制肿 瘤中 PDGFR-β 磷酸 化水平

注：BID 代表每天 2 次。
a 服药方式为经口。

表 1-13　阿西替尼在小鼠异种移植模型中的抗肿瘤效果

异种移植模型			给药方案		效　果	
疾病 类型	细胞系 （RTK 磷酸 化表达）	研　究	剂量/[经口， mg/(kg·d)]	持续 时间/d	TGI/%	研究结果
结肠癌	MV522	阿西替尼盐酸 的剂量依赖 性 TGI	0.3 1 3 10 30 100 150 200	BID×16 BID×16 BID×16 BID×16 BID×16 BID×16 BID×16 BID×16	—20 18 15 64 61 80 95 96	阿西替尼在结肠癌 模型中发挥持续的、 显著的剂量依赖性 抗肿瘤作用
	HT29	剂量作用下的 TGI	10 30 100 150	QD×16 QD×16 QD×16 QD×16	51 76 99 99	
	HCT-116- GFP	原位移植的 TGI	30 30	BID×17 BID×28	87 80	
乳腺癌	MDA-MB- 435/HAL-Luc	采用 Caliper 公 司活体成像仪 测量生物发光 信号的 TGI	60 10 100	BID×18 BID×11 BID×11	50 不适用 不适用	剂量依赖性降低生 物发光信号
肺癌	LLC （PDGFR-β）	TGI 和抗转移 活性检测	100	BID×38	73	阿西替尼在肺癌模 型中发挥持续的、显 著的剂量依赖性抗 肿瘤作用
	NDI-H526 （SCLC、KIT$^+$）	药效及剂量作 用	30 100	BID×16 BID×16	47 61	

（续表）

异种移植模型			给药方案		效 果	
疾病类型	细胞系（RTK磷酸化表达）	研 究	剂量/[经口，mg/(kg·d)]	持续时间/d	TGI/%	研究结果
胰腺癌	MiaPaCa-2	剂量作用下的 TGI	3 30 60	BID×15 BID×15 BID×15	42 75 87	阿西替尼在胰腺癌模型中发挥持续的、显著的剂量依赖性的抗肿瘤作用
黑色素瘤	A375（VEGFR-2、PDGFR-β）	对 A375 黑色素瘤的药效	10 30	BID×14 BID×14	38 59	NA
	M24met	皮下移植 M24met 细胞后剂量依赖性的 TGI	3 10 30	BID×13 BID×13 BID×13	60 49 73	给药 30 mg/kg 时，其 TGI 明显高于给药 10 mg/kg 时剂量组的 TGI
		ID 移植 M24met 细胞后早期治疗或晚期治疗的抗转移活性	50（早期给药为术前 7 天） 50（晚期给药为术前 1 天）	BID×23 BID×23	NA NA	显著抑制肿瘤在淋巴结及肺部转移
	A2058（活化的 bRaf 突变）	剂量依赖的 TGI	3 10 30 100	BID×15 BID×15 BID×15 BID×15	36 57 65 83	NA
肾细胞癌	SN12C-GFP	原位移植肾细胞癌的 TGI	10 30 100	BID×41 或 72 BID×41 或 72 BID×41 或 72	55 或 61 56 或 74 63 或 70	NA
胶质瘤	C6(pPDGFRs)	剂量依赖的 TGI	10 30 100	BID×15 BID×15 BID×15	37 47 64	阿西替尼在胶质瘤模型中发挥持续的、显著的剂量依赖性抗肿瘤作用
	U87MG（pPDGFRs）	剂量依赖的 TGI	10 30 60	BID×17 BID×17 BID×17	44 69 74	
NHL	Namalwa	疗效与持续时长的关系	50	BID×14, 22,23	NA	腹腔内肿瘤负荷减少（第 22 和 23 天）
HCC	人原发性肿瘤 LIM-SH050	TGI	15 30	BID×26 BID×26	54 45	NA

注：基于申请人的研究结果，无论受体酪氨酸激酶（RTK）表达状态如何，均表现为显著的肿瘤抑制性。在 RTK 阴性肿瘤模型中阿西替尼的抗肿瘤功效是由其在体内发挥抗血管生成活性来体现的。QD 为每天 1 次；BID 为每天 2 次；HCC 为肝细胞癌；NHL 为非霍奇金淋巴瘤；TGI 为肿瘤生长抑制率。

研究：阿西替尼在 MV522 人结肠异种移植小鼠模型中的抗肿瘤活性。

动物：nu/nu 小鼠。

模型：将 2×10^6 MV522 细胞经皮内注射植入小鼠体内。

给药方案：经口，每天 2 次，持续 16 d。阿西替尼量为 0.3 mg/kg、1.3 mg/kg、10 mg/kg、30 mg/kg、100 mg/kg、150 mg/kg 和 200 mg/kg，溶剂对照未获得数据。

治疗起始：肿瘤体积大约 130 mm³。

检测：肿瘤体积。

结果：阿西替尼在结肠癌模型中发挥持续的、显著的剂量依赖性的抗肿瘤作用。

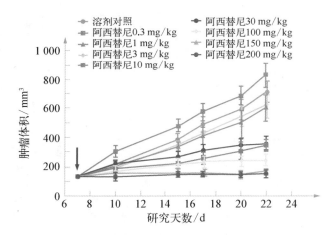

图 1-6　阿西替尼在 MV522 异种移植小鼠模型中的抗肿瘤活性

研究：阿西替尼在 RIP-Tag2 胰岛细胞瘤模型中对基因表达的影响。

动物：RIP-Tag2 转基因小鼠。

给药方案：腹腔注射或经口，每天 2 次，持续 7 d。阿西替尼量为 25 mg/kg，溶剂对照未获得数据。

治疗起始：肿瘤体积（未获得数据）。

检测：VEGFR-2、VEGFR-3 和 α5 整联蛋白免疫反应性蛋白表达。

结果：存活的内皮细胞显示，阿西替尼显著降低 VEGFR-2、VEGFR-3 和 α5 整联蛋白免疫反应性蛋白的表达。

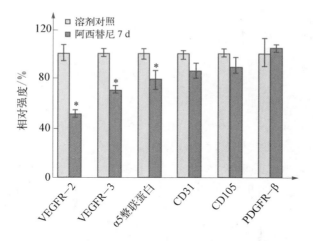

图 1-7　RIP-Tag2 转基因小鼠的胰岛细胞瘤中基因表达减少

研究： 在 M24met 人黑色素瘤模型中的肺转移。

动物： SCID(Balb/c)小鼠。

模型： 将 2.5×10^6 M24met 细胞经皮内注射植入 SCID 小鼠体内。

给药方案： 经口，每天 2 次，持续 21 d。阿西替尼量为 50 mg/kg，溶剂对照未获得数据。

治疗起始： 肿瘤体积为 $300 \sim 400 \text{ mm}^3$。

检测： M24met 转移的抑制作用。

结果： 阿西替尼可显著减少肺转移，且早期给药治疗效果更好。

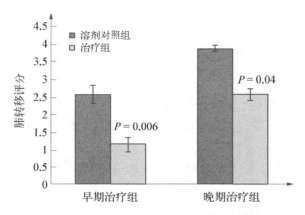

图 1-8　在 SCID 小鼠中对 M24met 黑色素瘤肺转移的抑制作用

1.5 ADME 及药物-药物相互作用

1.5.1 概述

（1）阿西替尼的吸收

① 人体经口给药后，在 5～10 mg 给药范围内，AUC 和 C_{max} 随给药剂量呈比例增加，显示其具有线性药代动力学特征。

② 阿西替尼在大鼠和犬体内的口服生物利用度由低至中等，范围分别为 3%～31% 和 10%～59%，但在小鼠和猴子体内口服生物利用度低，分别为 16% 和 3%。

③ 经口给药后（剂量范围 25～250 mg/kg），阿西替尼在小鼠、犬、猴子和人体内被缓慢吸收（$T_{max}=1～4.7$ h），但在 SD 大鼠中被快速吸收（$T_{max}=0.2～0.7$ h）。

④ 经口给药后，阿西替尼在人体中的半衰期为 2.31～5.88 h，与在小鼠（2.4～9.4 h）、大鼠（1.1～4.1 h）和犬（2.8～6.0 h）中的半衰期相似。

⑤ 对比肝血流量，静脉注射给药后，阿西替尼在小鼠[1.50 L/(h·kg)]、犬[0.72 L/(h·kg)]、猴子[0.67 L/(h·kg)]和人[21 L/(h·kg)]体内的清除率中等，在大鼠中的清除率高[23.8 L/(h·kg)]。

⑥ 静脉注射给药后，阿西替尼在小鼠、犬和大鼠体内广泛分布，但在猴子中分布中等，其表观分布容积分别为 1.67 L/kg、1.17 L/kg、32.3 L/kg 和 0.80 L/kg，大鼠中稳态表观分布容积高，表明药物可能聚集在某些组织中。阿西替尼在人体内广泛分布，其表观分布容积为 68 L。

⑦ 在 Caco-2 单层细胞模型中，阿西替尼具有高的渗透性，其表观渗透系数[$P_{app(A→B)}$]为 $13.8×10^{-6}$ cm/s。

（2）阿西替尼的分布

① 阿西替尼在小鼠（97.0%）、大鼠（98.1%）、犬（98.0%）和人（99.5%）体内具有高的血浆蛋白结合率。阿西替尼在人体血浆内主要与人血清白蛋白（Human Serum Albumin，HSA）（99.0%）结合。

② 阿西替尼在小鼠、犬和人体内的血液分布浓度与血浆分布浓度比（C_b：C_p）为 0.79～1.04，表明药物在血浆和血液之间的分布量基本相同。

③ 单次经口给药后阿西替尼在雄性 Long-Evans 小鼠体内的分布情况如下。

药物快速分布到大多数组织中,且分布良好,也能分布于中枢神经系统中,尽管脑中药物浓度低。

在膀胱、肾、肝、哈氏腺、尿道球腺、胰腺、葡萄膜和胃肠道黏膜中观察到的药物浓度水平相对较高。

在大多数组织中,给药后 1 h 药物达到最大浓度,随后药物浓度快速下降,给药后 48 h,仅在肝、胆囊和葡萄膜中存在定量放射性浓度。

药物中相关物质与黑色素结合,在所有采样时间内葡萄膜中存在高水平放射性浓度所证实。

(3)阿西替尼的代谢

① 阿西替尼在人肝微粒体和肝细胞中代谢程度中等。

② CYP3A4/5 为阿西替尼的主要代谢酶,其次为 CYP1A2、CYP2C19 和 UGT1A1。

③ 阿西替尼的主要代谢途径包括氧化和直接葡糖醛酸化、葡糖基化以及随后的二级氧化和一级代谢物的葡糖醛酸化、葡糖基化。

④ 总之,N-葡糖醛酸(M7)为最丰富的代谢物成分,约占人体血浆循环放射性的 50%。亚砜代谢物(M12)和原型药分别占 16% 和 23%。

⑤ 人体内的一些代谢物(M8a 和 M12a)未在小鼠和犬中检测到。

⑥ 1 μmol/L 浓度时,M12 以 50% 的抑制率抑制两种激酶(Aur-2 和 AMPK)。

(4)阿西替尼的排泄

① 阿西替尼在小鼠和犬中主要通过粪便排泄,其中 M7 和 M1 分别为小鼠和犬粪便中最主要的成分。

② 阿西替尼在人体中主要通过粪便排泄,粪便中的主要成分为原型药。

③ 阿西替尼在胆管插管(Bile Duct Cannulated,BDC)犬胆汁中的回收率约为 8.29%。

(5)药物-药物相互作用

① 阿西替尼是 CYP1A2($[I]/K_i=0.11$)和 CYP2C8($[I]/K_i=0.15$)的抑制剂,但不是其他 CYP450 酶或 UGT1A1 的抑制剂。

② 阿西替尼不是 CYP1A1/2 或 CYP3A4 的诱导剂。

③ 阿西替尼为 P-gp 和 BCRP 的底物,并且是 P-gp 的抑制剂($IC_{50}=4.5 \mu$mol/L)。

④ 阿西替尼为 OATP1B1 和 OATP1B3 的底物。

1.5.2 吸收

表 1-14　单次静脉注射和经口给药后,阿西替尼在小鼠、大鼠、犬和猴子体内的药代动力学参数

种属/性别	给药途径	剂量/(mg/kg)	溶　剂	T_{max}/h	C_{max}/(μg/mL)	AUC_{inf}/(μg·h/mL)	$T_{1/2}$/h	CL/[L/(h·kg)]	V_{ss}/(L/kg)	F/%
CD-1 小鼠(雄性)	静脉注射	10[a]	60:40 PEG400:酸性水溶液(pH 2.3)	NA	9.53[b]	6.51	5.3	1.50	1.67	—
	经口	50[a]		2.0	0.97	5.13	2.4	NA	NA	16
	经口	200[a]	0.5% CMC 悬浊液	1.0	2.13	9.19	3.5	NA	NA	NA
	经口	200[c]		1.0	4.20	14.7	2.4	NA	NA	NA
	经口	500[a]		4.0	7.56	142	9.4	NA	NA	NA
SD 大鼠(雄性)	静脉注射	10	60:40 PEG400:酸性水溶液(pH 2.3)	NA	2.75[b]	0.44	4.3	23.8	32.3	—
	经口	25		0.4	0.009	0.033	NA	NA	NA	3
	经口	50		0.2	0.84	0.69	NA	NA	NA	31
	经口	250	0.5% CMC 悬浊液	0.7	0.53	1.68	NA	NA	NA	NA
	经口	500		4.1	1.27	8.18	NA	NA	NA	NA
	经口	1 000		5.0	2.30	46.0	NA	NA	NA	NA
Wistar 大鼠(雄性)	经口	50	0.5% CMC 悬浊液	3.0	0.03	0.06	1.1	NA	NA	NA
	经口	250		1.0	0.18	0.32	3.5	NA	NA	NA
	经口	500		2.0	1.20	2.20	4.1	NA	NA	NA
比格犬(雄性)	静脉注射	5	60:40 PEG400:酸性水溶液(pH 2.3)	NA	5.07[b]	6.99	0.8	0.72	1.17	—
	静脉注射	100	60:40 PEG400:酸性水溶液(pH 2.3)	4.0	5.75	26.4	NA	NA	NA	NA
	经口	5	60:40 PEG400:酸性水溶液(pH 2.3)	1.5	0.95	4.13	5.9	NA	NA	59
	经口	100	0.5% CMC 悬浊液	3.3	8.01	43.1	NA	NA	NA	31
	经口	300	0.5% CMC 悬浊液	4.3	15.7	106	NA	NA	NA	NA
	经口	约8	8×10 mg 片剂	2.5	0.59	2.45	6.0	NA	NA	22

（续表）

种属/性别	给药途径	剂量/(mg/kg)	溶 剂	T_{max}/h	C_{max}/(μg/mL)	AUC_{inf}/(μg·h/mL)	$T_{1/2}$/h	CL/[L/(h·kg)]	V_{ss}/(L/kg)	F/%
比格犬（雄性）	经口	约 8	160 mg 片剂的一半	3.3	0.45	2.30	5.8	NA	NA	21
	经口	10	0.5% CMC 悬浊液	2.3	0.42	1.42	2.8	NA	NA	10
食蟹猴（雄性）	静脉注射	5	60:40 PEG400:酸性水溶液（pH 2.3）	NA	13.1[b]	7.52	9.5	0.67	0.80	—
	经口	10	0.5% CMC 悬浊液	4.7	0.07	0.47	NA	NA	NA	3

注：CMC 为羧甲基纤维素；PEG 为聚乙二醇。
a 动物未禁食。
b 值为 C_0。
c 动物禁食。

表 1-15　单次静脉注射和经口给药后,阿西替尼在人体内的药代动力学参数

种属	给药途径	剂量/mg	T_{max}/h	C_{max}/(ng/mL)	AUC_{inf}/(ng·h/mL)	$T_{1/2}$/h	CL/F/(L/h)	V_z/F/L
健康人（女性和男性）	静脉注射	1	NA	NA	NA	NA	21	68
	经口	5	4.1(3.95, 6.02)	17.0(69.9)	142(85.9)	4.78(58.9)	35.2(56.9)	206(87.2)
	经口	7	4.0(0.98, 9.88)	23.3(88.2)	181(80.2)	5.09(50.9)	38.8(61.8)	254(82.8)
	经口	10	4.0(2.05, 6.00)	34.9(115)	288(91.1)	5.88(58.8)	34.7(73.3)	246(126)
患者（女性和男性）	经口	5	4.0(2.00, 6.00)	30.0(33)	210(70)	4.80(24)	30.6(43)	208(50)
	经口	5	4.1(3.95, 6.02)	20.7(70)	180(86)	4.78(59)	42.1(57)	305(87)
	经口	5	4.0(1.00, 4.08)	22.3(42)	99.8(39)	2.31(28)	56.1(34)	188(39)

注：除 T_{max} 为中位数(范围)外,其他参数均为几何平均数(CV%)。无论健康人群还是患者,均处于进食状态。

表 1-16　多次经口给药后第 15 天,阿西替尼在人体内的药代动力学参数

种属	剂量/mg	T_{max}/h	C_{max}/(ng/mL)	$AUC_{0\sim12h}$/(ng·h/mL)	$T_{1/2}$/h	CL/F/(L/h)	V_z/F/L	R_{ac}(AUC)
日本患者（实体瘤）	5	4(1~4)	32.1(56)	188(67)	NA	42.7(76)	NA	1.48(1.27~1.73)
		4.04(3.93~7.70)	25.9(84)	165(78)	NA	41.0(45)	NA	1.37(1.08~1.74)

（续表）

种属	剂量/mg	T_{max}/h	C_{max}/(ng/mL)	$AUC_{0\sim12\,h}$/(ng·h/mL)	$T_{1/2}$/h	CL/F/(L/h)	V_z/F/L	R_{ac}(AUC)
患者（肾细胞癌）	5	2.00(1.00～2.50)	37.9(79)	367(77)[a]	4.09(144)	53.1(80)	243(105)	NA

注：1. 除 T_{max} 为中位数（范围）、R_{ac} 为几何平均数（95% CI[①]）外，其他参数均为几何平均数（CV%）。

2. 给药方案为每天 2 次，每次 5 mg，进食状态。

a $AUC_{0\sim24\,h}$。

表 1-17　在 Caco-2 细胞单层模型中阿西替尼的体外渗透性

化合物	pH	浓度/(μmol/L)	$P_{app}\times10^{-6}$/(cm/s) A→B	$P_{app}\times10^{-6}$/(cm/s) B→A	外排比	渗透级别
阿西替尼	6.5	5	13.8	86.2	6.2	高

1.5.3　分布

表 1-18　不同种属中阿西替尼的体外血浆蛋白结合率和血液分配系数

血浆蛋白结合率			阿西替尼与离体人血浆蛋白结合率			血液分配系数（$C_b:C_p$）		
种属	浓度/(μg/mL)	结合率/%	浓度/(ng/mL)	α_1-AGP	HSA	种属	0.39 μg/mL	3.9 μg/mL
小鼠	0.2～20.0	97.0	10	65.8	98.9	小鼠	0.92	0.92
大鼠	0.39～3.9	98.1	30	69.2	99.1	犬	1.04	0.96
犬	0.2～20.0	98.0	100	70.9	99.0	人	0.81	0.79
人	0.2～20.0	98.0	100	70.9	99.0			

注：α_1-AGP 为 α_1-酸性糖蛋白（1 mg/mL）；$C_b:C_p$ 为血液分布浓度与血浆分布浓度比；HSA 为人血清白蛋白。

表 1-19　单次经口给药 50 mg/kg[^{14}C]阿西替尼后，其在 Long-Evans 小鼠体内的组织分布

组织	放射性/(μg eq./g) 1 h	4 h	8 h	24 h	48 h	组织/血液 $AUC_{0\sim48\,h}$ 比率
血液	19.5	5.82	BLQ	BLQ	BLQ	1.0
脑	1.77	BLQ	BLQ	BLQ	BLQ	0.1
肾皮质	51.5	20.9	0.40	BLQ	BLQ	3.0
肝	74.9	30.1	4.07	1.91	1.01	5.8
胆囊	461	421	30.1	3.18	0.94	46.7

---

① CI：Confidence Interval，置信区间。

（续表）

组织	放射性/(μg eq./g)					组织/血液 AUC$_{0\sim48h}$ 比率
	1 h	4 h	8 h	24 h	48 h	
脾	21.0	6.30	BLQ	BLQ	BLQ	1.1
肺	23.3	6.72	0.73	BLQ	BLQ	1.3
葡萄膜	81.3	93.1	59.8	17.6	14.4	27.1
胃黏膜	70.6	18.9	1.89	BLQ	BLQ	3.8
小肠黏膜	42.5	129	2.27	0.64	BLQ	9.6
盲肠黏膜	46.3	153	8.35	NS	NS	12.0
尿道球腺	52.8	13.5	BLQ	1.02	BLQ	2.9
哈德腺	44.9	15.1	1.50	0.71	BLQ	2.9
胰腺	40.2	11.6	1.03	BLQ	BLQ	1.0

注：BLQ 为低于检测下限（每克组织中含 0.60 μg 对应物）。NS 为尸检时组织未切开。

1.5.4 代谢

表 1-20　阿西替尼在不同种属的肝细胞质和肝微粒体中的体外代谢稳定性

种属	阿西替尼剩余百分比/%				阿西替尼剩余百分比/%			M7 和其他葡糖醛酸的形成剂量百分比/%			
	肝微粒体[a]		肝细胞[b]		辅助因子	HLM[c]		化合物	HLM	UGT1A1	UGT1A4
	0.5 h	2 h	4 h	0.5 h		1 μmol/L	5 μmol/L				
小鼠	69	32	—	—	NADPH (2 mmol/L)	62	69	M0	87.5	90.7	82.9
大鼠	51	13	1	4	UDPGA (3 mmol/L)	100	100	Gluc1	1.8	ND	3.3
犬	60	24	33	52	NADPH+UDPGA	62	75	Gluc2(M7)	0.8	1.2	0.2
猴子	95	29	1	4				Gluc3	2.4	0.1	5.4
人	—	37	22	97							

注：HLM 为人肝微粒体；NADPH 为还原型烟酰胺腺嘌呤二核苷酸磷酸/还原性辅酶 II；UDPGA 为尿苷-5'-二磷酸-葡糖醛酸；UGT 为尿苷-二磷酸葡糖醛酸转移酶。

a 阿西替尼浓度为 5 μmol/L。

b 阿西替尼浓度为 5 μmol/L，孵育 4 h；阿西替尼浓度为 25 μmol/L，孵育 0.5 h。

c 孵育时间为 0.5 h。

表 1-21 阿西替尼在人肝微粒体的体外代谢表型

酶	化学抑制 CYP 表型		CYP 表型重组		亚砜动力学测定或葡糖醛酸代谢物的形成	
	化学抑制剂	相对贡献率/%	相对贡献率/%	形成亚砜代谢物	$K_m/$ (μmol/L)	$V_{max}/$[pmol/(min·mg)] (UGT1A1)
CYP1A2	呋拉茶碱 (30 μmol/L)	0	7.7	否	NA	NA
CYP2C8	孟鲁司特钠 (0.2 μmol/L)	2.60	NA	是	NA	NA
CYP2C9	磺胺苯吡唑 (5 μmol/L)	5.30	NA	是	NA	NA
CYP2C19	苄基尼凡诺 (5 μmol/L)	6.40	0.38	是	5.9	0.11
CYP2D6	奎尼丁 (1 μmol/L)	7.50	0.13	否	NA	NA
CYP3A4	酮康唑 (1 μmol/L)	78.2	91.8	是	4.0	9.60
CYP3A5	NA	NA	无可用的 ISEF	是	1.9	1.41
HLM	NA	NA	NA	是	6.2	1078
rUGT1A1	NA	NA	NA	NA	约44	约133

注：ISEF 为系统外推因子。

表 1-22 单次经口给药后，阿西替尼在不同种属的血浆、尿液、胆汁和粪便中的代谢物

基质	种属	剂量/(mg/kg)	时间/h	血浆循环放射性百分比/% 或尿液、胆汁、粪便中的剂量百分比/%														
				M0	M1	M2	M3	M4	M5	M6	M7	M8a	M9	M12	M12a	M14	M15
血浆	小鼠	50	0.5、1	31.3	ND	2.0	1.2	1.4	ND	ND	7.6	ND	√	28.6	ND	3.2	7.7
			2、4	17.0	ND	1.7	3.4	2.9	ND	ND	13.1	ND	√	19.6	ND	4.6	7.6
	犬	30	NA^a	58.7	ND	ND	ND	ND	ND	ND	ND	ND	ND	20.0	ND	ND	ND
	人	5 mg	0~12	22.5	ND	ND	ND	ND	ND	50.4	ND	ND	ND	16.2	ND	ND	ND
尿液	小鼠	50	0~24	0.09	0.44	0.76	0.63	0.48	ND	1.17	1.79	ND	0.61	0.99	ND	0.21	√
			24~48	√	0.10	0.18	0.15	0.22	ND	√	0.63	ND	√	0.14	ND	√	√
	犬	30	8~24	√	ND	ND	ND	ND	0.50	ND	√	ND	0.15	0.18	ND	ND	ND
	人	5 mg	0~36	ND	—	ND	ND	ND	5.7	ND	2.6	1.3	1.7	3.5	ND	ND	ND

（续表）

基质	种属	剂量/(mg/kg)	时间/h	血浆循环放射性百分比/% 或尿液、胆汁、粪便中的剂量百分比/%													
				M0	M1	M2	M3	M4	M5	M6	M7	M8a	M9	M12	M12a	M14	M15
胆汁	犬	30	0~4	√	ND	ND	ND	ND	√	ND	0.19	ND	0.24	1.53	ND	ND	√
粪便	小鼠	50	0~24	3.46	2.55	2.35	2.31	3.24	ND	1.69	12.0	ND	3.80	9.55	ND	6.09	√
	犬	30	48~72	1.80	3.86	ND	ND	ND	1.04	ND	√	ND	0.80	√	ND	ND	√
	人	5 mg	NA[b]	12.0	ND	ND	ND	ND	ND	ND	ND	ND	ND	ND	5.1	5.7[c]	

注：表中涉及名词羧酸(M5)、葡糖苷酸化(M7)、甲羟基化随后葡糖苷酸化(M8a)、磺化氧化、N-氧化(M9)、磺化氧化(M12)、吡啶环上的单氧化(M12a 和 M14)、磺化(M15)。ND 指未检测；√ 指仅用 LC-MS 检测到痕量代谢物；一指未观察到。

a 合并的时间。

b 不同的时间间隔。

c 剂量百分比(M14/M15)。

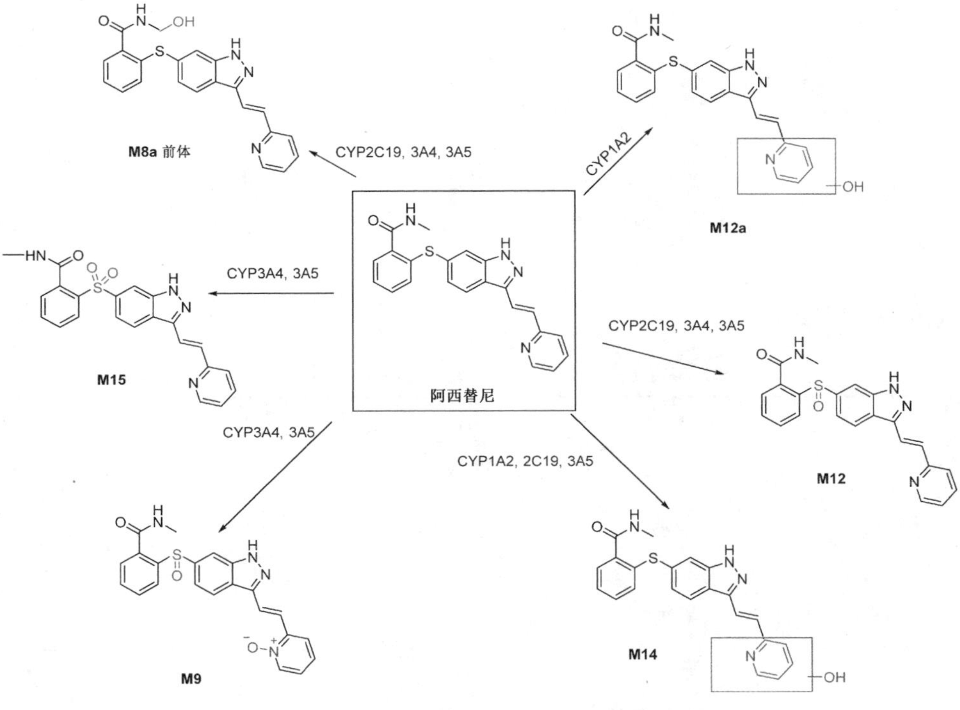

图 1-9　阿西替尼在重组酶 CYP3A4、3A5、1A2 和
2C19 的体外生物转化代谢途径

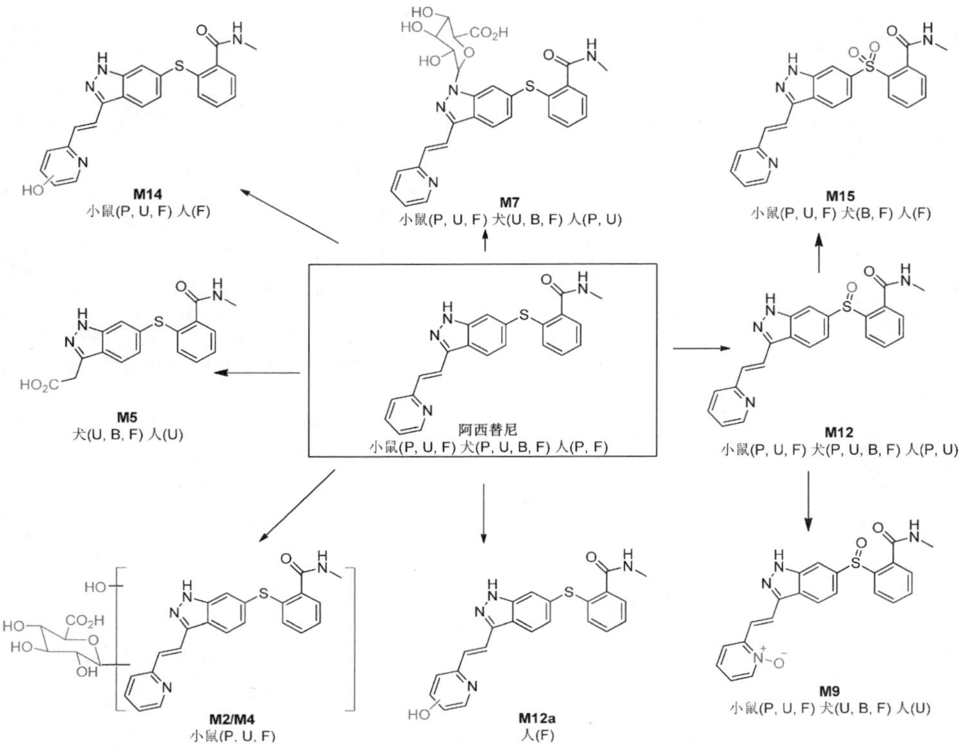

M14
小鼠(P, U, F) 人(F)

M7
小鼠(P, U, F) 犬(U, B, F) 人(P, U)

M15
小鼠(P, U, F) 犬(B, F) 人(F)

M5
犬(U, B, F) 人(U)

阿西替尼
小鼠(P, U, F) 犬(P, U, B, F) 人(P, F)

M12
小鼠(P, U, F) 犬(P, U, B, F) 人(P, U)

M2/M4
小鼠(P, U, F)

M12a
人(F)

M9
小鼠(P, U, F) 犬(U, B, F) 人(U)

P—血浆；U—尿液；B—胆汁；U—尿液；F—粪便；B—胆汁。

图 1-10　阿西替尼在小鼠、犬和人的体外生物转化代谢途径

1.5.5　排泄

表 1-23　单次经口给药[¹⁴C]阿西替尼后，阿西替尼在不同种属中的排泄情况

种　　属	状　　态	性别	剂量 /(mg/kg)	时间 /h	胆汁 /%	尿液 /%	粪便 /%	回收率[a] /%
CD-1 小鼠	未插管	雄性	50	0~48	—	12.7	65.8	98.1
色素沉着 的小鼠	未插管	雄性	50	0~216	—	6.64	72.1	93.2
		雌性	50	0~216	—	5.88	76.6	90.6
犬	胆管插管 （BDC）	雄性	30	0~240	8.29	11.3	52.7	87.9
	未插管	雄性	30	0~240	—	5.32	85.5	92.4
				0~240	—	6.99	80.9	92.6
人	未插管	男性和女性	5	0~168	—	22.7	40.6	65.2

注：BDC 代表胆管插管。
a 包括回收笼洗和笼碎片的放射性。

1.5.6 药物-药物相互作用

表 1-24 阿西替尼作为酶的抑制剂(人肝微粒体)和诱导剂(原代人肝细胞)的体外评价

阿西替尼作为抑制剂			阿西替尼作为诱导剂				
酶	$K_i/(\mu mol/L)$	从 C_{max} 30 μg/mL (0.077 μmol/L) 计算所得的 [I]/K_i 值	酶	浓度/ ($\mu mol/L$)	诱导倍数		
					试验 1	试验 2	试验 3
CYP1A2	0.7	0.11		0.13	1.0	2.7	NA
CYP2A6	65(IC_{50})	<0.001	CYP1A1/2	0.65	0.6	1.2	NA
CYP2C8	0.5	0.15		1.29	0.5	1.7	NA
CYP2C9	52.2	<0.001		0.13	0.3	0.7	1.1
CYP2C19	≥100(IC_{50})	<0.001	CYP3A4	0.65	0.1	0.2	0.7
CYP2D6	>50	<0.001		1.29	0.1	0.0	0.4
CYP2E1	≥100(IC_{50})	<0.001					
CYP3A4	8.3	0.009					
UGT1A1	>30(IC_{50})	—					

表 1-25 阿西替尼作为转运蛋白底物的体外评价

阿西替尼作为 P-gp 的底物			阿西替尼作为 BCRP 的底物			阿西替尼作为 OATP 的底物		
外排比			外排比			OATP 摄取率/(pmol/min)		
浓度 ($\mu mol/L$)	MDR1-MDCK	MDR1-MDCK+CsA	BCRP-MDCK	BCRP-MDCK+CsA	浓度 ($\mu mol/L$)	OATP-2B1	OATP-1B1	OATP-1B3
0.5	1.4	0.46	2.2	0.49	0.5	NA	0.06±0.11	0.11±0.01
1.0	2.7	0.39	3.4	0.48	1	NA	−0.03±0.02	0.09±0.08
2.0	1.7	0.41	1.5	0.37	3	NA	0.84±0.01	1.49±0.01
3.0	1.0	0.40	1.6	0.43	5	NA	0.58±0.05	0.81±0.06
5.0	1.6	0.37	2.1	0.45	7.5	NA	0.79±0.90	1.25±0.99
10.0	1.1	0.43	1.6	0.39	10	NA	1.59±1.09	0.95±1.80

注:BCRP 为乳腺癌耐药蛋白;CsA 为环孢素 A;MDCK 为马丁达比犬肾细胞;MDR1 为多药耐药蛋白 1;OATP 为有机阴离子转运肽;P-gp 为 P-糖蛋白。

表 1-26 在人 Caco-2 细胞培养模型中,阿西替尼作为 P-gp 抑制剂的体外评价

浓度/ ($\mu mol/L$)	$P_{app(A \to B)} \times 10^{-6}/(cm/s)$ 均值 ($n=3$)	平均 $P_{app(B \to A)} \times 10^{-6}/(cm/s)$ ($n=3$)	净分泌流量/ [nmol/(cm²·h)]	地高辛流度/%
0	1.95±0.15	15.0±1.2	0.23	—
0.1	2.36±0.32	13.6[a]±0.7	0.20	86.0

（续表）

浓度/ $(\mu mol/L)$	$P_{app(A \to B)} \times 10^{-6}/(cm/s)$ 均值 $(n=3)$	平均 $P_{app(B \to A)} \times 10^{-6}/(cm/s)$ $(n=3)$	净分泌流量/ $[nmol/(cm^2 \cdot h)]$	地高辛流度/%
1	3.81 ± 0.37	13.0 ± 0.2	0.17	70.4
3	$3.89^a \pm 0.22$	10.8 ± 0.2	0.12	53.0
5	3.95 ± 0.10	9.76 ± 0.30	0.10	44.6
7	2.54 ± 0.07	6.89 ± 0.06	0.08	33.3
10	3.65 ± 0.15	9.46 ± 0.28	0.11	44.3
20	3.48 ± 0.15	9.86 ± 0.11	0.11	49.0
30	3.19 ± 0.11	11.2 ± 0.1	0.14	61.5
40	$3.15^a \pm 0.12$	11.1 ± 0.5	0.14	60.9
50	3.07 ± 0.09	10.5 ± 0.1	0.13	57.2
75	3.20 ± 0.09	10.4 ± 1.2	0.13	55.2

注：数值为平均值±标准差。Caco-2 为人结肠癌细胞系；P-gp 为 P-糖蛋白。
a $n=2$。

1.6 临床前安全性评价

1.6.1 概述

1）单剂量给药毒性

小鼠和犬经口给药的急性毒性：两种动物的无可见副作用水平（NOAEL）均大于等于 2 000 mg/kg。

2）重复剂量给药毒性

（1）小鼠和犬经口给药的亚长期或长期毒性

① 鼠（26 周）：NOAEL 小于等于 10 mg/（kg·d）。

② 犬（9 周）：NOAEL 为 1 mg/（kg·d）（雄性）和 6 mg/（kg·d）（雌性）。

③ 在骨骼和牙齿、胃肠道、雄性和雌性生殖道中均观察到跨物种的不良反应。

（2）物种特异性毒性

① 犬体内胆固醇和甘油三酯水平升高，表明会影响脂代谢。

② 小鼠脾脏和胸腺中淋巴细胞消耗，但无显著相关的血液学结果。

（3）毒物代谢动力学

总暴露量（C_{max} 和 AUC）未表现出显著且持续的蓄积；AUC 值的增加略高于剂量比，说明非线性毒物代谢动力学可能因消除过程中存在的潜在抑制或饱和而引起。

3）安全药理学

（1）用于评估对中枢神经系统、心血管系统和呼吸系统影响的核心研究

① 中枢神经系统：小鼠中无急性神经毒性反应。

② 心血管系统：在小鼠（给药剂量 30 mg/kg）、大鼠（给药剂量大于等于 300 mg/kg）和犬中，出现收缩压升高、心率降低的现象；体外试验中，阿西替尼对犬的 hERG 通道或心脏功能无明显影响。

③ 呼吸系统：在小鼠和大鼠中无不良反应。

（2）对胃肠道系统进行的补充研究

胃肠道系统：加速大鼠的胃排空，但不影响小鼠的炭末推进。

4）基因毒性评估阿西替尼基因毒性的标准试验

① 体外细菌回复突变试验：阴性。

② 体外人淋巴细胞染色体畸变试验：阴性。

③ 体外 CHO 细胞染色体畸变试验：阳性。

④ 体内小鼠骨髓细胞微核试验：阳性。

5）生殖与发育毒性

① 小鼠生育力和早期胚胎发育：雄性小鼠生育力 NOAEL 为 100 mg/（kg·d），因雌性小鼠生育力和胚胎活力均降低，未能获得雌性小鼠的 NOAEL。

② 小鼠和兔的胚胎-胎仔发育：阿西替尼在 CD-1 小鼠中未表现出母体毒性；基于致畸、胚胎毒性和胎儿毒性的证据，当母体暴露量低于人体推荐起始剂量下的暴露量时，小鼠发育 NOAEL 为 0.3 mg/（kg·d），兔发育 NOAEL 小于 10 mg/（kg·d）。

6）致癌性

致癌性研究未进行。

7）特殊毒性

阿西替尼在体内外均无潜在的光毒性。

1.6.2 单剂量给药毒性

表 1 - 27　口服阿西替尼的单剂量给药毒性研究

种　属	剂量/(mg/kg)	NOAEL/(mg/kg)	研 究 结 果
ICR 鼠	2 000	≥2 000	无
比格犬	0,500,1 000,2 000	≥2 000	给药剂量 500 mg/kg 时 临床体征：未成形的黏液状变色粪便(雄性 1 只) 给药剂量 2 000 mg/kg 时 临床体征：未成形的黏液状变色粪便(雄性 1 只) C_{max}≥499 ng/mL，$AUC_{0\sim24\,h}$≥5 070 ng·h/mL

注：溶剂为 5% 羧甲基纤维素溶液(CMC)。

1.6.3 重复剂量给药毒性

表 1 - 28　口服阿西替尼的重复剂量给药毒性研究

种属	持续时间	治疗方案 [mg/(kg·剂)]	NOAEL	
			剂量/[mg/(kg·d)]	AUC/(ng·h/mL)
	14 d	0,25,125,250,每天 2 次	雄性：250 雌性：50	雄性：93 080 雌性：6 230
CD - 1 鼠		主要研究结果 给药剂量＝0 mg/kg 　死亡数：1 只(雌性)。 给药剂量＝50 mg/kg 　死亡数：2 只(雄性 1 只,雌性 1 只)。 给药剂量≥50 mg/kg 　体重：体重增加↓(雌/雄)。 给药剂量≥250 mg/kg 　血液学：网织红细胞计数↓(雌性)； 　器官质量：胸腺质量↓(雄性)。 给药剂量＝500 mg/kg 　死亡数：4 只(雄性)； 　体重：体重增加↓(雄性)； 　器官质量：睾丸、附睾质量↓； 　血液学：平均总蛋白和白蛋白↓(雌性),平均红细胞计数↓、血红蛋白↓、血细胞比容和网织红细胞计数↓； 　大体病理学：鳞状细胞病↑。		

（续表）

种属	持续时间	治疗方案 [mg/(kg·剂)]	NOAEL	
			剂量/[mg/(kg·d)]	AUC/(ng·h/mL)
	28 d	0,5,15,125,每天 2 次	10	370

主要研究结果
给药剂量≥30 mg/kg
  临床化学：平均红细胞血红蛋白量↑，平均红细胞容积↑；
  大体病理学：股骨软骨增厚。
给药剂量＝250 mg/kg
  血液学：网状细胞↑（雌性）；
  临床化学：碱性磷酸酶轻度↑；
  器官质量：胸腺质量↓，睾丸、附睾质量↓；
  组织病理学：睾丸萎缩，对称性↓

种属	持续时间	治疗方案	剂量/[mg/(kg·d)]	AUC/(ng·h/mL)
CD-1 鼠	26 周	0,5,15,50,125 每天 2 次	≤10	<401.07

主要研究结果
给药剂量≥10 mg/kg
  临床体征：剂量相关神经病变。
给药剂量＝30 mg/kg
  死亡数：1 只（雄性）。
给药剂量≥30 mg/kg
  临床化学：不合格，平均红细胞血红蛋白量↑，平均红细胞容积↑（13 周）；
  临床体征：临床症状不佳（26 周）；
  血液学：红细胞计数↓（26 周）；
  组织病理学：黏膜炎症和增生（盲肠）、肝细胞和脾脏色素沉着↑（26 周）、黄体↓（13 周）。
给药剂量≥100 mg/kg
  临床体征：痔疮、外观瘦弱、缺氧、缺牙、牙齿粗糙、皮毛粗糙（13 周）；
  器官质量：检查器官质量↓（13 周）；
  组织病理学：低精子症、网织红细胞↓、结肠黏膜增生、子宫萎缩（26 周）。
给药剂量＝250 mg/kg
  体重↓（13 周）；
  摄食量：↓（13 周）；
  器官质量：脾重↓和子宫质量↓（13 周）；
  临床体征：门齿破损、生长板增生（股骨、胫骨）（13 周）；
  组织病理学：胃肠道增生、炎症、肝脏和脾脏色素沉着、子宫萎缩、淋巴细胞减少（胸腺，脾）（13 周）。
  因计划外死亡，第 22 周终止（11 只雄性、12 只雌性）
恢复
  组织病理学：生长板增厚、结肠增生、肝细胞和脾脏色素以及淋巴细胞消耗均逆转，所有其他结果均为部分逆转。
TK
  AUC 的增加高于剂量的增加

（续表）

种属	持续时间	治疗方案 [mg/(kg・剂)]	NOAEL	
			剂量/[mg/(kg・d)]	AUC/(ng・h/mL)
	14 d	1～9 d：12.5,25,75 10～14 d：25,50,150 每天 2 次	25/50	3 330

主要研究结果
给药剂量≥25、50 mg/kg
　体重：↓；
　临床体征：齿龈变红。
给药剂量≥50、100 mg/kg
　摄食量：↓
　临床化学：胆固醇和甘油三酯水平↑；
　大体病理学：胃肠道中色素沉着。
给药剂量＝150、300 mg/kg
　死亡数：1 只雌性安乐死；
　临床体征：外表瘦弱、脱水、脱色、液体粪便、口腔黏膜溃疡；
　血液学：网织红细胞↓、平均血红蛋白含量轻度↑（雄性）、嗜酸性粒细胞↓（雄性）、淋巴细胞计数↓、转氨酶↓、活化部分凝血活酶时间↑、总蛋白和球蛋白↑；
　器官质量：胸腺质量↓

| | 28 d | 0,5,15,50,每天 2 次 | ＜10 | ＜70 |

主要研究结果
给药剂量≥10 mg/(kg・d)
　体重：↓；
　摄食量：↓；
　临床体征：粪便异常、口腔黏膜充血。
给药剂量≥30 mg/(kg・d)
　体重：↓；
　摄食量：↓；
　临床体征：粪便异常、口腔黏膜充血；
　血液学：网织红细胞↓（雄性）、甘油三酯↑。
给药剂量＝100 mg/(kg・d)
　死亡量：75%；
　体重：↓；
　摄食量：↓；
　临床体征：脱发、脱水、外观瘦弱、反应迟钝、大便异常、充血性口服；
　组织病理学：胃肠道中色素沉着、舌、胃肠黏膜及黏膜下血管炎症、坏死,肠充血/出血

比格犬

| | 26 周 | 0,0.5,1.5,3.0,5.0,
每天 2 次 | 6 | 136.9 |

主要研究结果
给药剂量＞1 mg/kg
　临床体征：异常粪便（变色、液体、黏液）。
给药剂量≥6 mg/kg
　尿液分析：少量且不一致的血尿。
给药剂量＝10 mg/kg
　死亡数：3 只死亡（1 名雄性/2 名雌性；骨髓细胞少、胸腺淋巴细胞减少、胰腺酶原消耗）；
　体重：↓；
　临床体征：外观瘦弱；
　恢复：所有症状均可逆转。

（续表）

种属	持续时间	治疗方案 [mg/(kg·剂)]	NOAEL	
			剂量/[mg/(kg·d)]	AUC/(ng·h/mL)
	9 个月	0,0.5,1.5,3.0,每天 2 次	雄性：1 雌性：6	雄性：5.1 雌性：162
比格犬	主要研究结果 所有剂量 　临床体征：粪便异常。 给药剂量≥3 mg/kg 　器官重量：睾丸质量↓； 　组织病理学：睾丸萎缩、睾丸中合胞细胞↑。 给药剂量＝6 mg/kg 　临床化学：胆固醇轻微↑（雌性）； 　组织病理学：精子减少、附睾细胞碎片化； 　恢复：所有症状均可逆转			

注：溶剂为 0.5% 羧甲基纤维素溶液；AUC 为血浆浓度-时间曲线下面积；TK 为毒代动力学。

1.6.4 安全药理学

表 1-29 阿西替尼安全药理学研究

研 究	种 属	剂量/(mg/kg)	NOAEL/ (mg/kg)	研 究 结 果
神经系统	CD-1 鼠	0,3,10,30	30	无给药相关作用
心血管系统	HEK-293 细胞表达 hERG 通道	0.1 μmol/L,3 μmol/L 10 μmol/L,30 μmol/L	30 μmol/L	hERG：IC_{50}>30 μmol/L
	C57/BL6 小鼠	0,10,30,100	ND	给药剂量 30 mg/kg 心脏收缩期↑9%～16%,舒张压↑13%～20%,收缩压↑11%～18%;心率↓(10%～13%,给药后 1～8 h),心率↑(10%～14%,给药后 16～24 h)
	Wistar 大鼠	每天 0,100,300, 500,共 7 d	100	血压和心率的峰值时间和波动范围↑,但在 48 h 内恢复
	比格犬	每天 0,10,50, 150,共 3 d	ND	收缩压↑,心率↓（AUC 无结果）
呼吸系统	Wistar 大鼠	0,50,250,500	500	无给药相关作用
胃肠道系统	CD-1 小鼠	0,3,10,30	30	无给药相关作用
	Wistar 大鼠	5,10,30	5	给药剂量≥10 mg/kg 胃排空↑

注：溶剂为 0.5% 羧甲基纤维素溶液。

1.6.5 遗传毒性

表 1-30 阿西替尼基因毒性研究

试 验	种 属	代谢活化	剂 量	研究结果
体外微生物回复突变测定	鼠伤寒沙门菌（TA98，TA100，TA1535，TA1537）大肠杆菌（WP2 *uvr*A）	±S9	0.050~5.0 mg/plate（大肠杆菌 48 h，鼠伤寒沙门菌 72 h）	阴性
哺乳动物细胞体外染色体畸变测定	人外周血白细胞（HPBL）	±S9	0.370~2.88 μg/mL（−S9，3 h）；0.80~4.8 μg/mL（＋S9，3 h）；0.220~0.620 μg/mL（−S9，24 h）	阴性
体内骨髓微核试验	CD-1 小鼠	＋	雄性：0，500 mg/kg，1 000 mg/kg，2 000 mg/kg雌性：0，60 mg/kg，125 mg/kg，250 mg/kg，500 mg/kg，1 000 mg/kg，2 000 mg/kg	骨髓抑制阳性：给药剂量≥1 000 mg/kg（雄性），给药剂量≥500 mg/kg（雌性）

注：溶剂为体外 1%二甲基亚砜溶液（DMSO）。

1.6.6 生殖与发育毒性

表 1-31 经口阿西替尼的生殖与发育毒性研究

研 究	种 属	治疗方案/[mg/(kg·剂)]	NOAEL			
			终点	剂量/[mg/(kg·d)]	AUC/(ng·h/mL)	安全窗
生育和早期胚胎发育	CD-1 小鼠	雄性：0，5，15，50，每天 2 次	雄性生育力	100	15 200	57
		雌性：0，15，50，125，每天 2 次	胚胎	＜30	2 850	10

主要研究结果
F_0
给药剂量≥30 mg/kg
　　体重：妊娠体重↓；
　　生育指标：尾附睾精子密度↓、与给药剂量相关的活胚胎数量↓（受试雌性）
给药剂量≥100 mg/kg；
　　器官质量：受试器官质量↓；
　　生育指标：堕胎数或总胚胎↑、生育指数↓（受试雌性）、再吸收↑（受试雌性）

（续表）

研　究	种　属	治疗方案 /[mg/(kg·剂)]	NOAEL			
			终点	剂量/[mg/ (kg·d)]	AUC/(ng· h/mL)	安全窗
	小鼠	0.15,0.5,1.5,每天 2次	母体	3.0	142	NA
			母体	0.3	11.1	NA

主要研究结果
母体
　无母体毒性
胎儿
给药剂量＝1.0 mg/(kg·d)
　组织病理学：骨骼骨化常见变异↑。
给药剂量＝3.0 mg/(kg·d)
　体重：↓；
　宏观病理学：腭裂↑

研　究	种　属	治疗方案	NOAEL			
胚胎 发育	NZW 兔	5,15,50,100,每天 2次	母体	<10	NA	NA
			母体	<10	NA	NA

主要研究结果
母体
给药剂量≥10 mg/kg
　体重：体重增长↓；
　生育指标：1只晚期流产，着床后丢失↓。
给药剂量≥30 mg/kg
　不耐受；
　体重：↓；
　摄食量：↓；
　临床体征：在笼中或笼下有红色液体；
　生育指标：1只晚期流产，所有存活动物着床后丢失。
给药剂量≥100 mg/kg
　死亡率：所有动物因耐受性差而死亡或安乐死

注：溶剂为 0.5％羧甲基纤维素溶液。给药方案：每天 2 次。

1.6.7　特殊毒性

表 1-32　阿西替尼的特殊毒理学研究

研　究	种　属	剂　量	研究结果
光毒性(体外)	Balb/c 3T3 小鼠成纤维 细胞	0.069～150 μg/mL	无显著性差异
光毒性(体内)	SKH1-hr(无毛)小鼠	经口给药,0,3 mg/kg、 30 mg/kg,100 mg/kg	无皮肤反应,无临床 观察

1.7　临床试验

1.7.1　药品监管建议

　　本临床综述建议正式通过阿西替尼（Inlyta®）用于治疗既往系统性治疗失败后的晚期肾细胞癌的新药（NDA202324）上市申请。

　　本申请提供多项临床试验以支持阿西替尼的新药上市，详见表1-33。其中，阿西替尼的新药上市申请主要基于A4061032试验的"一项旨在比较转移性肾细胞癌患者无进展生存期（主要终点指标）的单一、随机、对照、开放标签、多中心3期研究"。

表1-33　上市申请的临床支持研究试验

注册号	分　期	试　验　题　目
A4061007	I	确定健康受试者中阿西替尼片与静脉注射剂绝对生物利用度的随机、开放标签、单剂量、3个疗程、双向交叉I期研究
A4061021	I	确定健康受试者餐后服用5 mg阿西替尼相对生物利用度的开放标签、随机、单剂量、2序列、3周期交叉I期研究
A4061033	I	确定健康受试者餐后服用5 mg阿西替尼相对生物利用度的开放标签、单剂量、随机、4序列、4周期交叉I期研究
A4061052	I	建立健康男性受试者空腹服用测试组（1 mg阿西替尼片5次）和参考组（5 mg阿西替尼片1次）的生物等效性的开放标签、随机、单剂量、2序列、4周期交叉I期研究
A4061053	I	评估食物与空腹对健康男性受试者中XLI型阿西替尼药代动力学影响的开放标签、随机、单剂量、6序列、3周期交叉I期研究
A4061063	I	建立健康男性受试者餐后服用试验组（5 mg XLI型阿西替尼片）与对照组（5 mg IV型阿西替尼片）生物等效性的开放标签、随机、单剂量、2序列、3周期、重复、交叉I期研究
A4061050	I	评估中国健康受试者单剂量口服5 mg，7 mg和10 mg阿西替尼药代动力学参数的开放标签、单剂量、固定序列I期研究
A4061006	I	评估高脂高热量餐和空腹对健康志愿者给药阿西替尼药代动力学影响的开放标签、单剂量、3个疗程、交叉I期研究
A4061003	I	[^{14}C]阿西替尼在健康男性受试者中的开放标签、单剂量、质量平衡I期研究
A4061050	I	评估在中国健康男性受试者中口服单剂量5 mg，7 mg和10 mg阿西替尼血浆药代动力学的开放标签、单剂量、固定序列I期研究
A4060010	I	确定阿西替尼最大耐受剂量和血浆药代动力学以及评估晚期实体瘤患者空腹服药时潜在的药物-药物相互作用的开放标签、剂量递增I期研究

（续表）

注册号	分 期	试 验 题 目
A4060019	I	确定阿西替尼联合紫杉醇、卡铂或紫杉醇每周一次的最大耐受剂量以及评估阿西替尼联合紫杉醇和卡铂或紫杉醇每周一次给药晚期实体瘤患者时的血浆药代动力学参数的开放标签、剂量探索 I 期研究
A4061044	I	评估日本晚期实体瘤患者餐后口服单剂量 5 mg，7 mg 和 10 mg 阿西替尼血浆药代动力学的开放标签、非随机 I 期研究
A4061036	I	评估健康受试者的轻度及中度肝受损对阿西替尼单剂量药代动力学影响的开放标签、单剂量、平行组 I 期研究
A4061004	I	表征单剂量阿西替尼与多剂量酮康唑联合用药时，阿西替尼血浆药代动力学的潜在变化以及表征单独给药阿西替尼及联合酮康唑给药健康受试者时，阿西替尼对 QTc[a] 间期及血压影响的随机、盲法、双向、交叉 I 期研究
A4061026	I	评估高加索和日本健康男性受试者中阿西替尼和利福平间潜在的药代动力学相互作用的开放标签、双周期、2 个疗程交叉 I 期研究
A4061046	II	比较转移性肾细胞癌患者接受阿西替尼（有或无剂量滴定）治疗的客观缓解率的随机、双盲、安慰剂对照 II 期研究
A4061012	II	确定阿西替尼在既往接受过一种基于细胞因子治疗的晚期肾细胞癌患者体内活性的开放标签 II 期研究
A4061023	II	确定阿西替尼在晚期难治性肾细胞癌患者（以总客观缓解率衡量）体内活性的开放标签 II 期研究
A4061035	II	研究日本晚期肾细胞癌患者中阿西替尼客观疗效的开放标签、非随机 II 期研究
A4061032	III	比较转移性肾细胞癌患者无进展生存期（主要终点指标）的单一、随机、对照、开放标签、多中心 III 期研究

注：MTD 为最大耐受剂量；mRCC 为转移性肾细胞癌；ORR 为客观缓解率。

a 按心率校正的 QT 间期。

1.7.2 关键临床试验

表 1 - 34 关键临床试验

分 期	适应证	干预措施	治疗终点	人 数
III	转移性肾细胞癌	阿西替尼 5 mg，经口，每天 2 次	主要终点指标：无进展生存期（PFS）	723
		索拉非尼 400 mg，经口，每天 2 次	次要终点指标：客观缓解率、总生存期（OS）、安全性和耐受性、持续有效时间（DOR），患者的肾特异性症状和健康状况	

试验设计

表 1 - 35　A4061032 的试验设计

比较转移性肾细胞癌患者无进展生存期（主要终点指标）的单一、随机、对照、开放标签、多中心Ⅲ期研究

注册号	A4061032	NCT[a] 号	NCT00678392

适应证	转移性肾细胞癌
试验类型	干预措施
分期	临床Ⅲ期
试验设计	随机、对照、开放标签、多中心试验 患者以 1∶1 比例随机分配至阿西替尼组和索拉非尼组 1 组：阿西替尼 5 mg，经口，每天 2 次； 2 组：索拉非尼 400 mg，经口，每天 2 次
目标/结果指标	1. 主要指标：比较既往接受系统性一线疗法失败后的转移性肾细胞癌患者接受阿西替尼和索拉非尼治疗时的无进展生存期，既往疗法包括以下一项或多项，舒尼替尼、贝伐单抗＋干扰素-α、西罗莫司或细胞因子 2. 次要指标 （1）比较各组患者的总生存期； （2）比较各组患者的总缓解率； （3）评估阿西替尼的安全性和耐受性； （4）估计每组患者的持续有效时间； （5）比较各组患者的肾脏特异性症状和健康状况［基于癌症治疗功能评估肾癌症状指数（FKSI）和欧洲生活质量（Euro Qol）健康指数量表（EQ-5D）］
注册人数	723

性别	男＋女	年龄	≥18 岁

入选标准	1. 经组织学或细胞学证实的转移性肾细胞癌患者，且具有透明细胞亚型。 2. 有一维可测量病灶（即大于等于 1 个恶性肿瘤肿块，可用传统计算机断层扫描（CT）或磁共振成像（MRI）扫描精确测量，至少有一个尺寸不小于 20 mm，或使用 5 mm 甚至更小刻度连续重建算法螺旋 CT 扫描，有不小于 10 mm 的恶性肿块）。骨病变、腹水、腹膜癌病或恶性病变、胸膜或心包积液、皮肤或肺部淋巴管炎、囊性病变或受辐照病变均不属于可测量病灶。 3. 既往接受一种系统性一线疗法出现进展性疾病的转移性肾细胞癌患者［基于实体瘤疗效评价标准（RECIST 1.0 版）］。既往疗法包括以下一项或多项：舒尼替尼、贝伐单抗＋干扰素-α、西罗莫司或细胞因子。 4. 器官功能良好符合的标准： （1）嗜中性粒细胞绝对计数≥1 500 个细胞/立方毫米； （2）血小板计数≥75 000 个细胞/立方毫米； （3）血红蛋白≥9.0 g/dL； （4）谷草转氨酶（AST）和谷丙转氨酶（ALT）≤2.5 倍正常上限（Upper Limit of Normal Value，ULN），肝转移患者——谷草转氨酶和谷丙转氨酶≤5.0 倍正常上限； （5）总胆红素≤1.5 倍正常上限； （6）血清肌酐≤1.5 倍正常上限或计算的肌酐清除率>60 mL/min；

（续表）

比较转移性肾细胞癌患者无进展生存期（主要终点指标）的单一、随机、对照、开放标签、多中心 Ⅲ 期研究	

入选标准

(7) 尿试纸测定尿蛋白<2＋。若尿蛋白>2＋，则需收集 24 h 尿液，且该 24 h 尿液尿蛋白<2 g 的患者方可入组。

5. 男性或女性，年龄≥18 岁（在日本，≥20 岁）。

6. 美国东部肿瘤协作组（Eastern Cooperative Oncology Group，ECOG）体力状况评分为 0 或 1 的患者。

7. 预期寿命≥12 周的患者。

8. 既往系统性治疗结束后至少 2 周（贝伐单抗＋干扰素-α 治疗后 4 周）且放疗或手术治疗相关毒性等级降至≤1 或至基线处［基于美国国家癌症研究所（National Cancer Institute，NCI）常见不良事件的通用术语标准（CTCAE，3.0 版），脱发或甲状腺功能减退症除外］的患者。

9. 无难控性高血压的患者［由间隔至少 1 h 的 2 个基线血压（BP）读数所记录］。基线收缩压读数必须≤140 mmHg，基线舒张压读数必须≤90 mmHg。经降压治疗、血压得到控制的高血压患者方可入组。

10. 具有生育潜力的妇女在治疗前 3 d 内血清或尿液妊娠试验呈阴性。

11. 签署知情同意书并注明日期，表明患者（或合法代表）在纳入研究前已被告知与研究相关的所有方面。

12. 愿意并可遵守预定的访视、治疗计划的患者（包括愿意根据随机分配原则服用阿西替尼或索拉非尼）、实验室检查和其他研究程序，包括完成患者自评结果（基于 FKSI 和 EQ‐5D 问卷调查）

排除标准

1. 既往接受一种以上系统一线疗法的转移性肾细胞癌患者。

2. 已接受任何新辅助或辅助系统性治疗的患者。

3. 研究开始前大手术后 4 周内或放射治疗 2 周内的患者。只要存在至少 1 个未被辐照的可测量病灶，则允许针对转移性病变事先进行姑息性放疗。

4. 胃肠道异常的患者：

(1) 不能服用口服药物；

(2) 静脉营养要求；

(3) 既往手术影响了吸收（包括全胃切除）；

(4) 过去 6 个月内治疗过消化性溃疡；

(5) 与癌症无关的活动性消化道出血，即过去 3 个月内出现呕血、便血或黑便且内镜检查或结肠镜检查未通过的；

(6) 吸收不良综合征。

5. 目前使用或参与了已知潜在的 CYP3A4 抑制剂治疗的患者（如葡萄柚汁、维拉帕米、酮康唑、咪康唑、伊曲康唑、红霉素、泰利霉素、克拉霉素、茚地那韦、沙奎那韦、利托那韦、奈非那韦、洛匹那韦、阿扎那韦、安普那韦、福沙那韦、地拉呋啶）。

6. 目前使用或参与了已知 CYP3A4 或 CYP1A2 诱导剂治疗的患者（如卡马西平、地塞米松、非尔氨酯、奥美拉唑、苯巴比妥、苯妥英、安巴比妥、奈韦拉平、扑米酮、利福布汀、利福平、圣约翰草）。

7. 口服维生素 K 拮抗剂进行抗凝治疗的患者（允许使用维持中心静脉通路装置通畅或预防深静脉血栓形成的低剂量抗凝剂；允许使用低分子量肝素）。

8. 患活动性癫痫或脑转移、脊髓受压或癌性脑膜炎的患者。

9. 患有影响患者接受研究治疗的严重失控的疾病或活动性感染的患者。

10. 给药前 12 个月内出现以下任何情况的患者：心肌梗死、不受控的心绞痛、冠状动脉或外周动脉旁路移植、症状性充血性心力衰竭、脑血管意外或短暂性脑缺血发作，以及深静脉血栓或肺栓塞 6 个月。

11. 已知的人类免疫缺陷病毒或获得性免疫缺陷综合征患者。

（续表）

比较转移性肾细胞癌患者无进展生存期（主要终点指标）的单一、随机、对照、开放标签、多中心Ⅲ期研究	
排除标准	12. 有恶性肿瘤史（肾细胞癌除外）的患者。已治愈的皮肤癌（黑色素除外）、原位乳腺癌或原位宫颈癌，或2年内无症状的其他癌症患者除外。 13. 患痴呆症或精神状态明显改变、不能理解或提供知情同意书并遵守议定书要求的患者。 14. 妊娠、哺乳期女性患者或具有生育潜力不愿或不能使用有效节育、避孕方法来防止治疗期间以及停止治疗后6个月内怀孕的男性和女性。有效避孕的定义与当地法规一致，由主要研究者或指定成员进行判断。 15. 患其他严重急性、慢性精神疾病或实验室异常，可能增加参与或研究药物管理相关的风险，或可能干扰研究结果解释的患者（入组与否，基于研究者的判断）
治疗计划	1. 两组内，给药间隔接近12 h，且约在每天同一时间服药。 2. 根据患者个人情况增减阿西替尼的剂量。 3. 若连续2周内患者的一种剂量水平达到10 mg（最大剂量，每天2次）且未经历2级以上与治疗相关的不良事件，则可增加剂量（血压＞150/90 mmHg或正接受抗高血压药物治疗的患者除外）。 4. 根据阿西替尼的毒性，剂量可降至3 mg，每天2次，必要时可降至2 mg，每天2次。需治疗医师临床判断何时增加阿西替尼的剂量
评估方法	1. 肿瘤评估在筛查过程中进行，前12周内每6周一次，随后每8周一次，直至最后一次访视。 2. 最后一次给药后28 d内，所有患者均接受了不良事件（鳞状上皮细胞癌抗原除外）的随访
试验周期	2008. 9—2016. 2

a NCT, National Clinical Trial, 国家临床试验。

1.7.3 有效性结果

（1）研究者评估的阿西替尼中位无进展生存期为8.3个月（95％ CI[6.6, 9]），索拉非尼为5.6个月（95％ CI[4.7, 6.5]），风险比为0.67（95％ CI[0.55, 0.81]）。

（2）223例患者进行了总生存期的中期分析，其中约53％的患者需进行最终总生存期的分析。

（3）最终分析显示，共有423例死亡病例，阿西替尼组为210例，索拉非尼组为213例。

（4）盲化独立评审委员会评估的缓解率（完全缓解及部分缓解）：阿西替尼组为70例（19.4％），索拉非尼组为34例（9.4％）。两组均无完全缓解。

（5）中位持续有效时间：阿西替尼组为11个月[7.4, 未评估]，索拉非尼组为10.6个月[8.8, 11.5]。

（6）基于盲化独立评审委员会评审

① 阿西替尼组中位持续有效时间为 11 个月（95％ CI[7.4，未评估]），索拉非尼组为 10.6 个月（95％ CI[8.8，11.5]）。

② 阿西替尼组中既往接受舒尼替尼治疗的患者的中位持续有效时间为 11.0 个月（95％ CI[5.2，未评估]），索拉非尼组为 11.1 个月（95％ CI[未评估，未评估]）。

③ 阿西替尼组中既往接受细胞因子疗法的患者的中位持续有效时间为 11.0 个月（95％ CI[7.4，未评估]），索拉非尼组为 10.6 个月（95％ CI[5.9，11.5]）。

（7）主要终点指标

表 1-36　无进展生存期总结（基于独立评审委员会评审）

	阿西替尼（$N=361$）	索拉非尼（$N=362$）
进展期患者数/％	180(49.9)	200(55.2)
死亡患者数/％	12(3.3)	10(2.8)
无进展生存期患者数/％	192(53.2)	210(58)
中位无进展生存期(月，95％ CI)	6.7[6.3,8.6]	4.7[4.6,5.6]
风险比(95％ CI)	0.67[0.54,0.81]	
P 值	<0.000 1	

（8）次要终点指标

表 1-37　阿西替尼次要终点指标总结

	阿西替尼（$N=361$）	索拉非尼（$N=362$）
总生存期		
死亡患者数/％	210(58.2)	213(358.8)
中位总生存期(月，95％ CI)	20.1[16.7,23.4]	19.2[17.5,21.6]
风险比(95％ CI)	0.97[0.8,1.17]	
P 值	0.37	
客观缓解率	70(19.4)	34(9.4)
完全缓解	无	无
部分缓解	70(19.4)	34(9.4)
既往舒尼替尼疗法	22	15
既往细胞因子疗法	41	17
中位持续有效时间(月，95％ CI)	11[7.4,NE]	10.6[8.8,11.5]

注：NE 为未估计。

表 1-38　阿西替尼有效性结果总结

终点指标/研究人群	阿西替尼	索拉非尼	风险比(95%CI)	P 值
总意向治疗人群	N=361	N=362		
中位无进展生存期[a,b]（月,95% CI)	6.7[6.3,8.6]	4.7[4.6,5.6]	0.67[0.54,0.81]	<0.000 1[c]
中位总生存期(月,95% CI)	20.1[16.7,23.4]	19.2[17.5,21.6]	0.97[0.80,1.17]	NS
客观缓解率(95% CI)	19.4[15.4,23.9]	9.4[6.6,12.9]	2.06[d][1.41,3.00]	—
既往治疗的无进展生存期				
舒尼替尼难治性亚群	N=194	N=195		
中位(月,95% CI)	4.8(4.5,6.4)	3.4(2.8,4.7)	0.74(0.57,0.96)	
细胞因子难治性亚群	N=126	N=125		
中位(月,95% CI)	12.1(10.1,13.9)	6.5(6.3,8.3)	0.46(0.32,0.68)	—

注：1. 风险比为阿西替尼与索拉非尼风险比。
　　2. NS 代表不显著。
　　3. "—"代表因未对多次测试进行调整，未包含 P 值。
　　a 从随机分配到因任何原因导致疾病进展或死亡的时间，以先发生的为准。
　　b 基于实体瘤疗效评价标准，由独立的放射学审查委员会进行评估。
　　c 根据东部肿瘤协作组体力状况评分和既往治疗方案，分层对数秩检验得出单侧检验的 P 值(具有统计学显著意义的单侧检验的 P 值小于 0.023)。
　　d 风险比用于客观缓解率。风险比大于 1 表示阿西替尼组有更高的缓解可能性；风险比小于 1 表示索拉非尼组有更高的缓解可能性。

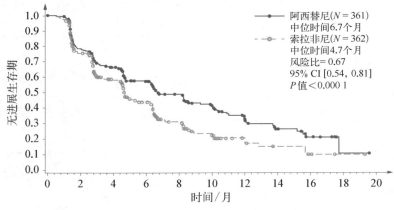

图 1-7　无进展生存期的 Kaplan-Meier 曲线(意向治疗人群)

1.7.4　安全性结果

（1）阿西替尼治疗组最常见的 1～4 级不良事件为腹泻(55%)、高血压(41%)、疲劳(41%)、食欲减少(35%)、恶心(33%)、发音困难(32%)、手足综合征(27%)、体重减轻(25%)、呕吐(24%)、虚弱(21%)、便秘(21%)。

（2）阿西替尼治疗组最常见的 3～4 级不良事件包括高血压（16％）、疲劳（11％）、腹泻（11％）、虚弱（5％）、手足综合征（5％）和食欲下降（5％）。

（3）不常见的严重不良事件包括动脉和静脉血栓、胃肠穿孔、出血、甲状腺功能减退症、蛋白尿及可逆性脑白质后部综合征。

（4）阿西替尼治疗组死亡总数及死亡率均高于索拉非尼治疗组（2.5％：1.1％），与其治疗相关不良事件有关。最后一次给药 28 d 内，阿西替尼治疗组的死亡率为 9.7％，索拉非尼治疗组的为 6.5％。

（5）阿西替尼治疗组最后一次给药 28 d 内，8 例患者出现除疾病进展外的 5 级与治疗相关的不良事件。

（6）阿西替尼治疗组的非致死性严重不良事件发生率为 34.8％，索拉非尼治疗组的为 32.7％。

（7）重要不良事件

① 阿西替尼治疗组与索拉非尼治疗组分别出现 152 例（42.3％）及 109 例（30.7％）不良事件；其中不低于 3、4 级的不良事件有：阿西替尼治疗组 60 例（16.7％），索拉非尼治疗组 41 例（11.5％）。

② 阿西替尼治疗组有 58 例出血事件；索拉非尼治疗组有 64 例。不良事件等级大多小于等于 2 级。

③ 阿西替尼治疗组 69 例（19.2％）患甲状腺功能减退症，其中 1 例为 3 级；索拉非尼治疗组有 30 例（8.5％）。无患者因该症停止治疗。研究开始后，阿西替尼治疗组有 95 例（26.5％）患者、索拉非尼治疗组有 48 例（13.5％）患者开始服用或增加现有甲状腺药物剂量。

④ 阿西替尼治疗组未出现心肌梗死，索拉非尼组有 2 例。

⑤ 阿西替尼治疗组有 15 例（4.2％）静脉血栓不良事件，索拉非尼治疗组有 2 例（不足 1％）。

⑥ 阿西替尼治疗组有 41 例（11.4％）蛋白尿不良事件，索拉非尼治疗组有 26 例（7.3％）；其中 3、4 级不良事件分别为 11 例（3.1％）和 6 例（1.7％）。阿西替尼治疗组 7 例（1.9％）诊断出肾衰竭，其中 5 例（1.4％）已达 3、4 级。

⑦ 阿西替尼治疗组中，2 例患者肝功能受损，无肝功能衰竭。

⑧ 阿西替尼治疗组中，1 例患者出现可逆性脑白质后部综合征，索拉非尼治疗组无。

（8）主要安全性结果

① 死亡

表 1-39 治疗相关的死亡情况总结

	阿西替尼（N=359） n（百分数/%）	索拉非尼（N=362） n（百分数/%）
死亡患者总数	113（31.5）	190（30.7）
研究期间死亡患者数[a]	35（9.7）	23（6.5）
在研疾病	28（7.8）	15（4.2）
与治疗相关的毒性[b]	0	2（0.6）
因索拉非尼、法安明或肿瘤坏死引起的凝血紊乱	0	1（0.3）
胃肠道出血（索拉非尼）	0	1（0.3）
未知	2（0.6）	3（0.8）
其他	5（1.4）	3（0.8）
急性脑血管意外	1（0.3）	0
疾病进展	0	1（0.3）
十二指肠溃疡出血	0	1（0.3）
胃肠道出血及肾肿瘤部位可能的腹腔内出血	1（0.3）	0
全身无力	1（0.3）	0
肺栓塞	1（0.3）	0
脓血症	1（0.3）	0
中风	0	1（0.3）
随访期间死亡患者数[c]	78（21.7）	86（24.2）
在研疾病	65（18.1）	72（20.3）
与治疗相关的毒性	0	0
未知	3（0.8）	7（2.0）
其他	10（2.8）	7（2.0）
急性肾功能衰竭及急性心肌梗死	1（0.3）	0
脑出血	0	1（0.3）
疾病进展过程中的心肺功能衰竭	1（0.3）	0
疾病进展（Disease progresion）[d]	0	1（0.3）
疾病进展（Disease progression）[d]	1（0.3）	1（0.3）
缺氧性呼吸衰竭	0	1（0.3）

（续表）

	阿西替尼（N=359） n（百分数/%）	索拉非尼（N=362） n（百分数/%）
间质性肺病	1(0.3)	0
肺内及支气管内严重出血	1(0.3)	0
肺炎	0	1(0.3)
疾病进展	1(0.3)	0
进行性疾病	3(0.8)	0
假单胞菌支气管肺炎	0	1(0.3)
呼吸道出血	1(0.3)	0
败血症	0	1(0.3)

注：n 为符合指定标准的患者数量。

a 在研死亡数，包括从研究开始至最后一次给药 28 d 内出现死亡的患者数。

b 死因从不良事件临床试验观察表和死亡通告临床试验观察表上收集。因此，死亡分类不同。在死亡通告临床试验观察表上，3、4 级的与阿西替尼相关的死因为"其他"所致（各有 1 例患者因胃肠道出血、全身无力和败血症所致），1、4 级的死因为"在研疾病"。2、3 级的与索拉非尼相关的死因为"与治疗相关毒性"所致，1、3 级的死因为"在研疾病"。

c 随访死亡是指最后一次给药超过 28 d 后发生的死亡。

d "疾病进展（Disease Progresion）"和"疾病进展（Disease Progression）"均在列。

② 不良事件

表 1-40 与阿西替尼治疗相关的不良事件总结

不良事件参数	阿西替尼 n（百分数/%）	索拉非尼 n（百分数/%）
可评估不良事件的患者[a]	359	355
不良事件数	2 630	2 389
存在不良事件的患者	325(90.5)	336(94.6%)
存在严重不良事件的患者	44(12.3)	43(12.1)
3 级或 4 级不良事件[b] 患者	177(49.3)	188(53.0)
5 级不良事件[b] 患者	4(1.1)	3(0.8)
因不良事件终止治疗的患者	14(3.9)	29(8.2)
因不良事件治疗剂量减少的患者	92(25.6)	70(19.7)
因不良事件暂停治疗的患者	168(46.8)	195(54.9)

a 人用药物注册技术要求国际协调会(ICH)国际医学用语词典 13.1 版。

b 参考不良事件的通用术语标准 3.0 版。

③ 重大不良事件

表 1-41　阿西替尼静脉血栓及高血压不良事件总结

	阿西替尼（N=359）		索拉非尼（N=355）	
静脉血栓事件	所有等级 n（百分数/%）	3～5级 n（百分数/%）	所有等级 n（百分数/%）	3～5级 n（百分数/%）
视网膜静脉阻塞	1(<1)	1(<1)	0	0
视网膜静脉血栓形成	1(<1)	1(<1)	0	0
肺栓塞	7(1.9)	7(1.9)	2(<1)	2(<1)
深静脉血栓形成	2(<1)	2(<1)	0	0
颈静脉血栓形成	1(<1)	0	0	0
锁骨下静脉血栓形成	1(<1)	0	0	0
血栓症	1(<1)	0	0	0
静脉血栓形成	1(<1)	0	0	0
高血压不良事件				
血压升高	3(1)	1(<1)	3(1)	2(1)
急进性高血压	1(<1)	1(<1)	0	0
舒张期高血压	0	0	1(<1)	0
高血压	146(40.7)	56(15.6)	104(29.3)	39(11)
高血压危象	2(1)	2(1)	0	0
收缩期高血压	0	0	1(<1)	0

1.7.5　有效性和安全性的支持性研究

表 1-42　试验 A4061012、A4061035 和 A4061023 的试验设计

	A4061012：确定阿西替尼在既往接受过一种基于细胞因子治疗的晚期肾细胞癌患者体内活性的开放标签Ⅱ期研究 A4061035：研究日本晚期肾细胞癌患者中阿西替尼客观疗效的开放标签、非随机Ⅲ期研究 A4061023：确定阿西替尼在晚期难治性肾细胞癌患者（以总客观缓解率衡量）体内活性的开放标签Ⅱ期研究
注册号	A4061012,A4061035,A4061023　　NCT 号　　A4061012：NCT00076011 A4061035：NCT00569946 A4061023：NCT00282048
适应证	A4061012：既往接受过一种基于细胞因子疗法的转移性肾细胞癌 A4061035：转移性肾细胞癌患者的二线治疗 A4061023：难治性转移性肾细胞癌
试验类型	干预措施
分期	临床Ⅱ期
试验设计	非随机、单组分配、开放标签研究

（续表）

	A4061012：确定阿西替尼在既往接受过一种基于细胞因子治疗的晚期肾细胞癌患者体内活性的开放标签 II 期研究 A4061035：研究日本晚期肾细胞癌患者中阿西替尼客观疗效的开放标签、非随机 III 期研究 A4061023：确定阿西替尼在晚期难治性肾细胞癌患者（以总客观缓解率衡量）体内活性的开放标签 II 期研究
目标/结果 指标	A4061012 1. 主要终点目标：有客观缓解的参与者比例。 2. 次要终点目标 　疾病进展时间； 　持续有效时间； 　总生存期； 　欧洲癌症研究治疗组织开发的癌症患者生活质量测定量表 EORTC QLQ - C30 　（3.0 版）的基线变化。 A4061035 1. 主要终点目标：客观缓解率。 2. 次要终点目标 　无进展生存期； 　疾病进展时间； 　持续有效时间； 　总生存期； 　AG - 013736 群体药代动力学分析的参与者人数； 　可溶性血管内皮生长因子受体 1（s - VEGFR - 1）的血浆浓度； 　可溶性血管内皮生长因子受体 2（s - VEGFR - 2）的血浆浓度； 　可溶性血管内皮生长因子受体 3（s - VEGFR - 3）的血浆浓度； 　可溶性干细胞因子受体（s - KIT）的血浆浓度； 　血管内皮生长因子（VEGF）的血浆浓度； 　出现不良事件参与者的数量。 A4061023 1. 主要终点目标：有客观缓解的参与者比例。 2. 次要终点目标 　无进展生存期； 　持续有效时间； 　总生存期； 　癌症治疗功能评价量表-癌症治疗的功能评估-肾症状指数-疾病相关症状量表； 　阿西替尼的群体药代动力学（AG - 013736）
登记人数	A4061012：52 A4061035：64 A4061023：62

性别	男＋女		年龄	A4061012：18 岁及以上 A4061035：18 岁及以上 A4061023：18 岁及以上

入选标准	A4061012 1. 组织学记录的伴有转移的肾细胞癌患者。 2. 因疾病进展或出现不可接受的治疗相关毒性，既往接受细胞因子疗法（白细胞介素-2、干扰素）失败的患者。

（续表）

A4061012：确定阿西替尼在既往接受过一种基于细胞因子治疗的晚期肾细胞癌患者体内活性的开放标签Ⅱ期研究

A4061035：研究日本晚期肾细胞癌患者中阿西替尼客观疗效的开放标签、非随机Ⅲ期研究

A4061023：确定阿西替尼在晚期难治性肾细胞癌患者（以总客观缓解率衡量）体内活性的开放标签Ⅱ期研究

入选标准	A4061035 1. 组织学诊断为转移性肾细胞癌且具有透明细胞癌组分的患者。 2. 对一线细胞因子治疗无效的患者。 3. 接受肾切除术的患者。 4. 存在至少 1 个靶病灶的患者（基于实体瘤疗效评价标准 RECIST）。 5. 高血压得到控制的患者。 A4061023 1. 伴有转移性和肾切除的肾细胞癌患者。 2. 既往索拉非尼治疗失败的患者。 3. 至少有 1 个未经照射的靶病灶的患者。 4. 骨髓充足、肝肾功能正常、不小于 18 岁的患者
排除标准	A4061012 1. 既往除接受过 1 次基于细胞因子治疗外，接受过任何系统治疗的肾细胞癌患者。接受含沙利度胺或抗血管生成剂在内的基于细胞因子治疗的患者。 2. 不能经口用药的患者。 A4061035 1. 胃肠异常患者。 2. 目前使用或预期不能避免使用有效的 CYP3A4 抑制剂或 CYP1A2/3A4 诱导剂的患者。 3. 活动性癫痫或脑转移的患者。 4. 咯血患者。 A4061023 1. 胃肠异常患者。 2. 目前使用或无法避免使用慢性抗酸疗法的患者。 3. 目前使用或预期不能避免使用有效的 CYP3A4 抑制剂或 CYP1A2 诱导剂的患者。 4. 活动性癫痫或脑转移的患者
试验周期	A4061012：2004.1—2012.6 A4061035：2007.12—2014.6 A4061023：2006.1—2012.6

表 1-43　试验 A4061012、A4061035 和 A4061023 的有效性结果总结

	试验 A4061012	试验 A4061035	试验 A4061023
主要终点指标			
客观缓解（95% CI）	44.2[30.5,58.7]	—	22.6[12.9,35.0]
客观缓解率（95% CI）	—	54.7[41.7,67.2]	—
次要终点指标			
疾病进展时间（95% CI）	477.0[255.0,712.0]	11.0[9.2,12.0][a] 12.0[9.2,14.8][b]	—

（续表）

	试验 A4061012	试验 A4061035	试验 A4061023
持续有效时间(95% CI)	700.0[635.0,NA]	11.1[8.2,13.7][c] 12.8[7.7,17.5][d]	531[225,NA]
总生存期(95% CI)	911.0[619.0,NA]	37.3[28.6,49.9]	412.5[256.0,570.0]
无进展生存期(95% CI)	—	11.0[9.2,12.0][a] 12.0[9.2,14.8][b]	225[203,334]

a 独立评审委员会评估。
b 研究者评估。
c 独立评审委员会评估($n=33$)。
d 研究者评估($n=36$)。

1.7.6　风险效益评估

（1）阿西替尼组和索拉非尼组最终总生存期无差异,风险比为 0.97(95% CI[0.8,1.17])。

（2）723 例既往接受 1 次系统治疗失败的晚期肾细胞癌患者中,相比索拉非尼,阿西替尼具有显著的无进展生存期优势(具有统计学意义)。

（3）未发现阿西替尼存在与此类 VEGF 小分子抑制剂药物不同的严重不良事件。

（4）阿西替尼与索拉非尼不良反应的发生率及严重程度相似,但具体情况不同。高血压、发音障碍和甲状腺功能减退的发生率,阿西替尼组高于索拉非尼组;手足综合征、皮疹和脱发的发生率,索拉非尼组高于阿西替尼组。

参考文献

[1] Kania R S, Bender S L, Borchardt A J, et al. Indazole compounds and pharmaceutical compositions for inhibiting protein kinases, and methods for their use: WO2001002369A2[P]. 2001-01-11.

[2] Babu S, Dagnino R Jr, Ouellette M A, et al. Methods for preparing indazole compounds: WO2006048745A1[P]. 2006-05-11.

[3] Flahive E J, Ewanicki B L, Sach N W, et al. Development of an effective palladium removal process for VEGF oncology candidate AG13736 and a simple, efficient screening technique for scavenger reagent identification [J]. Organic Process Research & Development, 2008, 12 (4): 637-645.

[4] Chekal B P, Guinness S M, Lillie B M, et al. Development of an efficient Pd-catalyzed coupling process for Axitinib [J]. Organic Process Research & Development, 2014,

18 (1)：266 - 274.

[5]　Shen C，Shen H，Yang M，et al. A novel D-glucosamine-derived pyridyl-triazole@ palladium catalyst for solvent-free Mizoroki-Heck reactions and its application in the synthesis of Axitinib [J]. Green Chemistry，2015，17 (1)：225 - 230.

[6]　Xu X. Preparation method of Axitinib：CN103387565A[P]. 2013 - 11 - 13.

第 2 章　阿帕替尼甲磺酸盐

——治疗既往接受两种或两种以上化疗的进展性和难治性
晚期胃癌的选择性血管内皮生长因子受体-2 抑制剂

2.1　基本信息

2.1.1　概述

（1）阿帕替尼甲磺酸盐（艾坦®）是一种 VEGFR-2 抑制剂，于 2014 年 10 月首次获得 CFDA 批准上市。

（2）阿帕替尼甲磺酸盐由恒瑞医药（江苏恒瑞医药股份有限公司）研发并销售。研发代码：YN-968D1。

（3）阿帕替尼甲磺酸盐抑制 VEGFR-2，阻断其下游信号通路，从而抑制血管生成（血管生成在恶性肿瘤的生长和转移方面起了重要作用）。

（4）阿帕替尼甲磺酸盐用于治疗既往接受两种或两种以上化疗的进展性和难治性晚期胃癌患者。

（5）阿帕替尼甲磺酸盐为口服片剂，每片含 250 mg、375 mg 或 425 mg 阿帕替尼。推荐起始剂量为 850 mg，每天 1 次。

（6）截至 2018 年 7 月，艾坦®的销量未有报道。

表 2-1　全球主要国家或地区批准情况

	中国（CFDA）
首次批准日期	2014/10/17
申请号或批准号	国药准字 H20140103 国药准字 H20140104 国药准字 H20140105
商品名	艾坦®

（续表）

	中国（CFDA）
适应证	晚期胃癌
授权公司	恒瑞医药

注：截至 2018 年 7 月，尚未在美国、欧盟和日本获得批准上市。

2.1.2　活性成分

分子式：$C_{24}H_{23}N_5O \cdot CH_3SO_3H$。

相对分子质量：493.58。

CAS 号：811803 - 05 - 1（阿帕替尼）；

　　　　1218779 - 75 - 9（阿帕替尼甲磺酸盐）。

化学名称：N -［4 -（氰基环戊基）-苯基］- 2 -（4 -吡啶甲基）氨基- 3 -吡啶甲酰胺甲磺酸盐。

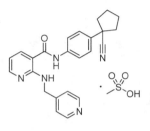

表 2 - 2　Lipinski 五规则参数

MW[a]	H_D	H_A	FRB[b]	PSA[b]	cLogP[b]
397.47	2	6	5	9.07 nm	3.66±0.69

a 阿帕替尼的相对分子质量。
b 由 ACD/Labs 软件 V11.02 版计算而得。

2.1.3　药品信息[①]

给药途径：经口。

规格：250 mg/375 mg/425 mg（阿帕替尼）。

剂型：片剂。

辅料：未知。

推荐剂量：推荐起始剂量为 850 mg，每天 1 次，饭后半小时后服用。

2.2　核心专利信息

（1）艾坦®（阿帕替尼甲磺酸盐）于 2014 年 10 月 17 日首次获得 CFDA 批准

———————

① 信息源自 CFDA 药品说明书。

上市。

（2）阿帕替尼首次由陈国庆（Paul）研发，然后由恒瑞开发，其化合物专利由陈国庆于 2004 年提出专利申请。

（3）其化合物专利将于 2022 年首次到期，已先后获得中国、美国、日本和欧盟授权。

表 2 - 3　药品主要流通国家和地区对阿帕替尼甲磺酸盐化合物专利的保护情况

国家和地区	公开号/专利号	申请日	授权日	预计专利失效日
世界知识产权组织	WO2005000232A2	2004/06/04	/	/
美　国	US7129252B2	2004/06/02	2006/10/31	2024/10/08
欧　洲	EP1633712B1	2004/06/04	2014/06/25	2024/06/04
日　本	JP5046643B2	2004/06/04	2012/10/10	2024/06/04
中　国	CN1281590C	2002/11/27	2006/10/25	2022/11/27

表 2 - 4　发起人国际专利申请列表（专利族）

公开号	标　题	申请人/受让人/所有人	公开日
技术主题：活性成分（游离碱）的结构通式或结构式及制备方法			
WO2005000232A2	六元氨基-酰胺衍生物作为血管生成抑制剂	陈国庆（Paul）	2005/01/06
技术主题：盐、晶型、多晶型、溶剂合物（水合物）、同分异构体、衍生物等及制备方法			
WO2010031266A1	N -［4 -（氰基环戊基）-苯基］- 2 -（4 -吡啶甲基）氨基- 3 -吡啶甲酰胺盐	恒瑞	2010/03/25
技术主题：适应证或医学疗法			
WO2010031265A1	用于治疗增殖性疾病的药物组合物	恒瑞	2010/03/25
技术主题：含至少两种活性成分的联合治疗			
WO2011050684A1	用于治疗肿瘤的药物组合物	恒瑞	2011/05/05

注：数据更新至 2017 年 10 月。

2.3 化学合成

路线 1

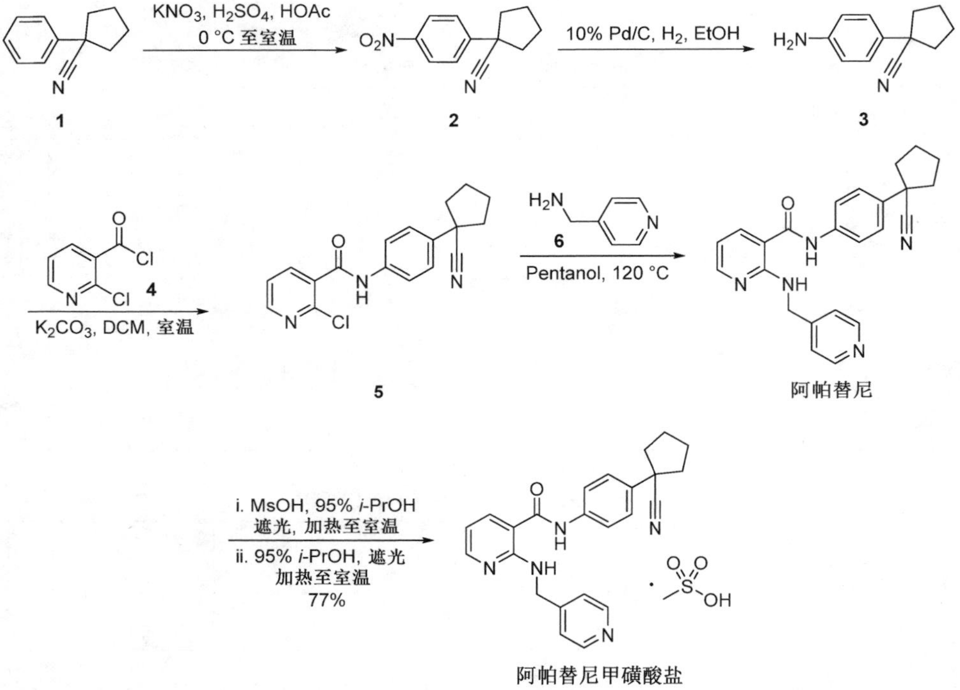

图 2-1 阿帕替尼甲磺酸盐的合成路线 1

合成方法：市售 1-苯基环戊烷甲腈 **1** 首先区域选择性地硝基化，得到相应的硝基化合物 **2**，随后硝基催化氢化，还原成氨基。得到的化合物 **3** 与酰氯 **4** 反应生成酰胺 **5**。**5** 与吡啶甲胺 **6** 高温下发生胺化反应后得到阿帕替尼。阿帕替尼置于甲磺酸体系中，以 77.0%的收率得到阿帕替尼甲磺酸盐。

2.4 药理学

2.4.1 概述

（1）作用机制

① 阿帕替尼为一种经口酪氨酸激酶抑制剂，对 VEGFR-2 具有靶向作用

（IC_{50}＝1 nmol/L），从而抑制血管生成（血管生成对恶性肿瘤的生长和转移具有重要作用）。

② 体外试验研究表明，阿帕替尼能抑制 VEGFR－2，进而抑制血管生成、细胞迁移和刺激下的细胞增殖。

③ 阿帕替尼代谢物 M1－1（羟基阿帕替尼）对 VEGFR－2（IC_{50}＝19.2 nmol/L）、c－kit（IC_{50}＝125 nmol/L）和血小板源性生长因子受体 β（PDGFR-β，IC_{50}＝46.9 nmol/L）表现出显著的抑制作用。

④ 阿帕替尼以剂量依赖性的方式抑制多种人类肿瘤的异种移植瘤在体内生长，但并不能在体外抑制这些肿瘤细胞的生长。这表明，阿帕替尼的抗肿瘤活性机理是通过抑制血管生成达到抗肿瘤活性，而不是直接抑制细胞增殖。

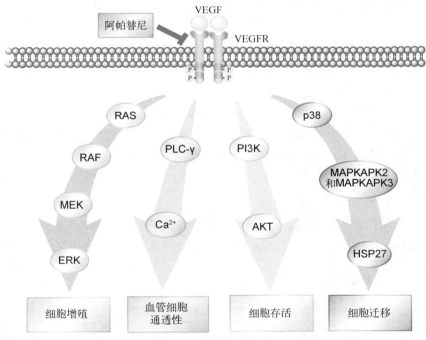

图 2-2　阿帕替尼的作用机制

（2）体外药效

① 阿帕替尼对细胞中受体酪氨酸激酶（Receptor Tyrosine Kinases，RTKs）磷酸化及与 RTKs 相关的下游分子的抑制作用：

VEGFR 和细胞外调节蛋白激酶（ERK1/2）：10 μmol/L 阿帕替尼时，完全抑制；

c－kit 和 PDGFR：1 μmol/L 阿帕替尼时，完全抑制；

人表皮生长因子受体-2 和表皮生长因子受体：无抑制作用。

② 阿帕替尼对人脐静脉内皮细胞增殖的抑制作用：

在 20%胎牛血清培养条件下：IC_{50}＝23.4 nmol/L；

VEGF 活化处理条件下：IC_{50}＝0.17 nmol/L。

③ 阿帕替尼对体外血管生成和细胞迁移的抑制作用：

人脐静脉内皮细胞小管形成试验，1 μmol/L 阿帕替尼时，显著抑制；

人脐静脉内皮细胞 Transwell（插入式细胞培养皿穿透小室）迁移试验，1 μmol/L 阿帕替尼时，显著抑制；

大鼠主动脉环微血管生成试验，0.1 μmol/L 阿帕替尼时，显著抑制。

（3）体内药效

① 阿帕替尼在人肺腺癌小鼠移植瘤模型中对肿瘤生长的抑制作用：

每天给药 100 mg/kg 时，显著抑制人肺癌细胞（NCI－H460）和人腺癌肺泡基底上皮细胞（A549）模型中肿瘤的生长（T/C＝57%和 41%）；

在 NCI－H460 模型中，与多西他赛或阿霉素联合使用时，阿帕替尼的抑制作用增强（$P<0.05$）。

② 阿帕替尼在人结肠癌裸鼠移植瘤模型中对肿瘤生长的抑制作用：

每天给药 50 mg/kg 时，显著抑制人结肠癌细胞（HCT－116、HT－29）和人结直肠腺癌细胞（Ls174t）模型中肿瘤的生长（T/C＝63%、59%和 72%）；

在 Ls174t 模型中，与奥沙利铂或氟尿嘧啶联合使用，阿帕替尼的抑制作用增强（$P<0.05$）。

③ 阿帕替尼在人胃癌 SGC7901 小鼠移植瘤模型中对肿瘤生长的抑制作用：

每天给药 100 mg/kg 时，抑制作用显著（T/C＝33%）。

2.4.2 作用机制

表 2－5 阿帕替尼对激酶的体外抑制活性

激 酶	IC_{50}/(nmol/L)		激 酶	IC_{50}/(nmol/L)	
	阿帕替尼	舒尼替尼		阿帕替尼	舒尼替尼
VEGFR－2	1	5	c－src	530	2 200
c－kit	429	1	EGFR	>10 000	>10 000
PDGFR－α	>1 000	13	HER－2	>10 000	>10 000
RET	13	72	FGFR－1	>10 000	510

注：采用酶联免疫吸附法测定阿帕替尼在体外对酪氨酸激酶的抑制活性。专利 US2011/0184023A1 提到，阿帕替尼对 c－src 的 IC_{50} 值大于 1 000 nmol/L。

表 2-6　阿帕替尼及其代谢物与人血浆蛋白的结合和体外药理学研究

化合物	IC$_{50}$/(nmol/L)			PAI/%		
	VEGFR-2	PDGFR-β	c-kit	VEGFR-2	PDGFR-β	c-kit
阿帕替尼	1.90	16.5	12.9	100	100	100
代谢物 M1-1	19.2	46.9	125	5.42	19.3	5.66
代谢物 M1-2	179	1352	2511	0.22	0.25	0.11
代谢物 M1-6	265	369	981	0.32	0.80	0.77
代谢物 M9-2	无效	无效	无效	无效	无效	无效

注：1. 采用超速离心法测定蛋白结合率。

2. PAI：药理活性指数。PAI=[（稳态时代谢物曲线下面积 AUC×代谢物蛋白结合率×阿帕替尼 IC$_{50}$）/（稳态状态下阿帕替尼 AUC×阿帕替尼蛋白结合率×代谢物 IC$_{50}$）]×100%。

2.4.3　体外药效

表 2-7　阿帕替尼的体外药效

研　　究		细胞系	刺激物/条件	作　　用	
试　验	靶　点			有效剂量^a/(μmol/L)	研究结果
磷酸化作用	VEGFR-2	HUVEC	VEGF	10	完全抑制
	ERK-1/2	HUVEC	VEGF	10	完全抑制
	c-kit	Mo7e	SCF	1	完全抑制
	PDGFR	NIH-3T3	PDGF	1	完全抑制
	EGFR	NA	EGF	无作用	高达 10 μmol/L
	HER-2	NA	NA	无作用	高达 10 μmol/L
细胞增殖^b		HUVEC	20% FBS	IC$_{50}$=23.4 μmol/L	舒尼替尼：IC$_{50}$=7.4 μmol/L
		HUVEC	VEGF	IC$_{50}$=0.17 μmol/L	舒尼替尼：IC$_{50}$=0.034 μmol/L
微管形成^c		HUVEC	20% FBS	1	—
Transwell 细胞迁移^d		HUVEC	20% FBS	1	—
微血管生成^e		大鼠主动脉环	FBS	0.1	—

注：EGF 为表皮细胞生长因子；EGFR 为表皮生长因子受体；ERK 为细胞外调节蛋白激酶；FBS 为胎牛血清；HER-2 为人表皮生长因子受体 2；HUVEC 为人脐静脉内皮细胞；Mo7e 为人巨细胞白血病细胞株；NIH-3T3 为小鼠胚胎成纤维细胞系；PDGF 为血小板源性生长因子；PDGFR 为血小板源性生长因子受体。舒尼替尼为一种口服多靶点酪氨酸激酶抑制剂，包括 VEGFR、c-kit、PDGFR、FLT-3、CSF-1R 和 RET，具有抗血管生成和抗肿瘤的活性。

a 与溶剂对照比较，$P<0.05$。

b 采用含有检测药物和 20% FBS 或 20 ng/mL VEGF 的培养基孵育 HUVEC 细胞。

c 采用含有 20% FBS 的 M199 培养基悬浮 HUVEC 细胞，并将悬浮细胞加入含有不同检测药物的固化基质胶中，孵育 8 h。然后采用高倍显微镜观察细胞图像。

d 采用美国康宁小室进行的 Transwell 迁移试验结果显示 20% FBS 可诱导 HUVEC 细胞发生迁移。

e 主动脉环嵌入基质胶后，补充培养基，并置于 37℃、5% CO_2 气体条件下培养 6 d。

2.4.4 体内药效

表 2 - 8　阿帕替尼在肿瘤异种移植模型中的抗肿瘤作用

肿瘤异种移植模型			给药方案		效　果	
模型	肿瘤来源	动物	剂量/ (经口,mg/kg)	持续时间 /d	T/C^a/(%)	P 值
NCI- H460	肺	Balb/c 裸鼠	100	QD×14	57	0.017
			200	QD×14	17	<0.001
			150	QD×14	46	—
			多西他赛：12^b	Q4D×3^c	37	—
			阿帕替尼：150	阿帕替尼：QD×14	7	<0.05^c
			多西他赛：12^b	多西他赛：Q4D×3^c		
			阿霉素：10^b	单剂量	35	—
			阿帕替尼：150	阿帕替尼：QD×14	14	<0.05^c
			阿霉素：10^b	阿霉素：单剂量		
A549	肺	Balb/c 裸鼠	50	QD×14	73	0.198
			100	QD×14	41	0.012
			200	QD×14	17	0.001
HCT- 116	结肠	Balb/c 裸鼠	50	QD×21	63	0.009
			100	QD×21	40	<0.001
			200	QD×21	14	<0.001
HT-29	结肠	Balb/c 裸鼠	50	QD×21	59	0.005
			100	QD×21	42	<0.001
			200	QD×21	18	<0.001
Ls174t	结肠	Balb/c 裸鼠	50	QD×14	72	0.014
			100	QD×14	43	<0.001
			200	QD×14	8	<0.001
			150	QD×14	28	—
			奥沙利铂：6^b	QD×3	54	—
			阿帕替尼：150	阿帕替尼：QD×14	5	<0.05^d
			奥沙利铂：6^b	奥沙利铂：QD×3		
			75	QD×14	60	—
			5-氟尿嘧啶：50^b	QD×3	60	—
			阿帕替尼：75	阿帕替尼：QD×14	40	<0.05^d
			5-氟尿嘧啶：50^b	5-氟尿嘧啶：QD×3		
SGC- 7901	胃	Balb/c 裸鼠	50	QD×18	58	0.067
			100	QD×18	33	0.006
			200	QD×18	12	0.001

注：QD 表示每天 1 次。
a T/C 代表肿瘤生长抑制率。T/C＝治疗组肿瘤平均增加体积/对照组肿瘤平均增加体积×100%。
b 静脉注射。
c 给药方案为每天 1 次,持续 4 d。
d 与阿帕替尼单独给药或单独毒性药物给药比较,P<0.05。

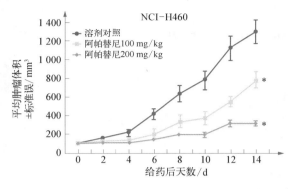

研究：在人肺癌细胞 NCI－H460 移植肿瘤模型中的抗肿瘤活性。

动物：Balb/c 裸鼠。

模型：人肺癌细胞 NCI－H460 皮下注入于 Balb/cA 裸鼠。

给药方案：经口给药，每天 1 次，持续 14 d。阿帕替尼量为 100 mg/kg、200 mg/kg，溶剂对照未获得数据。

治疗起始：肿瘤大小为 100～300 mm^3。

检测：肿瘤体积，公式为 $(a \times b^2)/2$。

结果：100 mg/kg 或 200 mg/kg 阿帕替尼显著抑制肿瘤生长（$T/C=57\%$、17%）。与空白溶剂相比，$P<0.05$。

注：＊是只与空白溶剂相比，$P<0.05$。

图 2－3　阿帕替尼在人肺癌细胞 NCI－H460 移植肿瘤模型中的抗肿瘤活性研究

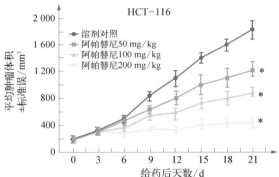

研究：在人结肠癌细胞 HCT－116 移植肿瘤模型中的抗肿瘤活性。

动物：Balb/c 裸鼠。

模型：人结肠癌细胞 HCT－116 皮下注入于 Balb/c 裸鼠。

给药方案：经口给药，每天 1 次，持续 21 d。阿帕替尼量为 50 mg/kg、100 mg/kg、200 mg/kg，溶剂对照未获得数据。

治疗起始：肿瘤大小为 100～300 mm^3。

检测：肿瘤体积，公式为 $(a \times b^2)/2$。

结果：50 mg/kg、100 mg/kg 和 200 mg/kg 阿帕替尼显著抑制肿瘤生长（$T/C=63\%$、40% 和 14%）。与空白溶剂相比，$P<0.05$。

图 2－4　阿帕替尼在人结肠癌细胞 HCT－116 移植肿瘤模型中的抗肿瘤活性研究

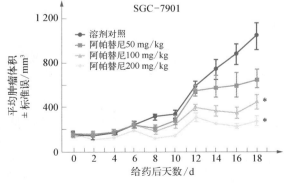

研究：在人胃癌细胞 SGC－7901 移植肿瘤模型中的抗肿瘤活性。

动物：Balb/c 裸鼠。

模型：人胃癌细胞 SGC－7901 皮下注入于 Balb/c 裸鼠。

给药方案：经口给药，每天 1 次，持续 18 d。阿帕替尼量为 50 mg/kg、100 mg/kg、200 mg/kg，溶剂对照未获得数据。

治疗起始：肿瘤大小为 100～300 mm^3。

检测：肿瘤体积，公式为 $(a \times b^2)/2$。

结果：100 mg/kg 或 200 mg/kg 阿帕替尼显著抑制肿瘤生长（$T/C=33\%$ 和 12%）。与空白溶剂相比，$P<0.05$。

图 2－5　阿帕替尼在人胃癌细胞 SGC－7901 移植肿瘤模型中的抗肿瘤活性研究

2.5 ADME 及药物-药物相互作用

2.5.1 概述

（1）阿帕替尼的吸收

① 单剂量经口给药后，阿帕替尼甲磺酸盐在雄性比格犬和雌性比格犬体内的生物利用度较低，分别为 9.24％和 15.4％。

② 阿帕替尼在人和大鼠体内吸收适中，T_{max} 分别为 2.9 h 和 1.33 h。

③ 口服给药后，阿帕替尼在人体内的半衰期为 8～9 h，比在大鼠体内（1.78 h）的半衰期长。

（2）阿帕替尼的分布

阿帕替尼及其代谢物 M1-1 在人体内血浆蛋白结合率高，分别为 92.4％和 90.1％，代谢物 M1-2 和 M1-6 在人体内的血浆蛋白结合率适中，分别为 88％和 75.8％。

（3）阿帕替尼的代谢

① 阿帕替尼在人肝微粒体和重组酶中被广泛代谢。

② 阿帕替尼主要通过 CYP3A4/5 酶进行代谢，CYP2D6、CYP2C9 和 CYP2E1 的作用较小。

③ 尿苷二磷酸葡糖醛酸转移酶（UGT2B7）是形成代谢物 O-葡糖醛酸化产物（M9-2）的主要代谢酶。UGT1A4 和 UGT2B7 用于形成代谢物 M9-1（Z-3-羟基阿帕替尼-O-葡糖醛酸化产物）。

④ 原型药是人体血浆中最丰富的组分，M9-2 是其主要代谢物。

⑤ 代谢物 M1-1、M1-2 和 M1-6 的稳态暴露量分别为原型药暴露量的 56％、22％和 32％。

⑥ 代谢物 M1-1、M1-2 和 M1-6 在抑制 VEGFR-2 和 VEGFR-β 方面具有药理活性，但主要循环代谢产物 M9-2 却是无活性的。

（4）阿帕替尼的排泄

① 阿帕替尼在人体中主要通过粪便排泄，其中原型药为粪便中最主要的成分。

② 未代谢的阿帕替尼在尿液中检测到的量可忽略不计，表明人体内可用的阿帕替尼被广泛代谢。

（5）药物-药物相互作用

① 与 P-糖蛋白（P-gp）相比，阿帕替尼对乳腺癌耐药蛋白（BCRP）具有更高的亲和力。阿帕替尼可能是 BCRP 和 P-gp 的底物。

② 阿帕替尼在多药耐药蛋白（MDR）细胞中对 P-gp 和 BCRP 介导的转运蛋白抑制作用显著，其 IC_{50} 分别为 2.9 μmol/L 和 11 μmol/L。

③ 阿帕替尼不能显著改变 P-gp 和 BCRP 的 mRNA 或蛋白水平。

2.5.2 吸收

表 2-9　单剂量经口给药后，阿帕替尼在 SD 大鼠体内的药代动力学参数

种属	剂量/(mg/kg)	化合物	T_{max}/h	C_{max}/(ng/mL)	$AUC_{0\sim8h}$/(ng·h/mL)	$T_{1/2}$/h	CL/F/[L/(h·kg)]	V_d/F/(L/kg)
	20	阿帕替尼	1.33±0.29	69.6±9.2	226±63	1.78±0.57	91.5±23.6	300±69.4
	20	盐酸	0.92±0.95	463±334	814±149	1.96±1.25	22.6±6.7	67.9±37.9
SD 大鼠	20	磷酸	0.33±0.14	237±131	366±254	1.02±0.43	65.6±31.1	108.8±65.1
	20	马来酸	0.92±0.94	156±86	456±343	0.77±0.04	69.1±56	154.2±118.3
	20	甲磺酸	0.33±0.14	489±296	697±283	0.87±0.39	32.4±15.5	57.3±43.2

表 2-10　单剂量经口给药后，阿帕替尼在人体内的药代动力学参数

种　属	剂量/mg	C_{max}/(ng/mL)	$AUC_{0\sim24h}$/(ng·h/mL)	$T_{1/2}$/h
	500	1 521	11 295	8
人	750	2 379	18 172	9
	850	2 833	21 975	9

表 2-11　单次经口给药 750 mg 阿帕替尼甲磺酸盐后，阿帕替尼及其代谢物
在晚期结肠癌患者体内的药代动力学参数

药代动力学参数	阿帕替尼	M1-1	M1-2	M1-6	M9-1	M9-2
T_{max}/h	2.9±1.4	5.2±4.8	5.0±4.8	7.7±6.3	7.1±4.5	10.2±3.7
C_{max}/(nmol/L)	3 819±2 204	849±268	339±131	375±172	36.5±22.0	1 543±819
$AUC_{0\sim24h}$/(nmol·h/L)	30 941±18 794	12 458±4 380	4 796±2 049	6 605±2 806	555±322	27 276±14 147

注：表中数值均为平均值±标准差，样本数为 20。

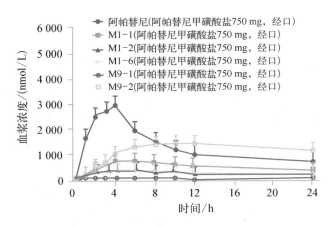

**图 2‒6　单次经口给药阿帕替尼甲磺酸盐后，阿帕替尼及其
代谢物在人体内的血浆浓度‒时间曲线**

**表 2‒12　每天 1 次经口给药 750 mg 阿帕替尼甲磺酸盐后，第 28 天阿帕替尼及其代谢物
在晚期结肠癌患者体内的药代动力学参数**

药代动力学参数	阿帕替尼	M1‒1	M1‒2	M1‒6	M9‒1	M9‒2
T_{max}/h	4.7±2.2	7.2±6.2	7.0±6.1	5.5±2.4	11.5±8.0	11.3±6.9
C_{max}/(nmol/L)	3 935±2 211	1 470±418	571±162	786±210	94.3±55.5	2 843±1 226
$AUC_{0\sim24\,h}$/(nmol·h/L)	46 285±17 883	26 014±8 895	10 001±4 107	14 596±4 090	2 168±1 184	57 631±24 888
$T_{1/2}$/h	18.6±9.2	24.7±12.9	23.2±12.3	21.2±12.7	26.3±15.9	23.8±9.7
R_{ac}(AUC)	1.77±1.17	2.18±1.13	2.20±1.38	2.51±1.79	3.69±2.95	2.17±1.35

注：表中所有数值均为平均值±标准差，样本数为 20。

2.5.3　分布

表 2‒13　阿帕替尼及其代谢物的体外血浆蛋白结合率

种　属	化合物	阿帕替尼	M1‒1	M1‒2	M1‒6
人	结合率/%	92.4±3.2	90.1±2.2	88.0±3.2	75.8±3.7

2.5.4 代谢

表 2－14 阿帕替尼在人肝微粒体和重组 CYP 酶中的体外代谢稳定性

代谢产物	动力学参数	人肝微粒体	重组 CYP 酶		
			CYP3A4	CYP3A5	CYP2D6
M1－1	$K_m/(\mu mol/L)$	1.93 ± 0.33	0.57 ± 0.13	0.28 ± 0.05	0.69 ± 0.15
	V_{max}	3.28 ± 0.19	0.05 ± 0.003	0.02 ± 0.0007	1.07 ± 0.06
	CL_{int}	1.70 ± 0.21	0.09 ± 0.02	0.07 ± 0.01	1.56 ± 0.29
	R^2	0.9726	0.9125	0.9318	0.9455
M1－2	$K_m/(\mu mol/L)$	2.18 ± 0.29	0.90 ± 0.15	0.26 ± 0.03	NA
	V_{max}	39.1 ± 1.79	1.29 ± 0.06	0.88 ± 0.02	NA
	CL_{int}	17.9 ± 1.74	1.44 ± 0.20	3.38 ± 0.35	NA
	R^2	0.9849	0.9644	0.9753	NA
M1－6	$K_m/(\mu mol/L)$	1.41 ± 0.22	1.02 ± 0.17	0.30 ± 0.03	0.53 ± 0.12
	V_{max}	9.82 ± 0.46	0.31 ± 0.01	0.16 ± 0.004	4.60 ± 0.24
	CL_{int}	7.01 ± 0.83	0.30 ± 0.04	0.52 ± 0.05	8.68 ± 1.61
	R^2	0.9765	0.9687	0.9793	0.9388

注：1. 表中数值均为平均值±标准差。V_{max} 的单位对于人肝微粒体是 pmol/(min·mg)蛋白。

2. CL_{int} 的单位对于人肝微粒体是 μL/(min·mg)蛋白，对于 CYP3A4、3A5 和 2D6 是 μL/(min·pmol)P450。

3. CL_{int}：固有清除率。

4. HLM：人肝微粒体。

5. K_m：米氏常数。

6. R^2：计算相关系数。

7. V_{max}：最大消除速率。

表 2－15 单次经口给药后，阿帕替尼甲磺酸盐在人体血浆、尿液和粪便中的代谢物

基质	剂量/mg	时间/h	相对峰面积/%											
			M0	M1－1	M1－2	M1－3	M1－6	M2	M3－1	M3－2	M3－3	M8－2	M9－1	M9－2
血浆	750	4	41.4	19.2	7.43	1.61	1.70	2.67	1.51	1.65	0.40	0.52	0.69	19.6
		8	27.8	17.8	6.31	1.41	2.28	3.55	2.85	1.73	0.74	0.82	0.53	32.2
尿液	750	0～24	ND	14.6	12.0	1.71	2.35	ND	2.26	0.52	0.17	10.3	1.07	27.9
粪便	750	34～48	76.7	7.43	2.92	0.47	0.12	1.05	ND	ND	ND	ND	ND	ND
		0～96	59[a]	2.76[a]	1.20[a]	NA	0.02[a]	NA	NA	NA	NA	NA	NA	NA

注：M0 为原型药；M1－1 为 E－3－羟基化产物；M1－2 为 Z－3－羟基化产物；M1－3 为单氧化产物；M1－6 为 25－N－氧化产物；M2 为 N－去烷基化产物；M3－1 为 Z－3－羟基化和 N－去烷基化产物；M3－2 为 E－3－羟基化和 N－去烷基化产物；M3－3 为单氧化和 N－去烷基化产物；M8－2 为 E－3－羟基化、N－去烷基化和 O－葡糖醛酸化产物；M9－1 为 Z－3－羟基化和 O－葡糖醛酸化产物；M9－2 为 E－3－羟基化和 O－葡糖醛酸化产物。

a 剂量百分比。

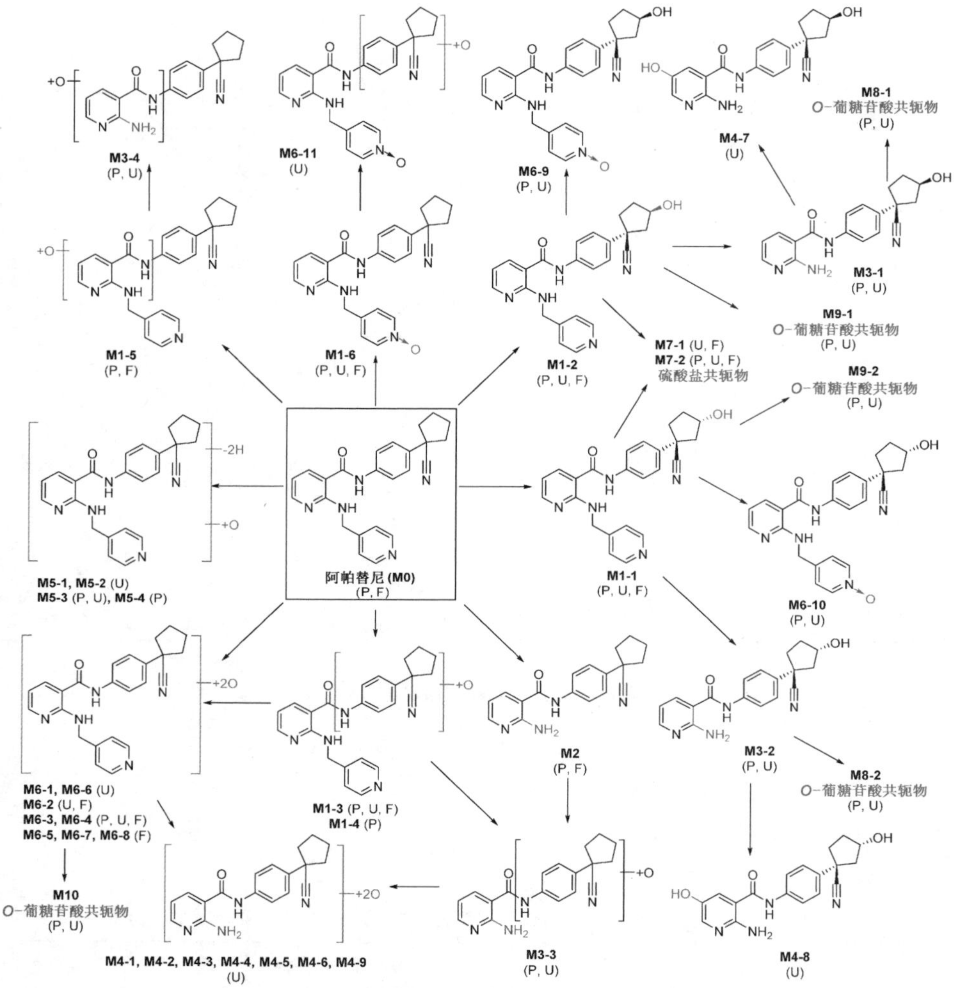

P—血浆；U—尿液；F—粪便。

图 2－7 阿帕替尼在人体内的生物转化代谢途径

2.5.5 排泄

表 2－16 单剂量经口给药阿帕替尼甲磺酸盐后，阿帕替尼在人体内的排泄情况

种属	性别	给药途径	剂量/mg	时间/h	尿液中含量/%	粪便中含量/%	回收率/%
人	男性和女性	经口	750	0～96	7.02±1.77	69.8±16.1	76.8±14.9

注：表中数值均为平均值±标准差，样本数为 12。

2.5.6 药物-药物相互作用

（1）与P-糖蛋白（P-gp）相比，阿帕替尼对乳腺癌耐药蛋白（BCRP）具有更高的亲和力。阿帕替尼可能是BCRP和P-gp的底物。

（2）阿帕替尼在多药耐药蛋白（MDR）细胞中对P-gp和BCRP介导的转运蛋白抑制作用显著，其IC_{50}分别为2.9 μmol/L和11 μmol/L。

（3）阿帕替尼并不能显著改变P-gp和BCRP的mRNA或蛋白水平。阿帕替尼通过直接抑制ABCB1和ABCG2功能逆转ABCB1和ABCG2介导的MDR，导致基质化疗药物的细胞内浓度升高。

2.6 临床前安全性评价

（1）单剂量毒性：犬的最大耐受剂量（MTD）为30 mg/kg。

（2）重复剂量毒性、安全药理学、基因毒性学、生殖与发育毒性、致癌性见报道。

2.7 临床试验

2.7.1 药品监管建议

本临床综述建议正式通过阿帕替尼（Aitan®/艾坦®）作为转移性或局部晚期胃癌三线治疗方案（国药准字H20140103，国药准字H20140104，国药准字H201405）的新药上市申请。

本申请提供多项临床试验以支持阿帕替尼的新药上市，详见表2-17。其中，阿帕替尼的新药上市申请主要基于试验2009APA-MGC，即"一项使用阿帕替尼作为局部晚期胃癌三线治疗方案的随机、临床Ⅱ/Ⅲ期试验"。

表2-17 上市申请的临床支持研究试验

分期	注册号	试验题目
Ⅰ	2007APA	阿帕替尼作为肿瘤血管生成抑制剂的临床研究
Ⅱ/Ⅲ	2009APA-MGC	一项使用阿帕替尼作为局部晚期胃癌三线治疗方案的随机、临床Ⅱ/Ⅲ期试验
Ⅲ	HENGRUI 20101208	阿帕替尼作为转移性或局部晚期胃癌三线治疗的Ⅲ期临床研究

2.7.2 关键临床试验

表 2-18 关键临床试验

分 期	疾 病	干 预 措 施	终 点	样本数量
Ⅱ/Ⅲ	胃癌	阿帕替尼 850 mg，每天 1 次，经口；安慰剂，每天 1 次，经口	主要终点指标：无进展生存期（PFS）	144
		阿帕替尼 425 mg，每天 2 次，经口；安慰剂，每天 2 次，口服	次要终点指标：总生存期、疾病控制率（DCR）、客观缓解率（ORR）、生活质量评价（QOL）、药物毒性	

表 2-19 2009APA-MGC 的试验设计

一项使用阿帕替尼作为局部晚期胃癌三线治疗方案的随机、临床Ⅱ/Ⅲ期试验			
注册号	2009APA-MGC	NCT 号	NCT00970138
适应证	胃癌		
试验类型	干预性		
分期	临床Ⅱ/Ⅲ期		
试验设计	多中心、随机、双盲、平行对照试验； 患者随机平均分成 3 组； A850：阿帕替尼，850 mg（每天 1 次，经口），安慰剂（每天 1 次，经口），直至出现疾病进展、不耐受或要求退出； B425：阿帕替尼，425 mg（每天 2 次，经口），直至出现疾病进展、不耐受或要求退出； Cpla：安慰剂（每天 2 次，经口），直至出现疾病进展、不耐受或要求退出		
目标/结果指标	1. 主要终点目标为对于接受过两次以上化疗方案治疗失败的转移性胃癌者，观察阿帕替尼相比安慰剂是否可提高其无进展生存期； 2. 次要终点目标包括在第 8 周时观察疾病控制率（完全缓解＋部分缓解＋病情稳定）、客观缓解率（肿瘤直径减小）、总生存率、生活质量评价和药物安全性		
注册人数	144		
性别	男＋女	年龄	18～70 岁
入选标准	1. 18～70 岁的患者； 2. 病理组织学检查证实为局部晚期或转移性胃癌的患者； 3. 有两次以上化疗失败史的患者； 4. 生命预期大于 3 个月的患者； 5. 东部肿瘤协作组（ECOG）体力状况评分≤2 的患者； 6. 至少存在一处可测量病灶（螺旋 CT 检查值大于 10 mm）的患者； 7. 上一次化疗（如亚硝基类或丝裂霉素类）间隔大于 6 周的患者； 8. 手术或放疗间隔大于 4 周的患者； 9. 细胞毒药物或生长抑制剂用药间隔大于 4 周的患者； 10. 肝、肾、心和血液功能尚可的患者[血小板>80×10^9/L，中性粒细胞>2.0×10^9/L，血清肌酐≤1.5 mg/dL，总胆红素<正常上限（ULN），血清转氨酶≤2.5 倍正常上限]		

（续表）

	一项使用阿帕替尼作为局部晚期胃癌三线治疗方案的随机、临床 Ⅱ/Ⅲ 期试验
排除标准	1. 妊娠期或哺乳期妇女； 2. 过去 5 年有其他一种恶性肿瘤病史的患者（治愈的皮肤基底细胞癌和原位的子宫颈癌除外）； 3. 任何有影响药物口服给药的因素、中枢神经系统受到侵犯证据的患者； 4. 存在高血压、冠心病、心律失常和心衰等并发症的患者； 5. 正在接受溶栓或抗凝治疗的患者； 6. 酗酒或有毒瘾的患者； 7. 对试验性药物过敏或对两种以上食物和药品过敏的患者； 8. 上一个临床试验间隔小于 4 周的患者； 9. 存在没有得到控制的重度感染的患者
治疗计划	1. 该研究在中国的 15 所医院进行； 2. 南京医科大学公共卫生学院作为中心对患者进行随机分组，并基于转移侵犯器官的数量进行平均分配； 3. 患者随机分为 3 组，一组阿帕替尼 850 mg（每天 1 次），另一组阿帕替尼 425 mg（每天 2 次），还有一组安慰剂对照，治疗周期为 28 d； 4. 治疗前评估包括身体检查、血球计数、血液化学、MRI 或 CT 检查基线病变大小，身体检查、血球计数和毒性检查每 2 周进行 1 次，肝肾功能检查每月 1 次，8 周后再次通过 MRI 或 CT 检查病变大小，如存在疾病进展的有力证据，MRI 或 CT 检查可以提前； 5. 采用实体瘤疗效评价标准 RECIST1.0 版评价肿瘤的治疗效果，5 位独立的来自不同医院的且不明治疗过程的放射科医生必须对有效证据达成一致； 6. 生活质量评价基于欧洲癌症研究与治疗组织制订的生活质量问卷 EORTC QLQ—C30（中国版）； 7. 不良反应根据美国国家癌症研究所发布的不良反应的通用术语标准 3.0 版（National Cancer Institute Common Terminology Criteria for Adverse Events 3.0）进行评价； 8. 发生 3 级血液学毒性不良反应或 2 级非血液学毒性不良反应时，可中断治疗或降低阿帕替尼剂量为每天 750 mg 或 500 mg，每次治疗周期内剂量可调整 2 次，且因毒性不良反应而降低剂量后不再重新升高； 9. 28 d 治疗周期内允许的最大中断治疗时间为 14 d，且两个治疗周期内中断治疗均受限制； 10. 治疗周期不断重复直至出现疾病进展、不可耐受毒性或患者要求退出试验的情况
评价方法	1. 全分析集（ITT 分析）纳入全部随机化的受试者进行分析，这是最终临床疗效评价的基础分析； 2. 符合方案集纳入随机的、接受过两次以上治疗周期的患者，有完整病例报告表，无重大违反治疗方案的情况，且不存在因死亡或毒性不耐受等终点事件而终止试验的情况； 3. 全分析集和符合方案集均进行主要终点和其他试验观察指标的分析
试验周期	2009.7—2010.12

注：CT 为计算机断层扫描；ITT 为意向治疗；MRI 为磁共振成像。

2.7.3 有效性结果

（1）概述

① 接受阿帕替尼 850 mg（每天 1 次）和 425 mg（每天 2 次）治疗方案的患者中位无进展生存期分别为 3.67 个月｛110 d；95% CI[2.17,6.80]（65～204 d）$P<0.000\ 1$｝和 3.20 个月｛96 d；95% CI[2.37,4.53]（71～136 d）$P<0.000\ 1$｝，接受安慰剂治疗的患者中位无进展生存期为 1.40 个月｛42 d；95% CI[1.20,1.83]（36～55 d）$P<0.000\ 1$｝。接受阿帕替尼意向治疗的患者相比接受安慰剂治疗，其无进展生存期明显延长。

② 接受阿帕替尼 850 mg（每天 1 次）和 425 mg（每天 2 次）治疗方案的患者，中位生存期分别为 4.83 个月｛145 天；95% CI[4.03,5.97]（121～179 d）｝和 4.27 个月｛128 d；95% CI[3.83,4.77]（115～143 天）｝，接受安慰剂治疗的患者中位生存期为 2.50 个月｛75 d；95% CI[1.87,3.70]（56～111 d）｝。

③ 接受阿帕替尼 850 mg（每天 1 次）和 425 mg（每天 2 次）治疗方案的患者客观缓解率分别为 6.4%｛95% CI[1.3,17.5]｝和 3%｛95% CI[4.9,26.3]｝，安慰剂组为 0%（$P<0.000\ 1$）。

④ 接受阿帕替尼治疗的患者的疾病控制率明显高于安慰剂组。

⑤ 各组间的欧洲癌症研究与治疗组织制订的生存质量问卷 EORTC QLQ-C30（中国版）参数评价结果无统计学差异（$P=0.067$）。其中，接受阿帕替尼治疗的失眠和认知功能障碍患者相比安慰剂治疗的患者得到了改善，P 值分别为 0.002 和 0.067。

（2）主要终点指标

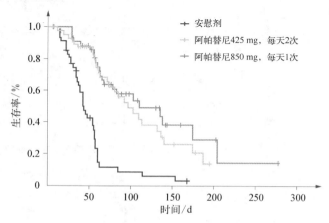

图 2-8　三组意向治疗患者无进展生存期的
Kaplan-Meier 生存曲线

（3）次要终点指标

① 疾病控制率

表 2 - 20　各组间总缓解率和疾病控制率总结

治疗组	患者例数	总应答率				疾病控制率			
		应答例数	百分数/%	95% CI/%	95% CI率差(GvG)	疾病控制例数	百分数/%	95% CI/%	95% CI率差(GvG)
意向治疗患者									
A 组	48	0	0.00	[0.0,7.4]	—	5	10.42	[3.5,22.7]	—
B 组	47	3	6.38	[1.3,17.5]	[-0.61,13.37] (BvA)	24	51.06	[36.1,65.9]	[23.94,57.34] (BvA)
C 组	46	6	13.04	[4.9,26.3]	[3.31,22.77] (CvA)	16	34.78	[21.4,50.2]	[8.11,40.61] (CvA)
符合方案患者									
A 组	43	0	0.00	[0.0,8.2]	—	5	11.63	[3.9,25.1]	—
B 组	41	3	7.32	[1.5,19.9]	[-0.65,15.29] (BvA)	24	58.54	[42.1,73.7]	[29.04,64.78] (BvA)
C 组	40	6	15.00	[5.7,29.8]	[3.93,26.07] (CvA)	6	40.00	[24.9,56.7]	[10.42,46.32] (CvA)

注：1. A 组为安慰剂治疗；B 组为阿帕替尼 850 mg（每天 1 次）；C 组为阿帕替尼 425 mg（每天 2 次）。

　　2. BvA：B 组对 A 组。

　　3. CI：置信区间。

　　4. CvA：C 组对 A 组。

　　5. GvG：组间比较。

② 总生存期

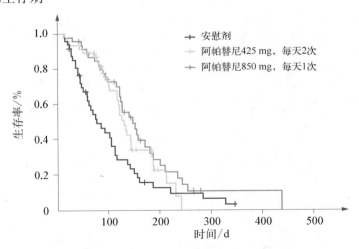

图 2 - 9　意向治疗患者总生存期的 Kaplan - Meier 生存曲线

2.7.4 安全性结果

（1）主要接受两个治疗周期的 141 例患者中，安慰剂组占 47.9％，850 mg阿帕替尼组（每天 1 次）占 74.5％，425 mg 阿帕替尼组（每天 2 次）占 69.6％。

（2）最常见的不良反应为虚弱，但仅 2％的患者出现严重不良反应。

（3）超过 5％的患者出现的严重不良反应为手足综合征、高血压、血小板减少和肝毒性，且只有接受 425 mg 阿帕替尼（每天 2 次）的患者，其手足综合征和高血压的发生率超过 10％。

（4）和安慰剂组相比，阿帕替尼治疗组死亡率相对较低，无进展生存期更长，特别是 850 mg 阿帕替尼（每天 1 次）治疗组。

（5）850 mg 阿帕替尼（每天 1 次）组和 425 mg 阿帕替尼（每天 2 次）组不耐受的发生率分别为 4％和 15％。

（6）15.6％的患者进行了剂量调整，850 mg 阿帕替尼（每天 1 次）组和 425 mg阿帕替尼（每天 2 次）组进行剂量调整的患者分别占比 12.8％和 32.6％。

（7）安慰剂组、阿帕替尼 850 mg（每天 1 次）组和阿帕替尼 425 mg（每天 2次）组因疾病进展或恶化终止治疗的发生率分别为 56％、38％和 43％。

表 2-21　阿帕替尼不良反应总结

不良反应事件	不良反应事件分级（患者例数）						组间比较	P 值	发生率/％	P 值	严重不良事件发生率/％	P 值
	0	1	2	3	4	总计						
高血压												
A 组	46	2	0	0	0	48	20.57	<0.001	4.17	<0.001	0.00	0.047 3
B 组	28	7	8	4	0	47			40.43		8.51	
C 组	28	5	8	5	0	46			39.13		10.87	
蛋白尿												
A 组	42	6	0	0	0	48	8.21	0.016 5	12.50	0.030 7	0.00	0.212 8
B 组	34	4	8	1	0	47			27.66		2.13	
C 组	30	5	9	2	0	46			34.78		4.35	
手足综合征												
A 组	46	1	0	1	0	48	21.26	<0.001	4.17	<0.001	2.08	0.087 7
B 组	35	4	6	2	0	47			25.53		4.26	
C 组	25	7	8	6	0	46			45.65		13.04	
腹泻												
A 组	46	1	1	0	0	48	10.27	0.005 9	4.17	0.004 5	0.00	0.079 2
B 组	39	6	1	1	0	47			17.02		2.13	
C 组	33	6	4	3	0	46			28.26		6.52	

（续表）

不良反应事件	不良反应事件分级（患者例数）						组间比较	P 值	发生率/%	P 值	严重不良事件发生率/%	P 值
	0	1	2	3	4	总计						
腹痛												
A 组	43	2	2	1	0	48	0.47	0.789 0	10.42	0.746 1	2.08	0.771 4
B 组	43	2	2	0	0	47			8.51		0.00	
C 组	40	4	1	1	0	46			13.04		2.17	
疲劳												
A 组	43	2	2	1	0	48	0.88	0.642 7	10.42	0.626 3	2.08	1.000
B 组	39	3	4	1	0	47			17.02		2.13	
C 组	39	3	3	1	0	46			15.22		2.17	
呕吐												
A 组	43	1	3	1	0	48	0.14	0.934 7	10.42	1.000 0	2.08	1.000
B 组	42	3	2	0	0	47			10.64		0.00	
C 组	42	2	2	0	0	46			8.70		0.00	
恶心												
A 组	43	2	2	1	0	48	0.69	0.707 1	10.42	0.764 7	2.08	1.000
B 组	44	2	1	0	0	47			6.38		0.00	
C 组	41	4	1	0	0	46			10.87		0.00	
发热												
A 组	47	1	0	0	0	48	7.62	0.022 2	2.08	0.016 6	0.00	
B 组	47	0	0	0	0	47			0.00		0.00	
C 组	41	2	3	0	0	46			10.87		0.00	
转氨酶升高												
A 组	42	3	2	1	0	48	11.79	0.002 8	12.50	0.003 7	2.08	0.260 4
B 组	38	6	1	2	0	47			19.15		4.26	
C 组	27	9	6	4	0	46			41.30		8.70	
白细胞减少												
A 组	44	2	0	2	0	48	17.9	<0.001	8.33	<0.001	4.17	0.468 9
B 组	24	10	13	0	0	47			48.94		0	
C 组	28	8	8	2	0	46			39.13		4.35	
血小板减少												
A 组	42	2	2	2	0	48	8.53	0.014 1	12.50	0.010 1	4.17	0.596 4
B 组	33	9	3	2	0	47			29.79		4.26	
C 组	28	6	8	4	0	46			39.13		8.70	
中性粒细胞减少												
A 组	45	1	0	2	0	48	13.19	0.001 4	6.25	<0.001	4.17	0.870 2
B 组	29	8	9	1	0	47			38.30		2.13	
C 组	31	5	8	2	0	46			32.61		4.35	

（续表）

不良反应事件	不良反应事件分级（患者例数）						组间比较	P 值	发生率/%	P 值	严重不良事件发生率/%	P 值
	0	1	2	3	4	总计						
贫血												
A 组	39	2	4	2	1	48	0.03	0.984 6	18.75	1.000 0	6.25	0.631 2
B 组	38	5	3	1	0	47			19.15		2.13	
C 组	38	2	3	2	1	46			17.39		6.52	

2.7.5 风险效益评估

（1）该项研究共纳入 144 例接受过两次以上化疗方案治疗失败的胃癌患者，随机分为安慰剂 A 组、治疗 B 组（阿帕替尼 850 mg，每天 1 次）和治疗 C 组（阿帕替尼 425 mg，每天 2 次）。

（2）结果证明，接受过两次以上化疗方案治疗失败的转移性胃癌患者，使用阿帕替尼作为三线治疗可提高无进展生存期和总生存期。

（3）安慰剂 A 组、治疗 B 组、治疗 C 组的中位总生存期分别为 2.50 个月 {95% CI[1.87,3.70]}、4.83 个月 {95% CI[4.03,5.97]} 及 4.27 个月 {95% CI[3.83,4.77]}；中位无进展生存期分别为 1.40 个月 {95% CI[1.20,1.83]}，3.67 个月 {95% CI[2.17,6.80]} 和 3.20 个月 {95% CI[2.37,4.53]}。

（4）9 例患者部分缓解（B 组 3 例，C 组 6 例）。

（5）无论是无进展生存期（$P < 0.001$）还是总生存期（$P < 0.001$，$P = 0.001$ 7），阿帕替尼组与安慰剂组之间的数据均具有统计学差异。

（6）最常见的 3～4 级不良事件为手足综合征及高血压。血液学毒性为中度，3～4 级血液学毒性事件较为罕见。接受阿帕替尼 850 mg、每天 1 次治疗的患者相比接受阿帕替尼 425 mg、每天 2 次治疗的患者发生手足综合征、高血压、血小板减少和腹泻等不良反应的频率更低。

（7）药物毒性总体耐受良好。阿帕替尼 850 mg、每天 1 次的治疗方案是安全、可耐受的，且具有显著的抗肿瘤作用。

参考文献

[1] Chen G P. Six membered amino-amide derivatives an angiogenisis inhibitors：US20040259916A1[P]. 2004 - 12 - 23.

[2] Yuan K，Sun P，Zhou Y，et al. The salts of N -[4 -(1 - cyanocyclopentyl)phenyl]- 2 -

(4 - pyridyl methyl) amino - 3 - pyridinecarboxamide: US8362256B2 [P]. 2013 - 01 - 29.

[3] Yuan K, Sun P. Pharmaceutical composition for the treatment of proliferative diseases: WO2010031265A1[P]. 2010 - 03 - 25.

[4] Sun Z, Tao H. Hexavalent amino amidate derivative with function of inhibiting blood vessel growth activity: CN1502608A[P]. 2004 - 06 - 09.

[5] Tian S, Quan H T, Xie C Y, et al. YN968D1 is a novel and selective inhibitor of vascular endothelial growth factor receptor - 2 tyrosine kinase with potent activity in vitro and in vivo[J]. Cancer Sci, 2011, 102(7): 1374 - 1380.

[6] Ding J, Chen X, Gao Z, et al. Metabolism and pharmacokinetics of novel selective vascular endothelial growth factor receptor - 2 inhibitor apatinib in humans[J]. Drug Metab Dispos, 2013, 41(6): 1195 - 1210.

[7] Li J, Zhao X, Chen L, et al. Safety and pharmacokinetics of novel selective vascular endothelial growth factor receptor - 2 inhibitor YN968D1 in patients with advanced malignancies[J]. BMC Cancer, 2010, 10: 529.

[8] Li J, Qin S, Xu J, et al. Apatinib for chemotherapy - refractory advanced metastatic gastric cancer: results from a randomized, placebo - controlled, parallel - arm, phase II trial [J]. Journal of Clinical Oncology, 2013, 31(26): 3219 - 3225.

[9] Zhao H, Kanda K. Translation and validation of the standard Chinese version of the EORTC QLQ - C30[J]. Qual Life Res, 2000, 9(2): 129 - 137.

第3章 仑伐替尼甲磺酸盐

——治疗局部复发性或转移性、进展性及放射性碘难治的
分化型甲状腺癌的多受体酪氨酸激酶抑制剂

3.1 基本信息

3.1.1 概述

(1) 仑伐替尼甲磺酸盐(Lenvima®)是一种受体酪氨酸激酶(RTK)抑制剂,于2015年2月首次获得美国食品药品监督管理局(FDA)批准上市。

(2) 仑伐替尼甲磺酸盐(Lenvima®)由卫材公司研发并销售。研发代码:E-7080,ER-203492-13,JM1,JM6。

(3) 仑伐替尼甲磺酸盐(Lenvima®)作为一种RTK抑制剂,可抑制血管内皮生长因子(VEGF)受体和其他RTK的激酶活性,从而发挥抗肿瘤作用。

(4) 仑伐替尼甲磺酸盐(Lenvima®)用于治疗局部复发性或转移性、进展性及放射性碘难治的分化型甲状腺癌。

(5) 仑伐替尼甲磺酸盐为口服胶囊,每粒胶囊含4 mg或10 mg仑伐替尼。推荐剂量为24 mg,每天1次。

(6) 根据卫材财务年报,Lenvima®于2015年、2016年和2017年的全球销售额分别为9 572万美元、19 766万美元和28 750万美元。

表3-1 全球主要国家或地区批准情况

	美国(FDA)	日本(PMDA)	欧盟(EMA)
首次批准日期	2015/02/13	2015/03/26	2015/05/28
申请号或批准号	NDA206947	22700AMX00640000 22700AMX00641000	EMEA/H/C/003727 EMEA/H/C/004224
商品名	Lenvima®	Lenvima®	Lenvima®/Kisplyx®

	美国（FDA）	日本（PMDA）	欧盟（EMA）
适应证	分化型甲状腺癌	分化型甲状腺癌	分化型甲状腺癌/肾细胞癌
授权公司	卫材	卫材	卫材

注：截至 2018 年 07 月，尚未在中国获批上市。

3.1.2 活性成分

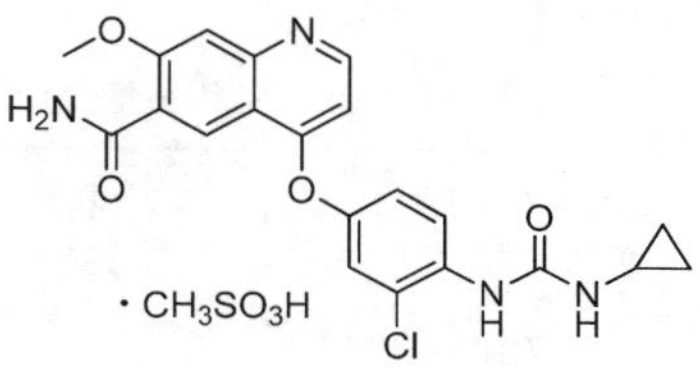

分子式：$C_{21}H_{19}ClN_4O_4 \cdot CH_3SO_3H$。

相对分子质量：522.96。

CAS 号：417716 - 92 - 8（仑伐替尼）；

857890 - 39 - 2（仑伐替尼甲磺酸盐）。

化学名称：4-[3-氯-4-(N'-环丙基脲基)苯氧基]-7-甲氧基喹啉-6-甲酰胺甲磺酸盐。

表 3 - 2　Lipinski 五规则参数

MW^a	H_D	H_A	FRB^b	PSA^b	$cLogP^b$
426.85	4	8	6	116 Å²	2.15±1.10

a 仑伐替尼的相对分子质量。

b 由 ACD/Labs 软件 V11.02 版计算而得。

3.1.3 药品信息[①]

给药途径：经口。

规格：4 mg/10 mg（仑伐替尼）。

剂型：胶囊。

辅料：碳酸钙、甘露醇、微晶纤维素、羟丙纤维素、滑石粉。

羟丙甲纤维素胶囊壳成分：二氧化钛、黄色氧化铁、红色氧化铁。

颜料成分：虫胶、磁性氧化铁、氢氧化钾和丙二醇。

推荐剂量：推荐起始剂量为 24 mg，每天 1 次，进食前后服用均可。

严重肾或肝受损患者，调整剂量为 14 mg，每天 1 次。

① 信息源自美国 FDA 药品说明书。

3.2 核心专利信息

(1) Lenvima®（仑伐替尼甲磺酸盐）于 2015 年 2 月 13 日首次获得美国 FDA 批准上市,已分别获得 5 年新化学实体市场独占期和 7 年孤儿药独占期。

(2) 仑伐替尼甲磺酸盐的化合物专利由卫材公司于 2001 年提出专利申请。

(3) 其化合物专利将于 2021 年首次到期,已先后获得日本、欧盟、中国和美国授权。

表 3-3 药品主要流通国家和地区对仑伐替尼甲磺酸盐化合物专利的保护情况

国家和地区	公开号/专利号	申请日	授权日	预计专利失效日
世界知识产权组织	WO0232872A1	2001/10/19	/	/
美国	US7253286B2	2001/10/19	2007/08/07	2021/10/19
	US8372981B2	2001/10/19	2013/02/12	2021/10/19
欧洲	EP1415987B1	2001/10/19	2007/02/28	2021/10/19
	EP1506962B1	2001/10/19	2008/07/02	2021/10/19
日本	JP3712393B2	2001/10/19	2005/11/02	2021/10/19
	JP5086304B2	2001/10/19	2012/11/28	2021/10/19
中国	CN1308310C	2001/10/19	2007/04/04	2021/10/19

表 3-4 发起人国际专利申请列表(专利族)

公开号	标　题	申请人/受让人/所有人	公开日
技术主题：活性成分(游离碱)的结构通式或结构式及制备方法			
WO2002032872A1	含氮芳香族衍生物	卫材	2004/02/26
WO2004080462A1	c-kit 激酶抑制剂	卫材	2004/09/23
WO2006030947A1	磺胺类化合物与血管生成抑制剂的联合应用	卫材	2006/03/23
技术主题：盐、晶型、多晶型、溶剂合物(水合物)、同分异构体、衍生物等及制备方法			
WO2004101526A1	4-(3-氯-4-(环丙基氨基羰基)氨基苯氧基)-7-甲氧基-6-喹啉酰胺的晶型及其制备方法	卫材	2004/11/25
WO2005063713A1	4-(3-氯-4-(环丙基氨基羰基)氨基苯氧基)-7-甲氧基-6-喹啉酰胺的盐或其游离化合物的晶型和制备方法	卫材	2005/07/14

（续表）

公开号	标　题	申请人/受让人/所有人	公开日
WO2005044788A1	脲衍生物及其制备方法	卫材	2005/05/19
WO2006137474A1	4-(3-氯-4-(环丙基氨羰基)氨基苯氧基)-7-甲氧基-6-喹啉酰胺的非晶态盐及其制备方法	卫材	2006/12/28
WO2014098176A1	喹啉衍生物的无定形形态及其制备方法	卫材	2014/06/26
WO2016031841A1	高纯度喹啉衍生物及其制备方法	卫材	2016/03/03
技术主题：处方及制备工艺			
WO2006030826A1	药用成分	卫材	2006/03/23
WO2007026864A1	制备能改善崩解性的药物组合物的方法	卫材	2009/03/12
WO2011021597A1	含有药物成分的喹啉衍生物	卫材	2011/02/24
技术主题：适应证或医学疗法			
WO2007015569A1	血管抑制剂的疗效预测方法	卫材	2007/02/08
WO2007015578A1	血管抑制剂的效果测定方法	卫材	2007/02/08
WO2007136103A1	甲状腺癌抗肿瘤药	卫材	2007/11/29
WO2007061130A1	多发性骨髓瘤的抗肿瘤药物	卫材	2009/05/07
WO2008001956A1	肝纤维化治疗剂	卫材	2008/01/03
WO2008026748A1	用于未分化胃癌的抗肿瘤剂	卫材	2008/03/06
WO2008093855A1	用于治疗未分化型胃癌的组合物	卫材	2008/08/07
WO2009096377A1	血管生成抑制剂与紫杉烷的联合应用	卫材	2009/08/06
JP2012087118A	抗肿瘤药	卫材	2012/05/10
US20120077837A1	抗肿瘤剂	卫材	2012/03/29
WO2012154935A1	预测仑伐替尼或其药学上可接受的盐治疗的反应性或无反应性的生物标志物	卫材	2012/11/15
WO2012157672A1	血管生成抑制剂有效性的预测方法	卫材	2012/11/22
WO2012166899A2	预测和评估甲状腺癌和肾癌患者对仑伐替尼化合物反应性的生物标志物	卫材	2012/12/06
WO2014185540A1	预测和评估肿瘤细胞对仑伐替尼化合物反应性的生物标志物	卫材	2014/11/20
WO2014208774A1	艾日布林和仑伐替尼联合治疗癌症的临床研究	卫材	2014/12/31
技术主题：含至少两种活性成分的联合治疗			
WO2006030941A1	含磺酰胺的化合物和血管生成抑制剂的联合应用	卫材	2006/03/23

（续表）

公开号	标　题	申请人/受让人/所有人	公开日
WO2007052849A1	抗血管生成物质与 c – kit 激酶抑制剂的联合应用	卫材	2007/05/10
WO2007052850A1	抗血管生成物质与 c – kit 激酶抑制剂的联合应用	卫材	2007/05/10
WO2007061127A1	多发性骨髓瘤的抗肿瘤药物	卫材	2007/05/31
WO2006090928A1	磺胺类化合物与血管生成抑制剂联合应用的新进展	卫材	2008/07/24
WO2008088088A1	用于治疗胰腺癌的组合物	卫材	2008/07/24
WO2009060945A1	抗血管生成物质与抗肿瘤铂复合物的联合应用	卫材	2009/05/14
WO2012144463A1	肿瘤治疗剂	卫材	2012/10/26
WO2016194348A1	仑伐替尼和依维莫司联合治疗的生物标志物	卫材	2016/08/12
WO2016140717A1	PD – 1 拮抗剂与 VEGFR/FGFR/RET 酪氨酸激酶抑制剂联合治疗癌症	卫材	2016/09/09
WO2016141218A1	PD – 1 拮抗剂与 VEGFR/FGFR/RET 酪氨酸激酶抑制剂联合治疗癌症	卫材	2016/09/09
WO2017179739A1	仑伐替尼和依维莫司治疗肾细胞癌	卫材	2017/10/19
WO2017030161A1	肿瘤治疗剂	卫材	2017/02/23
WO2017030146A1	胆道癌的治疗药物	卫材	2017/02/23

注：数据更新至 2018 年 1 月。

3.3　化学合成

路线 1

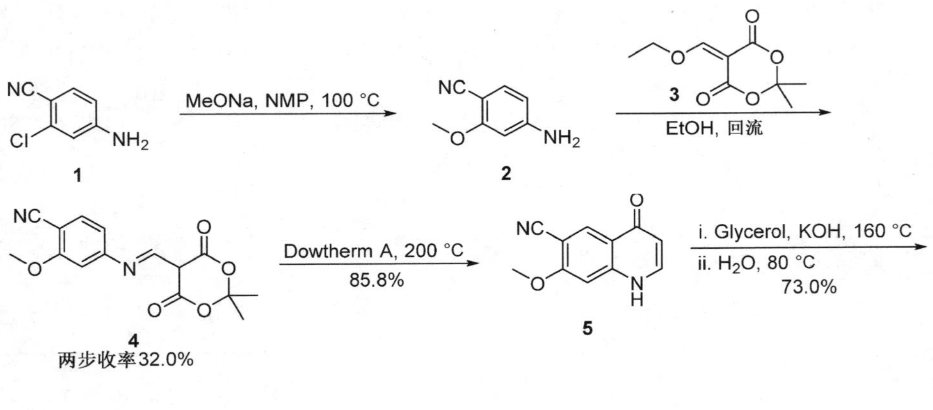

4
两步收率32.0%

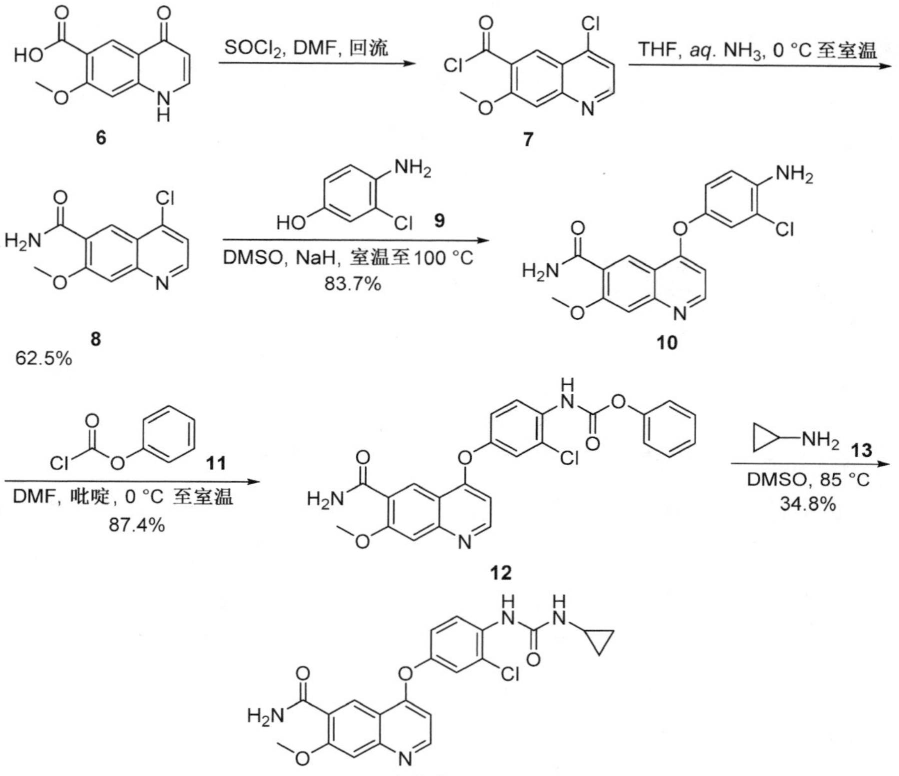

图 3-1 仑伐替尼的合成路线 1

合成方法：该条路线中，市售 4-氨基-2-氯苯腈 **1** 与甲醇钠发生取代反应生成相应甲醚产物 **2** 后，与 **3** 发生加成-消去反应，以两步 32.0% 的收率得到亚胺 **4**。在联苯-联苯醚中，**4** 发生分子内环化，随后碱性条件下水解得到相应的苯甲酸 **6**，两步收率分别为 85.8% 和 73.0%。在合成相应酰胺 **8** 时，首先将 **6** 于 SOCl₂ 存在下生成酰氯 **7**，随后与氨水反应，即可以两步 62.5% 的收率得到 **8**。NaH 活化 **9** 中的酚羟基后，与 **8** 发生取代反应得到相应醚中间体 **10**，收率 83.7%。**10** 经酰化反应、胺酯交换反应，分别以每步 87.4%、34.8% 的收率得到终产物仑伐替尼。该路线总收率为 3.2%。

路线 2

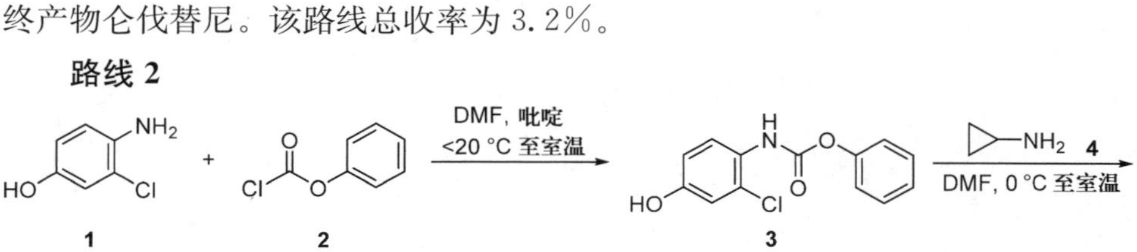

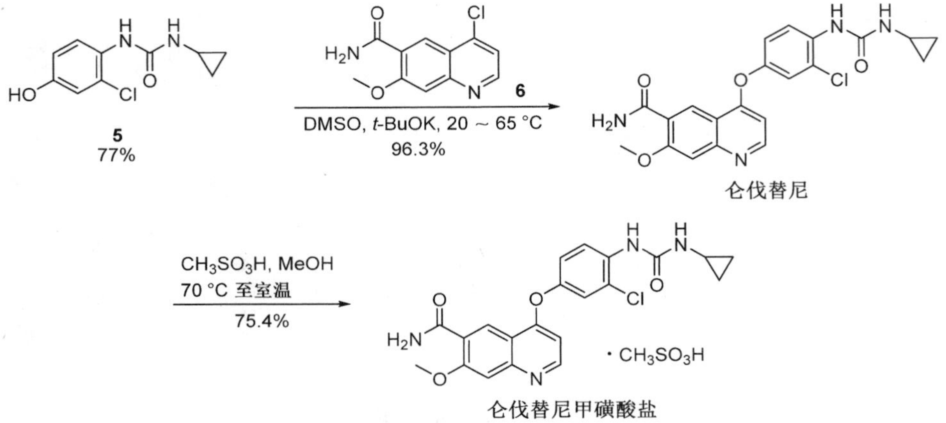

图 3-2　仑伐替尼甲磺酸盐的合成路线 2

合成方法：本合成方法首先通过市售的 4-氨基-3-氯苯酚 **1** 与氯甲酸苯酯 **2** 缩合，随后与环丙胺 **4** 发生胺酯交换，以两步 77％ 的收率得到中间产物 **5**。**5** 与酰胺 **6** 在碱性条件下偶联，以 96.3％ 的收率得到仑伐替尼。仑伐替尼置于甲磺酸体系中，以 75.4％ 的收率得到仑伐替尼甲磺酸盐。该路线总收率为 55.9％，用于仑伐替尼甲磺酸盐公斤级工艺制备。

路线 3

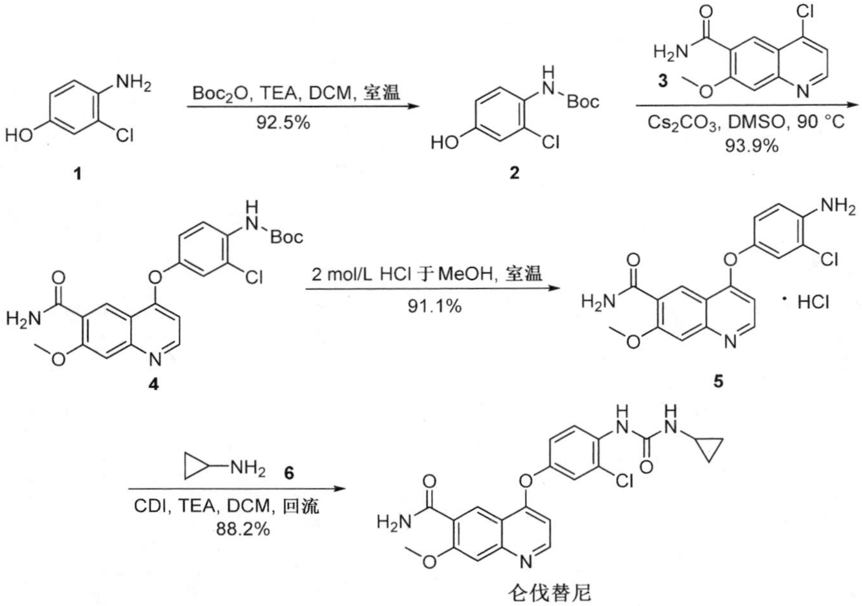

图 3-3　仑伐替尼的合成路线 3

合成方法：该合成路线与合成路线 2 思路一致，仅合成先后顺序加以调整。该路线起始原料与路线 2 相同，原料 4 -氨基-3 -氯苯酚 **1** 中的氨基被 Boc 基团保护后，与酰胺 **3** 在碱性条件下偶联得到关键中间体 **4**，两步收率为 86.9%。随后，**4** 在酸性条件脱 Boc 成氨的盐酸盐 **5**，收率 91.1%。**5** 与 CDI 缩合后与环丙胺 **6** 发生胺交换，以 88.2% 的收率得到仑伐替尼。该路线总收率为 69.8%。

3.4 药理学

3.4.1 概述

（1）作用机制

① 仑伐替尼作为一种受体酪氨酸激酶（RTK）抑制剂，可抑制血管内皮生长因子（VEGF）受体 VEGFR - 1（FLT - 1）、VEGFR - 2（KDR）和 VEGFR - 3（FLT - 4）的激酶活性，也可抑制其他 RTK 的活性，如成纤维细胞生长因子受体

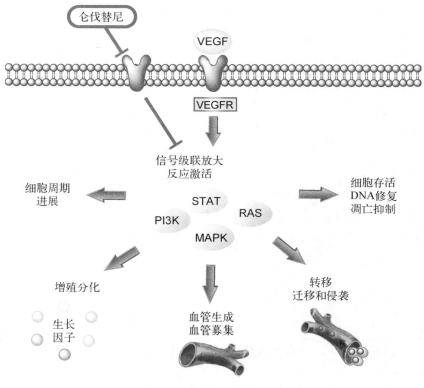

图 3 - 4　仑伐替尼的作用机制

（FGFR－1～FGFR－4）、血小板源性生长因子受体 α（PDGFRα）、KIT 和 RET。

② 仑伐替尼对酪氨酸激酶受体 VEGFR－1、VEGFR－2 和 VEGFR－3（$IC_{50} < 10$ nmol/L）以及 FGFR1－3、PDGFRβ 和 KIT（$IC_{50} < 100$ nmol/L）的活性抑制作用强，对 EGFR 的活性抑制作用弱（$IC_{50} = 620 \sim 6\ 500$ nmol/L）。

③ 10 μmol/L 浓度下，在对 50 个重要生理靶点的脱靶活性检测试验中，除 5－HT_{1B} 受体（抑制率为 58%）、5－HT_{1A} 受体（抑制率为 38%）和去甲肾上腺转运蛋白（抑制率为 50%）外，仑伐替尼均无显著的脱靶效应。

（2）体外药效

① 抗增殖试验

正常细胞系（Nthy－ori 3－1）：$IC_{50} = 15$ μmol/L；

分化型甲状腺癌（DTC）细胞系：$IC_{50} = 3.8 \sim 24$ μmol/L；

甲状腺髓样癌（MTC）细胞系：$IC_{50} = 0.078$ μmol/L；

未分化甲状腺癌（ATC）细胞系：$IC_{50} = 26 \sim 28$ μmol/L；

其他肿瘤细胞系：$IC_{50} = 14 \sim 34$ μmol/L。

② 仑伐替尼对 HUVEC 的体外抑制作用

KDR 磷酸化：$IC_{50} = 0.25$ nmol/L；

抗增殖作用：$IC_{50} = 3.4$ nmol/L；

抗血管生成活性：$IC_{50} = 2.1$ nmol/L。

（3）体内药效

① 在人甲状腺瘤异种移植模型中对肿瘤生长的显著抑制作用

K1 模型：ED=30 mg/(kg・d)，T/C=13%～80%；

TT 模型：ED=10 mg/(kg・d)，T/C=－6%～16%；

SW579 模型：ED=3 mg/(kg・d)，T/C=－23%～－1%；

8305C 模型：ED=3 mg/(kg・d)，T/C=21%～68%；

RO82－W－1 模型：ED=1 mg/(kg・d)，T/C=20%～63%。

② 人肝细胞癌 PLC/PRF/5 异种移植模型：ED=3 mg/(kg・d)，T/C=6%～63%。

③ 人黑色素瘤 MDA－MB－435 异种移植模型：ED=1 mg/(kg・d)，T/C=21%～57%。

④ 人卵巢癌 SK－OV－3 异种移植模型：ED=1 mg/(kg・d)，T/C=－16%～52%。

⑤ 人胰腺癌 MIApaca－II 异种移植模型：ED=1 mg/(kg・d)，T/C=

$13\%\sim56\%$。

⑥ 人大细胞肺癌 H460 异种移植模型：$ED=1\ mg/(kg \cdot d)$，$T/C=12\%\sim73\%$。

⑦ 人表皮癌 A431 异种移植模型：$ED=3\ mg/(kg \cdot d)$，$T/C=-33\%\sim42\%$。

⑧ 人前列腺癌 DU145 异种移植模型：$ED=1\ mg/(kg \cdot d)$，$T/C=-79\%\sim7.5\%$。

⑨ 人结直肠腺癌 Colo205 异种移植模型：$ED=1\ mg/(kg \cdot d)$，$T/C=4\%\sim50\%$。

⑩ 人骨肉瘤 ALSKX 异种移植模型：$ED=3\ mg/(kg \cdot d)$，$T/C=14\%\sim47\%$。

⑪ 人平滑肌肉瘤 MOX 异种移植模型：$ED=3\ mg/(kg \cdot d)$，$T/C=22\%\sim36\%$。

3.4.2　作用机制

表 3 - 5　仑伐替尼对 RTK 的靶标结合性

激　酶	基因类型	K_i/(nmol/L)	IC$_{50}$/(nmol/L)	
		仑伐替尼	仑伐替尼	索拉非尼
VEGFR - 1(FLT - 1)	野生型	1.3	4.7,22	21
VEGFR - 2(KDR)	野生型	0.74	3.0,4.0	21
VEGFR - 3(FLT - 4)	野生型	0.71	2.3,5.2	16
FGFR - 1	野生型	22	46,61	340
FGFR - 2	野生型	8.2	27	150
FGFR - 3	野生型	15	52	340
FGFR - 3	K650E	28	110,113	100
FGFR - 3	K650M	62	250	110
FGFR - 4	野生型	NA	43	3 400
KIT	野生型	11	85	140
KIT	V560G	NA	0.74	4.6
KIT	T670I	NA	410	60
KIT	V654A	NA	520	920

（续表）

激 酶	基因类型	K_i/(nmol/L) 仑伐替尼	IC_{50}/(nmol/L) 仑伐替尼	索拉非尼
RET	野生型	1.5	6.4	15
RET	M918T	NA	12	33
PDGFR-α	野生型	NA	29	1.6
PDGFR-α	V561D	NA	25	5.4
PDGFR-α	T674I	NA	630	86
PDGFR-β	野生型	NA	39,160	27
LCK	野生型	NA	130	960
FRK	野生型	NA	160	370
HER-4	野生型	NA	170	>10 000
BRK	野生型	NA	180	8 300
HGK	野生型	NA	400	3 300
ABL	野生型	NA	660	1 050
EPHB-2	野生型	NA	660	710
FGR	野生型	NA	910	1 200
EGFR	野生型	NA	620,6 500	>10 000
c-Met	野生型	NA	520	>10 000

注：申请人采用 HTRF、ELISA 和 MSA 的体外酪氨酸激酶检测试验来测定仑伐替尼的激酶活性和酶选择性。

表 3-6　仑伐替尼体外脱靶结合能力

靶　点	浓度/(μmol/L)	抑制率/%
5-HT$_{1B}$	10	58
NE 转运蛋白	10	50
5-HT$_{1A}$	10	38

注：分别重复检测了 1 μmol/L 和 10 μmol/L 仑伐替尼对 50 个受体的体外脱靶活性。1 μmol/L 仑伐替尼无显著的抑制作用。

3.4.3 体外药效

表 3-7　仑伐替尼对人源肿瘤细胞系的抗增殖活性

细胞类型	细胞系	$IC_{50}/(\mu mol/L)$
正常	Nthy-ori 3-1	15
分化型甲状腺癌	K1	22
	RO82-W-1	3.8
	FTC-133	24
	FTC-236	17
	FTC-238	18
甲状腺髓样癌	TT	0.078
间变性甲状腺癌	8305C	26
	8505C	26
	TCO-1	28
	KHM-5M	28
	HTC/3C	28
大细胞肺癌	H460	14,26
结直肠腺癌	Colo205	26,28
黑色素瘤	MDA-MB-435	24
胰腺癌	MIApaca-II	34
卵巢癌	SK-OV-3	26
表皮样囊肿	A431	31
前列腺癌	DU145	31

表 3-8　仑伐替尼及其代谢物对 HUVEC 的抑制作用

细胞系	刺激物	检测	$IC_{50}/(nmol/L)$			
			仑伐替尼	M1	M2	M3
HUVEC	VEGF	VEGFR-2 磷酸化作用	0.25	NA	NA	NA
		抗增殖作用	3.4	57	250	230
		小管形成	2.1	NA	NA	NA

注：1. 仑伐替尼抑制 KDR 酪氨酸激酶的活性,并对体外小管形成发挥抗血管生成活性,对内皮细胞发挥抗增殖活性。当代谢物 M1、M2 和 M3 的浓度比仑伐替尼高 10～60 倍时,上述三种代谢物可抑制由 VEGF 诱导的细胞增殖。

2. 仑伐替尼代谢物 M1 为去环丙烷基化产物。

3. M2 为去甲基化产物。

4. M3 为 N-氧化产物。

5. HUVEC 为人脐静脉内皮细胞。

3.4.4 体内药效

表 3-9　仑伐替尼在异种移植模型中的体内药效

动物模型			给药方案		效　果		
模型	细胞系	动物	剂量/[经口，mg/(kg·d)]	持续时间/d	T/C/%	ED/[mg/(kg·d)]	研究结果
人甲状腺癌	K1	CAnN. Cg-Foxn1^{nu}/CrlCrlj 小鼠	1	QD×14	80/70	30	以剂量依赖性方式延缓肿瘤生长
			3	QD×14	71/61		
			10	QD×14	51/54		
			30	QD×14	28/30		
			100	QD×14	13/16		
	TT	CAnN. Cg-Foxn1^{nu}/CrlCrlj 小鼠	10	QD×28	16	10	给药 10～100 mg/kg 时，显著抑制肿瘤生长
			30	QD×28	5		
			100	QD×28	−6		
	SW579	CAnN. Cg-Foxn1^{nu}/CrlCrlj 小鼠	3	QD×14	−1	3	给药 3～100 mg/kg 时，显著抑制肿瘤生长
			10	QD×14	−18		
			30	QD×14	−20		
			100	QD×14	−23		
	8305C	CAnN. Cg-Foxn1^{nu}/CrlCrlj 小鼠	1	QD×14	68	3	显著延缓肿瘤生长，且在第 15 天剂量依赖性降低 MVD 水平
			3	QD×14	61		
			10	QD×14	42		
			30	QD×14	30		
			100	QD×14	21		
	RO82-W-1	裸小鼠	1	QD×21	63	1	给药 1～100 mg/kg 时，显著延缓肿瘤生长
			3	QD×21	59		
			10	QD×21	42		
			30	QD×21	34		
			100	QD×21	20		
人肝癌	PLC/PRF/5	裸小鼠	1	QD×14	62/63	3	给药 3～100 mg/kg 时，显著延缓肿瘤生长
			3	QD×14	44/54		
			10	QD×14	29		
			30	QD×14	16/14		
			100	QD×14	6/16		
人黑色素瘤	MDA-MB 435	裸小鼠	1	BID×28	56	1	以剂量依赖性方式显著抑制肿瘤生长
			3	BID×28	57		
			10	BID×28	40		
			30	BID×28	21		
			100	BID×28	26		

（续表）

模型	细胞系	动物	剂量/[经口, mg/(kg·d)]	持续时间 /d	T/C /%	ED /[mg/ (kg·d)]	研究结果
	动物模型			给药方案		效　果	
人卵巢癌	SK-OV-3	裸小鼠	1	BID×14	52	1	以剂量依赖性方式显著抑制肿瘤生长
			3	BID×14	40		
			10	BID×14	12		
			30	BID×14	8.3		
			100	BID×14	—16		
人胰腺癌	MIApaca-II	裸小鼠	1	BID×14	56	1	以剂量依赖性方式显著抑制肿瘤生长
			3	BID×14	50		
			10	BID×14	30		
			30	BID×14	15		
			100	BID×14	13		
人大细胞肺癌	H460	裸小鼠	1	QD×14	73	1	给药 1～100 mg/kg 时,显著抑制肿瘤生长
			3	QD×14	72		
			10	QD×14	55		
			30	QD×14	29		
			100	QD×14	12		
人表皮癌	A431	裸小鼠	1	BID×14	42	3	以剂量依赖性方式显著抑制肿瘤生长
			3	BID×14	29		
			10	BID×14	0.0		
			30	BID×14	—7.5		
			100	BID×14	—33		
人前列腺癌	DU145	裸小鼠	1	BID×28	—7.5	1	以剂量依赖性方式显著抑制肿瘤生长
			3	BID×28	—42		
			10	BID×28	—65		
			30	BID×28	—72		
			100	BID×28	—79		
人结直肠腺癌	Colo205	裸小鼠	1	QD×11	50	1	显著抑制肿瘤生长
			3	QD×11	45		
			10	QD×11	26		
			30	QD×11	13		
			100	QD×11	4		
人骨肉瘤	ALSKX	Balb/c nu/nu 小鼠	3	Q1D5×4[a]	47	3	以剂量依赖性方式显著抑制肿瘤生长
			10	Q1D5×4[a]	22		
			30	Q1D5×4[a]	14		

（续表）

动物模型			给药方案		效 果		
模型	细胞系	动物	剂量/[经口，mg/(kg·d)]	持续时间/d	T/C/%	ED/[mg/(kg·d)]	研究结果
人平滑肌肉瘤	MOX	Balb/c nu/nu 小鼠	3	Q1D5×4[a]	36	3	以剂量依赖性方式显著抑制肿瘤生长
			10	Q1D5×4[a]	29		
			30	Q1D5×4[a]	22		

注：1. 异种移植模型试验中，体重变化均无统计学意义。试验中所有小鼠均为雌性。

2. 溶剂/对照为无菌蒸馏水。

3. BID 为每天 2 次。

4. ED 为有效剂量。

5. MVD 为微血管密度。

6. QD 为每天 1 次。

7. T/C＝治疗组/对照组。

a Q1D5 是一个治疗时间方案，分别为 0～4 d、7～11 d、14～17 d 以及 20～24 d 给药。

研究：在人淋巴瘤 SW579 异种移植模型中的抗肿瘤活性。

动物：CAnN. Cg‐Foxn1[nu]/CrlCrlj 小鼠。

给药方案：经口给药，每天 1 次，持续 14 d。仑伐替尼量为 3 mg/kg、10 mg/kg、30 mg/kg 或 100 mg/kg，溶剂对照为无菌蒸馏水。

治疗起始：肿瘤体积为 154 mm^3。

检测：肿瘤体积，每周 3 次，肿瘤体积＝0.5×长度×（宽度）^{2}。

结果：给药 3～100 mg/kg 时，仑伐替尼对皮下 SW579 异种移植瘤的生长具有显著抑制作用（与溶剂相比，* P＜0.01，Dunnett 多重比较试验）。

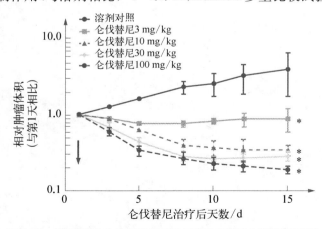

图 3‐5　仑伐替尼在人淋巴瘤 SW579 异种移植模型中的抗肿瘤活性

3.5 ADME 及药物-药物相互作用

3.5.1 概述

(1) 仑伐替尼的吸收

① 经口给药后,仑伐替尼在实体瘤患者体内呈线性药代动力学特征。在 $0.5 \sim 20$ mg 剂量范围内,C_{max} 与 AUC_{inf} 随给药剂量呈等比例增加。

② 仑伐替尼在小鼠、大鼠、犬以及猴中口服生物利用度高,分别为 64.4%、68.7%、70.4% 以及 78.4%。

③ 仑伐替尼在大鼠和小鼠体内快速吸收($T_{max}=0.5 \sim 1$ h),但在犬、猴和人体内吸收相对缓慢(T_{max} 分别为 2 h、2 h 和 1~5 h)。

④ 经口给药后,仑伐替尼在人体内半衰期为 $19.1 \sim 46.5$ h,比在小鼠($1.74 \sim 2.09$ h)、大鼠($3.61 \sim 5.27$ h)、犬(4.76 h)和猴(4.07 h)体内半衰期长。

⑤ 静脉注射给药后,相比肝血流量,仑伐替尼在小鼠[345 mL/(h·kg)]、大鼠[100 mL/(h·kg)]、犬[368 mL/(h·kg)]和猴[238 mL/(h·kg)]体内的清除率低。经口给药后,仑伐替尼人体中系统清除率为 $3.7 \sim 7.2$ L/h。

⑥ 静脉注射给药后,仑伐替尼在大鼠中的表观分布容积为 392 mL/kg;在小鼠和猴中呈中等分布,表观分布容积分别为 714 mL/kg 和 794 mL/kg;在犬体内广泛分布,其表观分布容积为 1 610 mL/kg。经口给药后,仑伐替尼在人体内的表观分布容积为 $136 \sim 386$ L。

⑦ 在 LLC - PK1 单层细胞模型中,仑伐替尼具有高渗透性,其表观渗透系数[$P_{app(A \rightarrow B)}$]为 39.7×10^{-6} cm/s。

(2) 仑伐替尼的分布

① 仑伐替尼在大鼠(97.7% ~ 98.2%)、小鼠(96.3% ~ 96.9%)、猴(95.9% ~ 96.2%)、犬(89.7% ~ 91.8%)和人(97.9% ~ 98.6%)体内具有很高的血浆蛋白结合率。人体内仑伐替尼主要与人血清白蛋白(HAS)结合,结合率大于 96%。

② 仑伐替尼在人体内 C_b 与 C_p 比值为 $0.589 \sim 0.608$,表明仑伐替尼几乎不渗透进入红细胞中。

③ SD 大鼠经口给药 3 mg/kg[^{14}C]仑伐替尼甲磺酸盐。

药物广泛分布于大多数组织中,包括中枢神经系统,脑中仑伐替尼的放射性小于等于总放射性的 0.02%;给药后 30 min,与其他组织相比,仑伐替尼在肝、肾上腺、胃和小肠中观察到相对较高的药物浓度水平；给药后 336 h，平均组织放射性浓度降低至最大浓度水平的 1%。

④ 食蟹猴经口给药 3 mg/kg[14C]CB－仑伐替尼甲磺酸盐。

给药后 4 h，仑伐替尼在大多数组织中的放射性浓度达到最高水平。与其他组织相比，仑伐替尼在胆汁、尿液、胆囊、肝、脉络膜、睫状体和肾皮质中观察到相对较高的药物浓度水平。

给药后 2 h，仑伐替尼在大多数组织中的放射性浓度达到最高水平。与其他组织相比，仑伐替尼在胆囊胆汁、脉络膜和肝中观察到相对较高的药物浓度水平。仑伐替尼在中枢神经系统中的暴露量为血浆中的 7% 或更低。

（3）仑伐替尼的代谢

仑伐替尼可在人肝微粒体中代谢。在人、大鼠和猴血浆中，原型药为主要成分。人血浆中的主要代谢产物为 me114(M2，去甲基化)。

CYP3A4 为仑伐替尼的主要代谢酶，其次为 CYP1A2 和 CYP2B6。此外，醛氧化酶（AO）有助于代谢物 me118(M2′) 和 me115(M3′) 的形成。

（4）仑伐替尼的排泄

经口给药[14C]仑伐替尼甲磺酸盐后，仑伐替尼在人、大鼠和猴子体内主要通过粪便排泄，其中 me118(M2′) 为人粪便最主要的成分。

经口给药后，仑伐替尼在胆管插管大鼠胆汁中的回收率约为 41.6%。

（5）药物-药物相互作用

① 仑伐替尼为 CYP2C8、UGT1A1 和 UGT1A4 的弱抑制剂，IC_{50} 的范围为 10.1~14 μmol/L，但仑伐替尼不是 CYP1A2、2A6、2B6、2C9、2C19、2D6、2E1、3A、1A9、2B7 或 UGT1A6 的抑制剂。

② 仑伐替尼不是 CYP1A1、1A2、2C9、3A4、2B6、1A4、1A6、1A9、2B7 或 UGT1A1 的诱导剂。

③ 仑伐替尼为 P－gp 和 BCRP 的底物，且对 P－gp 和 BCRP 有弱的抑制作用。

④ 仑伐替尼不是 OAT1、OAT3、OCT2、OATP1B1、OATP1B3、OCT1 和 BSEP 的底物，对 OAT1、OAT3、OCT2、OATP1B1、OCT1 和 BSEP 具有抑制作用，其 IC_{50} 的范围为 4.11~14.9 μmol/L。仑伐替尼对 OATP1B3 无抑制作用（$IC_{50} > 30$ μmol/L）。

⑤ 仑伐替尼不能抑制醛氧化酶（AO）活性。

3.5.2 吸收

表 3-10 静脉注射以及经口给药后,仑伐替尼甲磺酸盐在非临床种属体内的药代动力学参数

种属	给药途径	溶剂	剂量 /(mg/kg)	T_{max} /h	C_{max} [a] /(μg/ mL)	AUC_{inf} /(μg· h/mL)	$T_{1/2}$ /h	CL /mL/(h· kg)	V_{ss} /(mL /kg)	F /%
Balb/c AnNCrj- nu/nu 小鼠 (雌性)[b]	静脉注射	5%葡萄 糖水溶液	3	NA	7.05	8.69	2.05	345	714	—
	经口	水	3	0.5	1.97	5.60	2.09	NA	NA	64.4
			10	0.5	10.5	27.7	1.74	NA	NA	NC
			30	1	31.3	118	1.85	NA	NA	NC
SD 大鼠 (雄性)	静脉注射	5%葡萄 糖水溶液	3	NA	14.1± 0.2	30.1± 1.3	3.65± 0.09	100± 4	392± 10	—
	经口	水	3	0.5(0.25~ 0.5)	6.17± 1.37	20.7± 3.1	3.61± 0.21	NA	NA	68.7
			10	0.5(0.25~ 1.0)	16.6± 1.2	78.3± 6.6	5.27± 0.33	NA	NA	NC
			30	1(1~2)	23.2± 4.8	146± 18	4.95± 0.77	NA	NA	NC
比格犬 (雄性)	静脉注射	5%葡萄 糖水溶液	3	NA	2.29± 0.09	8.42± 0.93	5.27± 0.83	368± 36	1 610±249	—
	经口	水	3	2(0.5~ 2)	1.27± 0.30	5.48± 1.37	4.76± 0.94	NA	NA	70.4± 23.1
食蟹猴 (雄性)	静脉注射	5%葡萄 糖水溶液	3	NA	4.64± 0.34	12.9± 1.06	4.28± 0.34	238±21	794±88	—
	经口	水	3	2(1~ 2)	2.50± 0.45	10.3± 1.5	4.07± 0.29	NA	NA	78.4± 5.4

注:1. T_{max} 为中位数(最小值,最大值),其他参数为平均值±标准差。
　　2. NC:未计算。
a 静脉注射给药后 5 min 时的浓度。
b 除 T_{max} 和 C_{max} 外,其他参数均来自对 3 种动物的平均浓度-时间关系的计算。T_{max} 和 C_{max} 直接从平均血浆浓度中获得。

表 3-11 单次经口给药后,仑伐替尼在人体内的药代动力学参数

种属	N	剂量 /mg	T_{max} [a] /h	C_{max} /(ng/mL)	$AUC_{0\sim t}$ /(ng· h/mL)	AUC_{inf} /(ng· h/mL)	$T_{1/2}$ /h	CL/F /(L/h)	V_z/F /L
实体 瘤患 者	3	0.5	5(3,5)	2.5±0.2	107±26	115±27	46.5±5.9	4.5±1.3	312±128
	3	1	3(3,5)	5.3±2.5	155±74	164±76	30.3±8.9	7.2±3.7	299±136
	3	2	3(1,3)	18.4±3.5	415±84	429±89	36.4±4.0	4.8±1.1	253±63
	3	4	1(1,3)	61.3±25.6	748±93	759±89	32.0±5.9	5.3±0.6	247±67

（续表）

种属	N	剂量/mg	$T_{max}{}^a$/h	C_{max}/(ng/mL)	$AUC_{0\sim t}$/(ng·h/mL)	AUC_{inf}/(ng·h/mL)	$T_{1/2}$/h	CL/F/(L/h)	V_z/F/L
实体瘤患者	4	6	3(1,3)	99.3±20.6	1 190±257	1 200±265	31.6±5.0	5.2±1.1	232±33
	3	9	1(1,3)	201±49.4	1 650±456	1 660±460	28.6±4.0	5.8±1.9	236±68
	3	13	1(1,3)	303±72.5	2 730±421	2 740±418	25.0±8.2	4.8±0.7	171±54
	3	16	1(1,1)	472±152	3 410±521	3 420±515	19.1±13.0	4.8±0.7	136±106
	2	20	3	329	2 810	2 850	38.1	7.0	386
			3	674	5 380	5 410	31.6	3.7	169

注：20 mg 受试者的参数在每个人中的数值均给出。剂型为片剂。
a 中位数（最小值，最大值）。

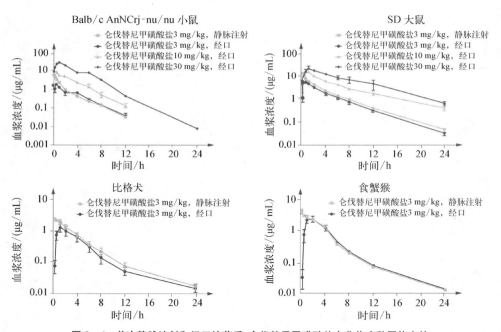

图 3-6　单次静脉注射和经口给药后，仑伐替尼甲磺酸盐在非临床种属体内的
血浆浓度-时间曲线

表 3-12　每天 1 次经口给药，第 15 天时仑伐替尼在人体内的药代动力学参数

种　属	剂量/mg	T_{max}/h	C_{max}/(ng/mL)	$AUC_{0\sim t}$/(ng·h/mL)	$R_{ac}(C_{max})$	$R_{ac}(AUC)$
日本籍实体瘤患者	20	2(2,2)	415±267	3 690±1 790	1.27±0.562	1.44±0.356
	24	2(2,4)	518±209	4 140±1 350	1.42±0.708	1.32±0.417

注：除 T_{max} 为中位数（最小值，最大值）外，其他数值均为平均值±标准差。

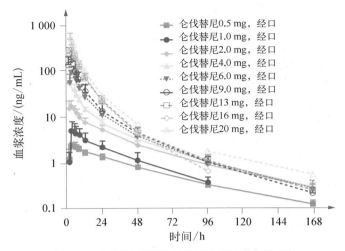

图 3-7　单次经口给药仑伐替尼后,其在实体瘤患者
体内的血浆浓度-时间曲线

3.5.3　分布

表 3-13　不同种属中仑伐替尼的体外血浆蛋白结合率和血液分配系数

种属	基质	血浆蛋白结合率/%				血液分配系数(C_b:C_p)		
		0.3 μg/mL	1 μg/mL	10 μg/mL	30 μg/mL	0.1 μg/mL	1 μg/mL	10 μg/mL
小鼠	血浆	96.9± 0.1	96.9± 0.1	NA	96.3± 0.1	0.724± 0.016	0.716± 0.012	0.686± 0.006
大鼠	血浆	98.1± 0.4	98.2± 0.2	NA	97.7± 0.3	0.660± 0.023	0.650± 0.008	0.627± 0.006
犬	血浆	91.6± 1.2	89.7± 0.1	91.3± 0.7	91.8± 0.5	1.06± 0.04	0.928± 0.009	0.893± 0.013
猴	血浆	96.1± 0.3	96.2± 0.1	NA	95.9± 0.1	0.813± 0.030	0.731± 0.024	0.699± 0.018
人	血浆	98.3± 0.3	98.4± 0.3	98.6± 0.1	97.9± 0.4	0.608± 0.029	0.589± 0.023	0.591± 0.027
	HSA	97.0± 0.1	97.1± 0.1	NA	96.6± 0.0			
	α_1-AGP	68.0± 2.1	69.9± 0.5	NA	46.4± 1.8			
	γ-GLB	19.1± 0.4	19.9± 0.4	NA	23.9± 0.3			

注:1. 浓度和放射性通过甲磺酸盐进行表示。
　　2. α_1-AGP 为 α_1-酸性糖蛋白。
　　3. C_b:C_p 为血液分布浓度与血浆分布浓度比。
　　4. HSA 为人血清白蛋白。
　　5. γ-GLB 为丙种球蛋白。

表 3-14　单次经口给药 3 mg/kg[^{14}C]仑伐替尼甲磺酸盐后，
其在 SD 大鼠中的体内组织分布

组 织	放射性/mL						组织/血浆 AUC$_{0\sim336\,h}$ 比率
	0.5 h	6 h	24 h	72 h	168 h	336 h	
血浆	6.28	0.936	0.025 2	0.003 4	ND	ND	1.00
小肠	16.3	0.788	0.088 8	0.026 6	0.012 6	0.003 0	2.10
肝	9.43	1.76	0.114	0.041 9	0.016 7	0.003 0	1.88
肾上腺	8.27	1.77	0.097 5	0.017 8	0.005 1	ND	1.64
肾	4.12	1.20	0.166	0.053 1	0.019 6	0.005 6	1.25
肺	2.63	0.661	0.062 0	0.012 7	0.004 4	0.002 0	0.63
脑	0.087 9	0.021 9	0.001 9	ND	ND	ND	0.02
甲状腺	2.39	0.384	0.046 9	0.010 8	ND	ND	0.45

注：1. 剂量通过甲磺酸盐进行表示。数值均来自 3 种动物的平均值。
　　2. 溶剂为 0.3% 0.1 mol/L 盐酸水溶液。

表 3-15　单次经口给药 3 mg/kg[^{14}C]仑伐替尼甲磺酸盐和[^{14}C]CB-仑伐替尼甲磺酸盐后，
其在食蟹猴中的体内组织分布

测试 组织	[^{14}C]仑伐替尼甲磺酸盐				[^{14}C]CB-仑伐替尼甲磺酸盐			
	放射性/mL			组织/血浆 AUC$_{0\sim168\,h}$ 比例	放射性/mL			组织/血浆 AUC$_{0\sim168\,h}$ 比例
	4 h	24 h	168 h		2 h	24 h	168 h	
血浆	0.549	0.070 9	0.012 6	1.00	4.04	0.050 4	0.002 4	1.00
胆囊中胆汁	305	79.3	2.11	739	136	45.4	0.683	103
肝	13.8	3.16	0.689	34.0	28.3	2.71	0.509	11.4
膀胱中尿液	31.7	1.73	0.171	38.3	99.1	5.22	0.243	31.1
脉络膜	13.3	17.9	12.2	180	28.8	27.4	12.1	66.1
脑	0.079 5	0.030 7	0.014 3	0.32	0.265	0.007 6	ND	0.07
甲状腺	0.857	0.132	0.036 4	1.70	2.73	0.069 4	0.012	0.75

注：1. 剂量通过甲磺酸盐进行表示。
　　2. 溶剂为 0.3% 0.1 mol/L 盐酸水溶液。
　　3. [^{14}C]CB-仑伐替尼甲磺酸盐为^{14}C 标定在氯苯部分。

3.5.4 代谢

表 3-16 仑伐替尼甲磺酸盐在人肝微粒体中的体外代谢表型

系统	人 CYP 重组酶[a]						人肝微粒体[b]				
rCYP 酶	贡献率/%						CYP 酶	抑制剂或抗体	抑制率/%		
	0.05 μg/mL	0.01 μg/mL	0.02 μg/mL	0.1 μg/mL	1 μg/mL	10 μg/mL			5 ng/mL	10 ng/mL	20 ng/mL
1A2	6.2	6.5	5.2	6.0	2.4	7.6	1A2	a-萘黄酮	−3.6	−0.7	0.1
2A6	3.7	3.6	4.7	1.1	0.7	NC	2C19/2B6	噻氯匹定	−5.4	4.2	−2.4
2B6	5.2	5.7	5.2	6.7	3.2	3.0	2C19	IH-MAB-2C19[c]	−14.1	6.6	−24.3
2C8	3.2	1.6	2.1	2.4	0.6	1.9	3A	酮康唑	52.4	48.0	50.4
2C9	NC	0.2	NC	NC	0.8	1.6		MAB-3A4[d]	23.3	38.5	48.2
2C19	0.3	0.3	0.9	0.3	0.1	0.0					
2D6	0.8	0.7	0.6	0.9	1.0	1.2					
2E1	NC	NC	NC	2.5	1.3	0.1					
3A4	80.5	81.4	81.2	80.0	90.0	84.7					

注：仑伐替尼的浓度通过其甲磺酸盐进行表示。
a 微粒体在 37℃ 下孵育 60 min，但 CYP3A4 孵育 20 min。
b 人肝微粒体(1.0 mg/mL)在 NADPH 系统中于 37℃ 下孵育 60 min。
c CYP2C19 的单克隆抗体。
d CYP3A4 的单克隆抗体。

表 3-17 单次经口给药后，仑伐替尼在人和非临床种属体内血浆、尿液、
胆汁和粪便中的代谢物

基质	种属	剂量/(mg/kg)	时间/h	剂量百分比/%										
				me116 (仑伐替尼, m39)	me105 (m4)	NA (m11)	me41 (m15)	NA (m16)	me40 (m14)	me114 (M2)	me50 (mCB9a)	me61 (mCB18)	me115 (mCB47, M3′)	me118 (M2′)
血浆	大鼠[a]	3	4	96.4	ND	ND	ND	ND	ND	—	—	—	—	—
	猴子[a]	3	4	82.04	ND	ND	ND	ND	ND	—	—	—	—	—
		3	4	73.16	—	—	—	—	—	12.97	—	—	—	—
	人[b]	NA	0~24	97						2.5				

（续表）

基质	种属	剂量/(mg/kg)	时间/h	me116（仑伐替尼, m39）	me105(m4)	NA(m11)	me41(m15)	NA(m16)	me40(m14)	me114(M2)	me50(mCB9a)	me61(mCB18)	me115(mCB47, M3')	me118(M2')
尿液	大鼠	3	0~48	0.45	ND	NA	9.15	—	ND					
	猴子[a]	3	4	1.10	ND	24.71	4.03	19.71	ND					
	猴子	3	0~48	ND	2.22	2.03	ND	—	ND					
	猴子	3	0~72	ND					—		56.21	1.93	ND	
	人	24	0~168	0.38	6.8					0.13			0.49	
胆汁	大鼠	3	0~24	4.65	0.42	1.36	1.51		10					
	猴子[a]	3	4	8.89	ND	ND	ND	38.42	ND					
		3	2	17.86[c]	—						NA	12.52	6.98	
粪便	大鼠	3	0~48	31.01	ND	NA			ND					
	猴子	3	0~72	5.62	ND	0.61			ND					
	猴子	3	0~72	1.40							ND	ND	2.62	
	人	24	0~168	2.5						4.3			16	11

注：溶剂为 0.3% 0.1 mol/L 盐酸水溶液。
a 样品中百分比。
b 血浆中放射性百分比。
c me116 和 me117 的混合峰。

表 3-18　仑伐替尼在不同种属肝微粒体中的体外代谢物

种属	仑伐替尼代谢物							
	me88（M1）	me114（M2）	me107（M3）	me105（M4）	me37（M5）	me103（M6）	me110（M7）	me119（M8）
小鼠	*	*	*	*	*	—	#	—
大鼠	*	*	*	*	*	—	#	—
犬	*	*	*	*	*	—	#	—
猴	* *	* *	* *	* *	*	*	*	*
人	*	* *	*	*	*	#	#	*

注：* 代表通过 UV - 色谱（254 nm）检测到的代谢物；* * 代表通过 UV - 色谱（254 nm）检测到的主要代谢物；# 代表通过质谱检测到的代谢物；"—"代表未在 UV - 色谱和质谱中检测到。

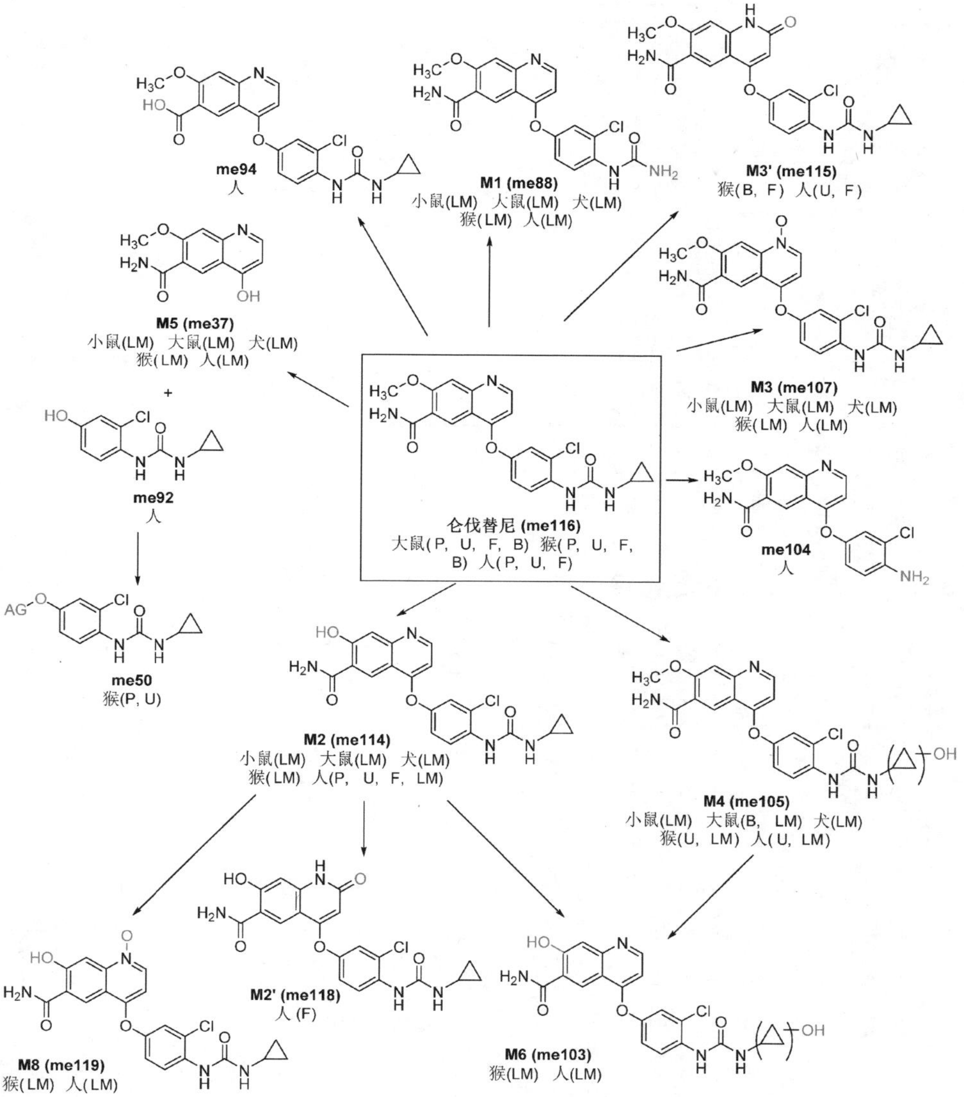

P—血浆；U—尿液；B—胆汁；F—粪便；GA—葡糖醛酸；LM—肝微粒体。

图 3-8 仑伐替尼在非临床种属、人肝微粒体中的体内和
体外生物转化代谢途径

3.5.5 排泄

表 3-19　单次经口给药后，[^{14}C]仑伐替尼甲磺酸盐在不同种属中的排泄情况

种属	状态	化合物	剂量/(mg/kg)	时间/h	胆汁中含量/%	尿液中含量/%	粪便中含量/%	回收率/%
SD 大鼠（雄性）	完整	[^{14}C]仑伐替尼甲磺酸盐	3	0~168	—	12.2±0.9	87.2±0.6	99.4±0.2
	胆管插管	[^{14}C]仑伐替尼甲磺酸盐	3	0~48	41.6±4.9	18.1±1.1	27.2±5.4	86.9
食蟹猴（雄性）	完整	[^{14}C]仑伐替尼甲磺酸盐	3	0~168	—	17.2±1.7	72.8±5.2	90.0±3.6
		[^{14}C]CB-仑伐替尼甲磺酸盐	3	0~168	—	79.9±1.3	13.6±1.2	93.5±0.2
人（男性和女性）[a]	完整	[^{14}C]仑伐替尼	24	0~240		25	64	89

注：1. 溶剂为 0.3% 0.1 mol/L 盐酸水溶液。
　　2. [^{14}C]CB-仑伐替尼甲磺酸盐为 ^{14}C 标记在氯苯部分。
　a 数据来自实体瘤和淋巴瘤患者。

3.5.6 药物-药物相互作用

表 3-20　仑伐替尼作为酶抑制剂的体外评价

酶	底物[浓度/(μmol/L)]	反应类型	抑制率/%[a]	K_i/(μmol/L)	IC$_{50}$/(μmol/L)
CYP1A2	7-Ethoxyresorufin(0.5)	O-去乙基化	37.3±2.0	NT	NA
CYP2A6	香豆素(2)	7-羟基化	2.4±2.4	NT	NA
CYP2B6	7-Benzyloxyresorufin(1.5)	O-去乙基化	21.4±2.4	NT	NA
CYP2C8	紫杉醇(8)	6α-羟基化	>88.8	10.9[b],56.6[c]	10.1
CYP2C9	甲苯磺丁脲(400)	4-甲基羟基化	42.2±1.9	NT	NA
CYP2C19	S(+)-美芬妥英(50)	$4'$-羟基化	24.2±4.5	NT	NA
CYP2D6	呋洛尔(30)	$1'$-羟基化	21.7±0.0	NT	NA
CYP2E1	氯唑沙宗(50)	6-羟基化	−0.5±0.5	NT	NA
CYP3A	硝苯地平(6)	氧化	24.5±0.5	NT	NA
	咪达唑仑(5)	$1'$-羟基化	56.6±0.9	106[b],57.0[c]	NA
	睾酮(50)	6β-羟基化	49.3	NA	>100
UGT1A1	17β-雌二醇(9)	3-葡糖醛酸化	68.2	NA	10.6
UGT1A4	三氟拉嗪(12)	葡糖醛酸化	60.3	NA	14.0

（续表）

酶	底物［浓度/(μmol/L)］	反应类型	抑制率/%[a]	K_i/(μmol/L)	IC_{50}/(μmol/L)
UGT1A6	1-萘酚(1)	葡萄糖醛酸化	11.4	NA	>30.0
UGT1A9	异丙酚(20)	葡萄糖醛酸化	31.9	NA	>30.0
UGT2B7	吗啡(400)	3-葡萄糖醛酸化	11.5	NA	>30.0

注：1. 仑伐替尼的浓度通过其甲磺酸盐进行表示。仑伐替尼与人肝微粒体在 NADPH 生成系统中于 37℃下孵育 5～60 min。
2. NA 为未获得数据。
3. NT 为未检测。
a 仑伐替尼甲磺酸盐抑制 CYP 酶时的浓度为 100 μmol/L，抑制 UGT 酶的浓度为 30 μmol/L。
b 竞争抑制。
c 非竞争抑制。

表 3-21　仑伐替尼甲磺酸盐对 CYP 酶时间依赖性抑制作用的体外评价

抑制剂	浓度/(μmol/L)	CYP3A 的时间与浓度依赖性抑制作用[a]		CYPs 的时间依赖性抑制作用	
		抑制活性降低百分数/%	酶	抑制活性降低百分数/%	阳性对照的抑制活性降低百分数/%
仑伐替尼甲磺酸盐	0	0	CYP1A1	−1.3	60.8
	3	4.40	CYP2A6	−1.6	48.5
	10	10.7	CYP2B6	20.4	25.5
	30	35.7	CYP2C8	−9.8	40.2
	50	47.4	CYP2C9	3.5	21.5
	70	49.9	CYP2C19	−1.3	38.4
	100	48.1	CYP2D6	−2.2	48.4
醋竹桃霉素(阳性对照)	5	48	CYP2E1	7.4	27.6

注：仑伐替尼与人肝微粒体在 NADPH 生成系统中于 37℃下预孵育 30 min。
a 底物和代谢反应为咪达唑仑和 1′-羟基化反应。

表 3-22　仑伐替尼作为酶诱导剂的体外评价

酶	诱导倍数(mRNA 水平)			诱导倍数(酶活性)		
	0.3 μmol/L	1 μmol/L	3 μmol/L	0.3 μmol/L	1 μmol/L	3 μmol/L
CYP1A1	0.936±0.049	1.04±0.4	1.10±0.29	NA	NA	NA
CYP1A2	0.893±1.63	1.05±0.23	1.30±0.13	1.22±0.05	0.945±0.286	0.948±0.310
CYP2C9	0.999±0.161	0.822±0.102	0.991±0.107	1.21±0.12	1.03±0.22	1.01±0.15
CYP3A4	1.09±0.01	1.09±0.10	1.65±0.21	1.37±0.08	1.30±0.32	1.54±0.47
CYP2B6	0.901±0.256	1.01±0.39	1.13±0.49	1.21±0.25	1.09±0.23	1.01±0.09
UGT1A1	0.933±0.145	1.01±0.06	1.03±0.09	1.05±0.08	1.09±0.05	1.10±0.12
UGT1A4	0.969±0.109	1.01±0.17	1.01±0.16	1.09±0.11	1.07±0.14	1.06±0.16
UGT1A6	1.30±0.12	1.45±0.09	1.59±0.66	1.13±0.07	1.07±0.06	1.05±0.15

（续表）

酶	诱导倍数（mRNA 水平）			诱导倍数（酶活性）		
	0.3 μmol/L	1 μmol/L	3 μmol/L	0.3 μmol/L	1 μmol/L	3 μmol/L
UGT1A9	1.39±0.56	1.58±0.6	1.66±0.51	1.09±0.11	1.07±0.08	1.07±0.09
UGT2B7	1.48±0.28	1.48±0.23	1.48±0.16	1.13±0.09	1.08±0.06	1.14±0.18

注：仑伐替尼的浓度通过其甲磺酸盐进行表示。新鲜人肝细胞的原代培养系统，每天于 37℃条件下连续处理 3 d，每个值代表 3 个人肝细胞制剂的平均值±标准差。

表 3－23　仑伐替尼作为 P－gp 的底物和抑制剂的体外评价

细胞系	[^{14}C]仑伐替尼作为 P－gp 底物				仑伐替尼作为 P－gp 抑制剂						
	浓度 /(μmol /L)	渗透清除率 [μL/(well·h)]		渗透清除比率	底物 /(μmol /L)	抑制剂 /(μmol /L)	清除量 /(μL/well)		清除量比率	对照率 /%	IC$_{50}$ /(μmol /L)
		A→B	B→A				A→B	B→A			
LLC－PK1	1	15.2± 0.7	19.4± 1.1	1.28	[^{3}H] 地高辛(1)	仑伐替尼(1)	2.93± 0.07	3.64± 0.12	1.25		
	3	15.9± 0.3	20.8± 0.6	1.31		仑伐替尼(3)	2.69± 0.32	3.18± 0.40	1.18		
	10	16.5± 0.3	22.0± 1.4	1.33		仑伐替尼(10)	2.99± 0.052	3.36± 0.18	1.12		
LLC－PK1－MDR1	1	4.49± 0.73	48.9± 2.2	10.9	[^{3}H] 地高辛(1)	仑伐替尼(1)	1.76± 0.23	23.8± 0.6	13.6	93.0	30.3
	3	4.72± 0.30	48.1± 0.3	10.2		仑伐替尼(3)	1.59± 0.22	21.1± 1.2	13.3	91.0	
	10	5.52± 0.50	43.9± 2.4	7.95		仑伐替尼(10)	1.89± 0.26	21.2± 0.5	11.2	75.8	

注：[^{14}C]仑伐替尼和仑伐替尼的浓度通过其甲磺酸盐进行表示。渗透清除比率＝基底至顶端渗透清除率[μL/(well·h)]/顶端至基底渗透清除率[μL/(well·h)]。清除量比率＝基底至顶端清除量(μL/well)/顶端至基底清除量(μL/well)。

表 3－24　仑伐替尼作为 BCRP 的底物和抑制剂的体外评价

细胞系	[^{14}C]仑伐替尼作为 BCRP 底物				仑伐替尼作为 BCRP 抑制剂					
	抑制剂 /(μmol/ L)	P_{app}(1× 10^{-6} cm/s)		外排比	底物 /(μmol /L)	抑制剂 /(μmol /L)	P_{app}(1× 10^{-6} cm/s)		外排比	对照率 /%	IC$_{50}$ /(μmol /L)
		A→B	B→A				A→B	B→A			
LLC－PK1	无	39.7± 1.2	57.2± 2.1	1.4	[^{3}H] 哌唑嗪 (0.01)	无	47.4± 2.2	40.4± 1.3	0.9	—	—
	Ko143 (1)	38.4± 1.0	55.4± 2.8	1.4		仑伐替尼(30)	40.8± 1.9	37.1± 1.0	0.9	—	—

（续表）

细胞系	[14C]仑伐替尼作为BCRP底物				仑伐替尼作为BCRP抑制剂						
	抑制剂/(μmol/L)	P_{app}(1×10^{-6} cm/s)		外排比	底物/(μmol/L)	抑制剂/(μmol/L)	P_{app}(1×10^{-6} cm/s)		外排比	对照率/%	IC$_{50}$/(μmol/L)
		A→B	B→A				A→B	B→A			
LLC-PK1-BCRP	无	10.6±0.4	88.9±3.1	8.4	[3H]哌唑嗪(0.01)	无	7.34±0.37	81.5±1.3	11.1	100	>30
	Ko143(1)	36.5±1.3	47.5±1.6	1.3		仑伐替尼(30)	10.5±0.7	76.6±5.0	7.3	62.7	

注：[14C]仑伐替尼和仑伐替尼的浓度通过其甲磺酸盐进行表示。

表3-25　仑伐替尼作为转运蛋白的底物和抑制剂的体外评价

试验系统	转运蛋白	[14C]仑伐替尼作为底物						仑伐替尼作为抑制剂		
		浓度/(μmol/L)	摄取率					底物/(μmol/L)	抑制剂/(μmol/L)	IC$_{50}$/(μmol/L)
			1 min	2 min	5 min	10 min	15 min			
S2细胞	OAT1	1	0.93	0.99	1.01	NA	NT	[3H]p-氨基嘌呤酸(1)	仑伐替尼(0～30)	7.36
	OAT3	1	1.34	1.37	1.03	NA	NT	[3H]硫酸雌酮(0.05)	仑伐替尼(0～30)	4.11
	OCT2	1	NT	1.03	1.01	NA	0.96	[14C]二甲双胍(10)	仑伐替尼(0～30)	10.8
HEK293细胞	OCT1	1	NA	0.89	0.98	NT	1.00	[14C]四乙基铵(5)	仑伐替尼(0～30)	14.9
	OATP1B1	1	1.41	0.96	1.27	NA	NT	[3H]β-雌二醇17-(β-D-葡萄糖醛酸)(0.05)	仑伐替尼(0～30)	7.29
	OAT1B3	1	1.21	1.01	1.57	NA	NT	[3H]β-雌二醇17-(β-D-葡萄糖醛酸)(0.05)	仑伐替尼(0～30)	>30
人BSEP表达囊泡	BSEP	1	NA	2.14	0.67	0.94	NA	[3H]天竺葵酸(2)	仑伐替尼(0～30)	14.2

注：[14C]仑伐替尼和仑伐替尼的浓度通过其甲磺酸盐进行表示。

表3-26　仑伐替尼及其代谢物作为醛氧化酶的底物和抑制剂的体外评价

	仑伐替尼及其代谢物作为底物					仑伐替尼及其代谢物作为抑制剂		
试验化合物	仑伐替尼		me114 (M2)	me107 (M3)	me115 (M3′)	化合物	浓度/ (mol/L)	IC$_{50}$/ (μmol/L)
观察到的代谢物	me115 (M3′)	me118 (M2′)	me118 (M2′)	me118 (M2′)	me118 (M2′)			
大鼠　NADPH(一)	No	No	NT	NT	NT	仑伐替尼	1~100	>100
大鼠　NADPH(+)	No	No	NT	NT	NT	M1	1~100	>100
犬　NADPH(一)	No	No	NT	NT	NT	M2	1~100	11.6
犬　NADPH(+)	No	No	NT	NT	NT	M3	1~100	30.8
猴　NADPH(一)	Yes	No	Yes	No	No	M2′	1~100	>100
猴　NADPH(+)	Yes	Yes	Yes	No	No	M3′	1~100	>50
人　NADPH(一)	Yes	No	Yes	No	No	M5	1~100	>100
人　NADPH(+)	Yes	Yes	Yes	No	No			

注：1. 仑伐替尼的浓度通过其甲磺酸盐进行表示。
　　2. NADPH(+)为含NADPH。
　　3. NADPH(一)为无NADPH。

3.6　临床前安全性评价

3.6.1　概述

（1）单剂量给药毒性

啮齿类及非啮齿类动物经口给药的急性毒性如下。

大鼠：最大非致死剂量（MNLD）=500 mg/kg；

犬：MNLD=1 000 mg/kg；

猴子：MNLD=1 000 mg/kg。

（2）重复剂量给药毒性

① 大鼠（长达26周）、犬（长达4周）和猴子（长达39周）经口、静脉注射、皮下注射给药的长期及亚长期毒性

a. 大鼠（26周）：无可见副作用水平（NOAEL）=0.4 mg/(kg·d)；

b. 犬（4 周）：NOAEL＜0.1 mg/（kg·d）；

c. 猴子（39 周）：NOAEL＝0.1 mg/（kg·d）。

② 因仑伐替尼作用机制导致的致死、不良反应

a. 骨髓：细胞过少；

b. 阴道：黏液；

c. 附睾：生精上皮细胞脱屑；

d. 垂体：嗜碱性细胞空泡。

③ 不同种属不良反应

a. 胃肠道：软便和水便，组织病理学变化（出血、炎症、溃疡、黏膜萎缩、黏膜下水肿和隐窝增生），食欲下降；

b. 生殖系统：睾丸（生精上皮细胞少）和卵巢变化（滤泡闭锁）；

c. 骨变化：骨骺生长板厚度增加、骨病变；

d. 胰腺：胰腺炎。

④ 种属特异性毒性

大鼠：切齿变化。

⑤ 毒代动力学

a. 大鼠和犬中呈剂量相关性增加，猴子中呈大于剂量比例增加；

b. 无仑伐替尼和代谢产物蓄积；

c. 在系统暴露量上，无明显性别差异。

（3）安全药理学

评估仑伐替尼对中枢神经系统、心脑血管系统和呼吸系统影响的核心研究。

a. 中枢神经系统：无影响；

b. 心脑血管系统：hERG 电流的 IC_{50} 为 11.89 μmol/L，说明具有延长 QTc 间期的潜在毒性，对其他体外或体内的心脑血管参数均无显著影响；

c. 呼吸系统：无影响（经口，不超过 100 mg/kg）。

（4）遗传毒性

标准的核心遗传毒性研究。

仑伐替尼及其代谢物潜在的诱变性、致突变性或直接致 DNA 损伤能力弱。

（5）生殖与发育毒性

① 生育和早期胚胎发育：未进行。

② 大鼠和兔子的胚胎-胎仔发育毒性

a. 大鼠：母体 NOAEL＝0.3 mg/kg（1.8 mg/m²）；发育体：NOAEL＜0.1 mg/kg。

b. 家兔：母体 NOAEL＝0.1 mg/kg（1.2 mg/m^2）；发育体：NOAEL＝0.03 mg/kg。

③ 产前及产后发育：未进行。

④ 幼年大鼠重复剂量毒性

a. NOAEL＝0.4 mg/kg（2.4 mg/m^2）。同等给药剂量水平上，仑伐替尼对幼年大鼠的毒性强于成年大鼠。

b. 在幼年大鼠中也观察到生长迟缓、身体发育的继发延迟以及药理作用的相关损伤（门牙、股骨、肾脏、肾上腺和十二指肠）的情况。

⑤ 哺乳期大鼠的乳汁中含有仑伐替尼，分泌率（乳汁/血浆）为 0.5。

胎盘屏障：仑伐替尼可分布于怀孕大鼠的胎盘、胎膜、羊水、胎仔、胎仔血液/血浆和胎仔组织中，药物在组织中的分布相比血浆中的分布比率为 1.11。

（6）致癌性研究未进行。

（7）特殊毒性研究未观察到潜在的光毒性。

3.6.2 单剂量给药毒性

表 3-27　仑伐替尼甲磺酸盐单次口服给药的毒性研究

种　属	剂量/(mg/kg)	MNLD/(mg/kg)	研　究　结　果
SD 大鼠	100,300,1 000	1 000	给药剂量≤300 mg/kg 无毒性 给药剂量1 000 mg/kg 摄食量：↓（雄性）； 大体病理学：胃部出现红点、小肠内容物水样（雌性）
	0,500,1 000,2 000	500	给药剂量≥1 000 mg/kg 死亡率：3/20； 体重：↓； 摄食量：↓； 临床体征：↓活性； 大体病理学：胃肠道变化、门牙变色
比格犬	100,300,1 000	1 000	给药剂量1 000 mg/kg 临床体征：呕吐
食蟹猴	0,30,100,300,1 000	1 000	给药剂量≥300 mg/kg 摄食量：↓。 给药剂量1 000 mg/kg 大体病理学：胃中出现红点、小肠内容物水样

注：1. 溶剂配方为大鼠和食蟹猴中是75% PEG 400/悬浊液，犬中为胶囊（用3倍乳糖研磨）。

2. MNLD 指最大非致死剂量。

3.6.3 重复剂量给药毒性

表 3－28　口服仑伐替尼甲磺酸盐的重复剂量给药毒性研究

种属	给药周期	剂量/[mg/(kg·d)]	NOAEL		
			剂量/[mg/(kg·d)]	AUC/(μg·h/mL)	安全窗[c]/(×MRHD)
SD 大鼠	13 周[a]	0,0.4,2,10	0.4	2.413 6/2.832 4	0.6/0.7

主要研究结果
给药剂量＝2 mg/kg
　临床体征：门牙有较严重变化；
　大体病理学：卵巢和下颌腺有较严重变化
给药剂量＝10 mg/kg
　体重：↓；
　尿液分析：↓蛋白尿
　组织病理学：骨组织病变(↑骺生长板厚度、↑软骨厚度),肾(肾小球病),卵巢(滤泡闭锁),肝(窦扩张),脑(脉络丛血管变化),门牙(发育不良),睾丸(生精上皮细胞减少),肾上腺(窦扩张和皮质坏死),胃(黏膜增生),小肠(十二指肠腺炎)。
给药剂量≥2 mg/kg
　血液学：↓RBC、↓嗜酸性粒细胞、↓血小板、↓白蛋白、↓球蛋白、↑MCV、↑MCH、↑中性粒细胞、↑单核细胞、↑AST、↑ALT、↑胆固醇、↑葡萄糖、↑BUN

| | 26 周[a] | 0.4,2,10 | 0.4 | 3.210 2/3.554 6 | 0.8/0.9 |

主要研究结果
给药剂量＝2 mg/kg
　大体病理学：门牙、肾脏、脾脏和肾上腺有较严重的变化。
给药剂量＝10 mg/kg
　致死率：8/15(雄性),3/15(雌性)
　体重：↓；
　摄食量：↓；
　临床体征：软便；
　组织病理学：骨组织病变(↑骺生长板增厚、↑软骨厚度),肾(肾小球病和肾小球肾病),卵巢(滤泡闭锁),脑(脉络膜丛血管周围渗出液),门牙(发育不良),睾丸(生精上皮细胞减少),质量下降9%,肾上腺(窦扩张和皮质坏死),小肠(十二指肠炎症、十二指肠腺体囊性扩张)。
给药剂量≥2 mg/kg
　血液学：↓RBC(−10%)、↑MCV、↑MCH(+14%)、↑中性粒细胞(x 2～4)、↑单核细胞(x 4～5)、↑淋巴细胞(x 2)、↑ALT(+11%)、↑胆固醇(+122%雄性、+26%雌性)、↑BUN、↓白蛋白(降至−25%)、↓A/G 比率(降至−18%)、↓蛋白尿

| 比格犬 | 4 周[b] | 0,0.1,0.5,经口 | <0.1 | 0.141 3/0.132 9 | 0.03/0.03 |

主要研究结果
给药剂量≥0.1 mg/kg
　组织病理学：睾丸(生精上皮细胞少)、附睾(生精上皮细胞脱屑)。
给药剂量＝0.5 mg/kg
　临床体征：水样便；
　组织病理学：肾组织病变(肾小球病)、胆囊动脉纤维样坏死、↓回肠淋巴、↓空肠淋巴细胞

（续表）

种属	给药周期	剂量/[mg/(kg·d)]	NOAEL		
			剂量/[mg/(kg·d)]	AUC/(μg·h/mL)	安全窗[c]（×MRHD）
	13 周	0,0.1,0.5,3	0.1	0.243 2/0.251 6	0.06/0.06

主要研究结果
给药剂量＝0.5 mg/kg
　组织病理学：卵巢卵泡闭锁。
给药剂量＝3 mg/kg
　体重：↓；
　死亡率：1/3（雄性）；
　临床体征：厌食、水样便；
　组织病理学：肾组织病变［肾小球病、十二指肠（十二指肠萎缩）、卵巢（滤泡闭锁）］

种属	给药周期	剂量/[mg/(kg·d)]	剂量/[mg/(kg·d)]	AUC/(μg·h/mL)	安全窗[c]（×MRHD）
食蟹猴	39 周	0.1,0.5,3	0.1	0.205 1/0.264 9	0.1/0.1

主要研究结果
给药剂量＝0.5 mg/kg
　组织病理学：肾组织病变（肾小球病）、股骨（↑骺生长板厚度）、卵巢（滤泡性闭锁）、↓月经频率。
给药剂量＝3 mg/kg
　死亡率：1/4 雄性（第 51 天）；
　体重：↓；
　临床体征：厌食、水样便；
　组织病理学：肾组织病变（肾小球病），胆囊（局灶性动脉变性/纤维蛋白样坏死），亚微囊炎症细胞浸润，脑部脉络丛（嗜酸粒细胞渗出物、动脉纤维样坏死），股骨（增生板厚度增加），十二指肠（十二指肠萎缩、十二指肠隐窝增生），卵巢（滤泡性闭锁），↓月经频率

注：xxx/xxx 值代表雄性/雌性。ALT 为谷丙转氨酶；AST 为谷草转氨酶；AUC 为血浆浓度-时间曲线下面积；BUN 为血尿素氮；MCH 为红细胞平均血红蛋白量；MCV 为平均红细胞体积；MRHD 为人体最大推荐剂量；NOAEL 为无可见副作用水平；RBC 为红细胞计数。
a AUC$_{0\sim6\,h}$。
b 剂量始于 80 mg/kg，在第 16、30、30 和 97 天分别升高至 100、125 和 160 mg/(kg·d)。
c 基于每天人体最大推荐剂量（24 mg）时中位稳态 AUC 计算（3 840 ng·h/mL）。

3.6.4　安全药理学

表 3－29　仑伐替尼甲磺酸盐的安全药理学研究

系　　统	种　　属	剂量/(mg/kg)	研　究　结　果
中枢神经系统	SD 大鼠（雄性）	经口，10,30,100	直至 100 mg/kg 时无变化
心血管系统	hERG	0.3,1,3,10,30 μmol/L	IC$_{50}$ 为 11.89 μmol/L
	离体豚鼠乳头肌	1,10 μmol/L	直至 10 μmol/L 时无变化
	比格犬	6,30	直至 30 mg/kg 时无显著变化

（续表）

系　统	种　属	剂量/(mg/kg)	研 究 结 果
呼吸系统	SD 大鼠(雄性)	经口, 10,30,100	直至 100 mg/kg 时无变化

注：hERG 为人类钾离子通道基因。

3.6.5　遗传毒性

表 3 - 30　仑伐替尼甲磺酸盐的遗传毒性研究

试 　 验	种属/体系	代谢物活性	剂 　 量	研究结果
体外细菌回复突变试验(Ames)	鼠伤寒沙门菌 TA98, TA100,TA1535,TA1537; E. coli WP2 uvrA	±S9	直至 5 000 μg/板	阴性
哺乳动物细胞体外染色体畸变试验	L5178Y TK$^{+/-}$ 小鼠淋巴瘤	±S9	$100 \sim 200$ μg/mL (3 h,±S9) 直至 22.5 μg/mL (24 h,−S9)	阴性
体内骨髓微核试验	SD 大鼠(雄性)	+	直至 2 000 mg/kg	阴性

注：溶剂为体外用 DMSO,体内为 75% PEG 400。

3.6.6　生殖与发育毒性

表 3 - 31　口服仑伐替尼甲磺酸盐的生殖与发育毒性

研　究	种　属	剂量/[mg/(kg·d)]	NOAEL 终　点	NOAEL 剂量/[mg/(kg·d)]	NOAEL AUC$_{0\sim24 h}$/(ng·h/mL)	NOAEL 安全窗[a](×MRHD)
胚胎-胎仔发育	SD 大鼠	0,0.1,0.3,1	母体	0.3 (1.8 mg/m^2)	NA	NA
			胎仔	<0.1	NA	NA
			主要研究结果			
			母体	给药剂量＝1 mg/kg 摄食量：↓; 体重：↓(怀孕第 20 天,体重下降 14%)		
			胎仔	给药剂量≥0.1 mg/kg 胎仔外观畸形：下颌巨颌、隐睾症、尾巴异常、顶叶水肿; 骨骼异常：肋软骨骨质结构不连续、胸椎半椎体、胸椎体软骨开裂、胎儿椎体骨化分离延迟。 给药剂量≥0.3 mg/kg 胎仔体重：↓		

（续表）

研 究	种 属	剂量/[mg/(kg·d)]	NOAEL 终 点	NOAEL 剂量/[mg/(kg·d)]	NOAEL AUC$_{0\sim24\,h}$/(ng·h/mL)	NOAEL 安全窗[a]（×MRHD）
胚胎-胎仔发育	NZW 兔	0,0.03,0.1,0.5	母体	0.1（1.2 mg/m^2）	NA	NA
			胎仔	0.03	NA	NA

主要研究结果
给药剂量 0.5 mg/kg 体重：↓,下降 5.8%；摄食量：↓,降至 47%；流产：7 个雌性动物；完全吸收：10 个雌性动物

母体

胎仔：给药剂量 0.1 mg/kg 熔肋：每个胎仔。给药剂量 0.5 mg/kg 1 例胎仔多发异常：食管锁骨下动脉、熔肋、胸椎半椎体和腰椎畸形（弓形）

研 究	种 属	剂量/[mg/(kg·d)]	NOAEL 终 点	NOAEL 剂量/[mg/(kg·d)]	NOAEL AUC$_{0\sim24\,h}$/(ng·h/mL)	NOAEL 安全窗（×MRHD）
幼鼠	SD 大鼠	0,0.4,2,10	雄性	0.4（2.4 mg/m^2）	1 371.36	0.36
			雌性	0.4（2.4 mg/m^2）	1 641.99	0.43

主要研究结果
给药剂量＝0.4 mg/kg
　无显著改变。
给药剂量＝2 mg/kg
　体重：↓；
　摄食量：↓；
　临床体征：切齿切牙断裂（从第 31 天）、↓FC、↓旷场实验中的饲养次数（雄性）
　临床病理学：↑WBC、↑NEU、↑ALT；
　大体病理学：骨长度及厚度变短变窄；
　组织病理学：限于门牙、股骨、肾脏。
给药剂量＝10 mg/kg
　体重：↓；
　摄食量：↓；
　致死率：6 个雄性、7 个雌性（第 26 天至第 51 天期间），归因于原发性十二指肠损伤（偶见细菌感染）、腹泻；
　临床体征：切齿断裂、↓FC、腹泻和黑色大便、潜伏期延迟、↓旷场实验中的饲养次数以及↓方格走动数；
　临床病理学：↓RBC、↓HGB、↓HCT、↓WBC、↓Glu、↓TP、↓Alb、↓Glo、Ca、↑NEU、↑ALT、↑AST、↑ALP、↑BUN、↑T－Chol；
　组织病理学：切牙（发育不良），骨（骨骺生长板↑、软骨↑、关节软骨↑），肾脏（肾小球和肾小球疾病与蛋白尿有关），肾上腺（窦扩张和肾上腺皮质坏死），十二指肠（囊性扩张和十二指肠腺体炎症），以及大脑（血管周围嗜酸性渗出液和脉络丛中的动脉纤维样坏死）；
　大体病理学：骨长度及厚度变短变窄

注：溶剂为注射用水。Alb 为白蛋白；ALP 为碱性磷酸酶；ALT 为谷丙转氨酶；AST 为谷草转氨酶；AUC 为血浆浓度-时间曲线下面积；BUN 为血尿素氮；FC 为血清皮质醇；Glo 为乙二醛酶；Glu 为尿糖；HCT 为红细胞比容；HGB 为血红蛋白；MCH 为红细胞平均血红蛋白含量；MCV 为平均红细胞体积；MRHD 为人体最大推荐剂量；NA 为未获得数据；NEU 为中性粒细胞计数；NOAEL 为无可见副作用水平；RBC 为红细胞计数；T－Chol 为总胆固醇；TP 为总蛋白；WBC 为白细胞计数。
a 基于每天人体最大推荐剂量（24 mg）时中位稳态 AUC 计算（3 840 ng·h/mL）。

表 3-32　大鼠单次口服 3 mg/kg 仑伐替尼,孕 18 天胎仔相对母体血浆中仑伐替尼的比率

时　间	30 min	0.5 h	24 h
比率(胎仔/母体)	0.02	0.09	0.50

表 3-33　哺乳大鼠口服 3 mg/kg[^{14}C]仑伐替尼,药物从血浆到乳汁的转移状况

基质	C_{max} /(ng·eq.[a]/g)	T_{max} /h	AUC$_{0\sim t}$ /(ng·eq.·h/g)	$T_{1/2}$ /h	乳汁/血浆 C_{max} 比率	乳汁/血浆 AUC$_{0\sim t}$ 比值
血浆	5.28	1	37.5	4.34	0.69	0.50
乳汁	3.67	1	17.8	4.02		

注:溶剂为 90% PEG 400 蒸馏水溶液。
a eq. 代表[^{14}C]仑伐替尼当量。

3.6.7　特殊毒性

表 3-34　仑伐替尼甲磺酸盐的特殊毒性研究

研　究	种　属	剂量/(μg/mL)	研 究 结 果
光毒性	鼠(Balb/c 3T3) 成纤维细胞(7.7~7.7 J/cm^2)	1.17~20 180[a]	无潜在光毒性
	鼠(Balb/c 3T3) 成纤维细胞(5 J/cm^2)	1.17~20 180[b]	无潜在光毒性

a 溶剂为 1% DMSO。
b 溶剂为水。

3.7　临床试验

3.7.1　药品监管建议

　　该临床综述建议正式通过仑伐替尼(Lenvima®)作为局部复发性或转移性、进展性、放射性碘(RAI)难治性分化型甲状腺癌(DTC)治疗方案的新药(NDA206947)上市申请。

　　本申请提供了多项临床试验以支持仑伐替尼的新药上市,详见表 3-35。其中,仑伐替尼的新药上市申请主要基于试验 E7080-G000-303,即一项仑伐替尼(E7080)在碘-131 难治性分化型甲状腺癌患者中的多中心、随机、双盲、安慰剂对照的 3 期研究。

表 3 - 35 上市申请的临床支持研究试验

分期	注 册 号	试 验 题 目
Ⅰ	E7080 - A001 - 002	一项在健康志愿者中开展的双盲研究，旨在评估 E7080 对 QTc 间期的影响
	E7080 - A001 - 003	健康受试者中 E7080 食物效应研究
	E7080 - A001 - 004	一项单中心、随机、交叉性药代动力学研究，旨在评估单次口服给予健康志愿者 5 mg E7080 后，CYP3A4 和 P-糖蛋白，同时抑制对 E7080 药代动力学的影响
	E7080 - A001 - 005	一项在轻度、中度和重度肾功能受损和健康受试者中给予 E7080（24 mg）的开放标签、单次给药、药代动力学和安全性的Ⅰ期研究
	E7080 - A001 - 006	一项在轻度（10 mg）、中度（10 mg）、重度肝功能受损（5 mg）和正常肝功能（10 mg）的受试者中给予 E7080 的开放标签、单次给药、药代动力学和安全性的Ⅰ期研究
	E7080 - A001 - 007	一项单中心、序贯设计的药代动力学研究，旨在评估单次口服给予健康志愿者 5 mg E7080 后，P-糖蛋白对 E7080 以及 CYP3A4 和 P-糖蛋白同时抑制 E7080 药代动力学的影响
	E7080 - A001 - 008	一项随机、三治疗组、六序交叉、单中心、生物等效性的三阶段研究，旨在评估口服 10 mg 市售变晶态多晶型仑伐替尼对健康志愿者的影响
	E7080 - E044 - 101	晚期实体瘤或淋巴瘤患者持续给药（0.2～32 mg，每天 1 次）的开放标签、剂量递增研究
	E7080 - E044 - 104	晚期实体肿瘤或淋巴瘤患者中的开放标签、非随机、单次放射性标记剂量和每天 1 次连续给药非放射性标记剂量的研究
	E7080 - J081 - 105	晚期实体瘤患者持续给药（20～24 mg，每天 1 次）的开放标签、单中心、剂量递增研究
Ⅱ	E7080 - G000 - 201	一项多中心、开放标签、单组试验，旨在评估在髓质和碘-131 难治性、不可切除的分化型甲状腺癌患者中口服 E7080 的安全性和有效性（按组织学分层）
	E7080 - G000 - 206	在不可切除的Ⅲ期或Ⅳ期黑素瘤患者中连续给药（24 mg，每天 1 次）的开放标签、2 队列、多中心研究
	E7080 - J081 - 208	在晚期甲状腺癌 RR - DTC、MTC 患者中连续给药（24 mg，每天 1 次）的多中心、开放标签、单组研究
Ⅲ	E7080 - G000 - 303	一项仑伐替尼（E7080）在碘-131 难治性分化型甲状腺癌患者中的多中心、随机、双盲、安慰剂对照的Ⅲ期研究

注：MTC 为甲状腺髓样癌；RR - DTC 为放射性碘难治性分化型 P-糖蛋白甲状腺癌。

3.7.2 关键临床试验

表 3 - 36 关键临床试验 I

分 期	适 应 证	干预措施	终 点	N
Ⅲ期	甲状腺癌	仑伐替尼,24 mg,经口	主要终点指标:无进展生存期(PFS)	392
		安慰剂	次要终点指标:客观缓解率(ORR)、总生存期(OS)、安全性	

研究设计

表 3 - 37 E7080 - G000 - 303 的试验设计

试验题目			
注册号	E7080 - G000 - 303	NCT	NCT01321554
状态	甲状腺癌		
研究类型	干预治疗		
研究分期	Ⅲ期		
试验设计	多中心、随机、双盲、安慰剂对照试验 患者以 2∶1 的比例随机分配至仑伐替尼组与安慰剂组。 第 1 组:经口 24 mg 仑伐替尼,每天 1 次,28 d 为一疗程; 第 2 组:经口 24 mg 安慰剂,每天 1 次,28 d 为一疗程		
目的/结果指标	1. 主要终点目标为比较使用仑伐替尼与安慰剂治疗碘-131 难治性分化型甲状腺癌患者在前 12 个月的无进展生存期(疾病进展的影像与证据)。 2. 次要终点目标包括总缓解率[完全缓解(CR)和部分缓解(PR)]、总生存期、安全性和耐受性以及在分化型甲状腺癌患者中仑伐替尼的药代动力学评估。 3. 探索性目标包括疾病控制率[DCR,完全缓解、部分缓解或者疾病稳定(SD)]、临床获益率(CBR,完全缓解、部分缓解＋病情持久稳定)和病情持续稳定时间(持续时间≥23 周),以评估在可选开放标签(OOL)治疗期中仑伐替尼的有效性,确定并验证有效性(临床终点)相关的血液和肿瘤生物标记物,以及确定并验证影响仑伐替尼的吸收、分布、代谢、排泄基团中的 DNA 序列变异		
注册人数	392		
性别	男＋女	年龄	≥18 岁
入选标准	1. 必须经组织学或细胞学确诊为以下分化型甲状腺癌亚型之一的患者。 乳头状甲状腺癌(PTC,包含滤泡亚型和其他亚型); 甲状腺滤泡癌(FTC,包含嗜酸细胞型、透明细胞型和鸟状亚型)。 2. 可测量病灶符合以下标准并经中心影像学审查确诊的患者。 根据实体瘤疗效评价标准(RECIST)1.1 版,使用计算机断层扫描或磁共振成像(CT/MRI)连续测量,非淋巴结最长直径≥1.0 cm 的病灶至少有 1 个或淋巴结病变短轴直径≥1.5 cm 的病灶至少有 1 个;若仅有一个靶病灶,且是非淋巴结的,最长直径应≥1.5 cm。		

（续表）

试验题目

基于实体瘤疗效评价标准 1.1 版，经外线束放射治疗（EBRT）或局部治疗，如射频（RF）消融证明属于进行性疾病的病灶才可视为靶病灶。

3. 根据 RECIST 1.1 版，签署知情同意书前 12 个月内（进行筛选扫描的实际日期可额外增加 1 个月，即≤13 个月）有疾病进展的证据是由 CT 或 MRI 扫描中心进行影像学评估并确诊的患者。

4. 既往接受 0 或 1 次 VEGF/VEGFR 靶向治疗（如索拉非尼、舒尼替尼、培唑帕尼等）的患者。

5. 已经完成全脑放射治疗、立体定向放射外科治疗或完成了外科手术切除的脑转移患者，若保持临床稳定、无症状且 1 个月内未使用类固醇，均可入组。

6. 参与甲状腺素抑制疗法且促甲状腺激素（TSH）未升高（TSH 应≤5.50 mU/mL）的患者。

7. 所有与放化疗相关的毒性等级降至＜2 级的患者（脱发和不育除外）。

8. 东部肿瘤协作组（ECOG）体力状况评分为 0～2 的患者。

9. 筛选时，血压获得充分控制（通过或未通过抗高血压药物治疗，BP≤150/90 mmHg）且在首个治疗疗程第 1 天，未更换过抗高血压药物的患者。

10. 肾功能正常的患者（按 Cockcroft 和 Gault 公式，计算的肌酐清除率≥30 mL/min）。

11. 骨髓功能正常的患者。
嗜中性粒细胞绝对计数（ANC）≥1 500/mm^3（≥1.5×10^3/μL）；
血小板计数≥100 000/mm^3（≥100×10^9/L）；
血红蛋白≥9.0 g/dL。

12. 凝血功能充分，国际标准化比率（INR）≤1.5 的患者。

13. 肝功能充分的患者：胆红素≤1.5 倍正常上限（ULN）；未偶联高胆红素血症或吉尔伯特综合征、碱性磷酸酶、谷丙转氨酶（ALT）、谷草转氨酶（AST）≤3 倍正常上限（若受试者出现肝转移，则≤5 倍正常上限）。

14. 签署知情同意书时男、女性年龄≥18 岁的患者。

15. 经血清 β-人绒毛膜促性腺激素（β-hCG）检查确认，检查结果为阴性的女性患者。对于育龄女性，进入研究前 30 d 内不允许有未采取避孕措施的性行为，且必须同意采取高效避孕措施。

16. 输精管成功切除的男性（确认无精），或其女性伴侣符合上一条标准的患者。

17. 自愿提供书面知情同意书，愿意并能遵守研究方案中所有要求的患者

排除标准	1. 患甲状腺间变性或髓样癌的患者。 2. 甲状腺激素抑制性甲状腺激素治疗除外，既往接受 2 次或 2 次以上 VEGF/VEGFR 靶向治疗或正在进行碘-131 难治性分化型甲状腺癌治疗的患者。 3. 既往接受仑伐替尼治疗的患者。 4. 研究药物首次给药前 20 天内接受过任何抗癌治疗，或 30 d 内接受过任何试验性药物治疗的患者。 5. 研究药物首次给药前 3 周内接受过大手术的患者。 6. 收集 24 小时尿液，通过尿液检测试纸定量评估尿蛋白，尿蛋白＞1$^+$ 的患者，尿蛋白≥1 g/24 h 的患者。 7. 存在胃肠道吸收不良或影响仑伐替尼吸收的其他任何症状的患者。 8. 重大心血管损伤的患者：大于纽约心脏病协会（NYHA）规定的 2 级充血性心力衰竭病史、不稳定型心绞痛、心肌梗死或研究药物首次给药 6 个月内发生中风，患有心律失常（需药物治疗）的患者。 9. QTc 间期延长至＞480 ms 的患者。

（续表）

试验题目	
排除标准	10. 出血、血栓性疾病或使用抗凝剂[如华法林或治疗性的国际标准化比值（INR）监测的类似药物]的患者[允许治疗中使用低分子量肝素（LMWH）]。 11. 研究药物首次给药前 3 周内主动咯血（至少半茶匙鲜红色血液）的患者。 12. 活动性感染（需要治疗的任何感染）的患者。 13. 过去 24 个月内患活性恶性肿瘤的患者（分化型甲状腺癌或经过治疗的原位黑色素瘤、皮肤基底细胞癌或鳞状细胞癌或原位宫颈癌患者除外）。 14. 对任何研究药物（或任何辅料）不耐受的患者。 15. 调查员认为任何其他药物或症状不合适本研究试验的患者。
治疗计划	1. 受试者按地区（欧洲、北美洲以及其他）、既往抗- VEGF/VEGFR 治疗（0 或 1 次）和年龄（≤65 岁或＞65 岁）划分。 2. 随机化通过交互式语音/网络应答系统（IVRS/IWRS）集中进行。在后续每次剂量变化中，调查员或指定人员都将通过 IVRS/IWRS 获取分发说明以及登记受试者访视。 3. 若出现临床指征，每 8 周或更早时间内对受试者肿瘤缓解进行评价。 4. 把图像发送到影像中心实验室进行独立放射学审查，主要终点指标是由独立放射学审查实时评估所有受试者的无进展生存期。 5. 所有受试者每天上午口服 2 个 10 mg 和 1 个 4 mg 研究药物胶囊，每天 1 次。 6. 每天上午约在同一时间服用研究药物（空腹或餐后）。 7. 若受试者漏服一剂药物，可在平时服药时间 12 h 内服用该剂量
评估方法	1. 全分析集[意向治疗（ITT）分析集]包括所有随机化受试者，这是有效性终点的主要分析集。 2. 符合方案集纳入随机的、至少接受一剂指定药物治疗、无重大违反治疗方案且完成了基线和至少一次基线后肿瘤评估的患者。 3. 安全性分析集包括已随机分组、至少接受一剂研究药物治疗且至少存在一次基线后安全性评估的患者
试验周期	2011.8—2013.11

3.7.3　有效性结果

3.7.3.1　主要终点指标

（1）无进展生存期

① 研究 E7080 - G000 - 303 在 11 个国际性研究中心实施，共招募 392 例既往 13 个月内证实出现疾病进展的放射性碘难治性分化型甲状腺癌患者。本研究中，患者以 2∶1 的比例随机分配至经口 24 mg 仑伐替尼胶囊治疗组（28 d 为一疗程）和安慰剂组。

② 仑伐替尼组患者的中位无进展生存期为 18.3 个月（95％ CI[15.1，

NA]）；安慰剂组患者的中位无进展生存期为 3.6 个月（95% CI[2.2,3.7]），风险比（HR）为 0.21（95% CI[0.16,0.28]），$P < 0.0001$。

3.7.3.2 次要终点指标

（1）客观缓解率

仑伐替尼组和安慰剂组中患者的客观缓解率分别为 64.8%（95% CI[58.6,70.5]）和 1.5%（$P < 0.0001$）。

（2）总生存期

总生存期的风险比为 0.73（95% CI[0.50,1.07]），该点估计值支持了仑伐替尼的治疗。

（3）其他终点

基于独立评审委员会（IIR）的评估：

a. 仑伐替尼组和安慰剂组疾病控制率分别为 87.7% 和 55.7%；

b. 仑伐替尼组和安慰剂组临床获益率分别为 80.1% 和 31.3%；

c. 仑伐替尼组 60 例（23.0%）患者病情稳定，中位持续时间为 9.3 个月；安慰剂组 71 例（54.2%）患者病情稳定，中位持续时间为 5.6 个月。

表 3-38 　基于独立评审委员会确定的无进展生存期

变量	仑伐替尼（$N=261$）	安慰剂（$N=131$）
无进展生存期		
事件数量（百分数/%）	107(41.0)	113(86.3)
疾病进展	93	109
死亡	14	4
删失数量（百分数/%）	154(59.0)	18(13.7)
中位无进展生存期/月（95% CI）	18.3[15.1,NA]	3.6[2.2,3.7]
风险比[a]（95% CI）	0.21[0.16,0.28]	
P 值（log-rank 分层[b]）	<0.0001	
客观缓解率		
应答值（客观缓解＋部分缓解）（百分数/%）	169(64.8)	2(1.5)
完全缓解（百分数/%）	4(1.5)	0
部分缓解（百分数/%）	165(63.2)	2(1.5)
申请者 95% CI[c]	[59.0,70.6]	[0.0,3.6]

（续表）

审评者 95% CI[d]	[58.6,70.5]	[0.19,5.4]
P 值（CMH 检验）	<0.000 1	
中位持续有效时间/月（95% CI）	NA[16.8,NA]	NA
首次客观缓解的中位时间/月	2.0	5.6
总生存期		
事件数量（百分数/%）	71(28.2)	47(35.9)
删失数量（百分数/%）	190(72.8)	84(64.1)
中位总生存期/月（95% CI）	NA[e][22.05,NA]	NA[f][22.27,NA]
风险比[c]（95% CI）	0.73[0.50,1.07]	
P 值（log-rank 分层[b]）	0.103 2	

注：CMH 为科克伦-曼特尔-亨塞尔（Cochran-Mantel-Haensel）。

a 风险比小于 1 表明，与安慰剂治疗相比，仑伐替尼治疗的进展或死亡风险较低。

b 按照年龄、地区和既往接受 VEGF/VEGFR 靶向治疗与否划分。

c 使用大样本正态近似法获取。

d 使用准确的 Clopper-Pearson 法获取 Clopper-Pearson 置信区间。

f 因仅有少量事件发生，因此数据未获得。

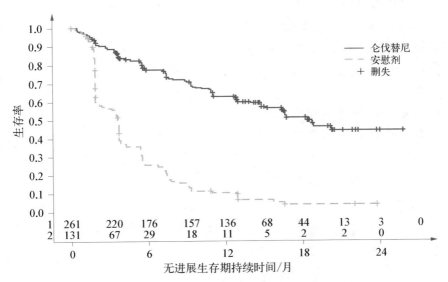

图 3-9　无进展生存期（基于独立评审委员会）的
Kaplan-Meler 生存曲线

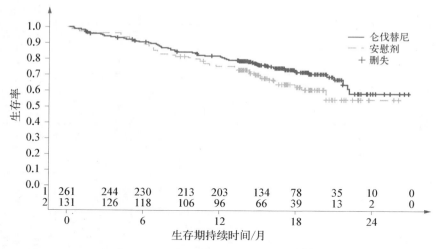

图 3-10　总生存期(基于独立评审委员会)的
Kaplan-Meler 生存曲线

3.7.4　安全性结果

3.7.4.1　概要

（1）共计 452 例患分化型甲状腺癌的患者接受了Ⅱ期和Ⅲ期试验中仑伐替尼的治疗(研究 E7080-G000-303 中，共计 261 例患者参与治疗)；191 例患者接受了仑伐替尼随机、单药研究。除患有分化型甲状腺癌患者外，另有 656 例癌症患者(黑素瘤 182 例、子宫内膜癌 133 例、胶质母细胞瘤 113 例)在第Ⅰ、Ⅱ和Ⅲ期试验中也接受了仑伐替尼的单药治疗。接受仑伐替尼治疗的患者共计 1 108 例。

（2）仑伐替尼组有 82 例死亡(占 31%)，安慰剂组有 53 例死亡(占 41%)。其中，仑伐替尼组中，接受最后一剂研究药物 30 天内死亡的有 24 例(占 9%)，安慰剂组有 6 例(占 4.6%)。两组中死因多数为疾病的恶化(仑伐替尼组中患者占 76%，安慰剂组中患者占 77%)。

（3）研究 E7080-G000-303、接受仑伐替尼治疗的 262 例患者中，不良事件的发生率为 99%、安慰剂组为 90%。仑伐替尼组严重不良事件的发生率为 53%，安慰剂组为 24%。

（4）仑伐替尼组中不良事件导致 89.7% 的患者出现剂量中断或剂量减少，其中，剂量减少患者占 68%，停药患者占 17.6%；安慰剂组停药患者占 4.6%。导致剂量中断、剂量减少的最常见的不良事件包括腹泻、高血压、食欲下降、蛋白尿、体重减轻、恶心、手足综合征和虚弱、疲劳。

（5）最常见的不良事件（发生率＞30％、仑伐替尼组/安慰剂组）包括高血压（69％/15％）、疲劳（67％/35％）、腹泻（67％/17％）、关节痛/肌痛（62％/28％）、食欲下降（54％/19％）、体重减轻（51％/15％）、恶心（47％/25％）、口腔炎（41％/8％）、头痛（38％/11％）、呕吐（36％/15％）、蛋白尿（34％/3％）、手足综合征（32％/1％）和发音困难（31％/5％）。

（6）严重不良反应（≥3 级，仑伐替尼组/安慰剂组的发生率）包括高血压（44％/4％）、乏力（11％/4％）、腹泻（9％/0％）、关节痛/肌痛（5％/3％）、食欲下降（7％/1％）、体重减轻（13％/1％）、恶心（2％/1％）、口腔炎（5％/0％）、头痛（3％/1％）、呕吐（2％/0％）、蛋白尿（11％/0％）、手足综合征（3％/0％）和发音困难（1％/0％）。

（7）仑伐替尼组的中位治疗时间为 16.1 个月，比安慰剂组（3.9 个月）长 4 倍以上。患有分化型甲状腺癌患者中最长持续治疗时间接近 4 年（45.9 个月）。

（8）一般而言，大多数 3 级或更高级别的不良事件发生在使用仑伐替尼治疗的前 6 个月内，体重减轻（整个过程发生）、腹泻、低钾血症和低钙血症除外。

3.7.4.2 安全性结果

表 3-39 治疗期间出现的不良事件概述

	仑伐替尼组（$N=261$）事件数（百分数/％）	安慰剂组（$N=131$）事件数（百分数/％）
治疗期间出现的不良事件	260（99.6）	118（90.1）
治疗期间出现的与治疗相关的不良事件[a]	254（97.3）	80（61.1）
严重不良事件[b]	139（53.3）	31（23.7）
致死性不良事件	20（7.7）	6（4.6）
非致死性不良事件	136（52.1）	30（22.9）
治疗期间不良事件导致治疗中止	46（17.6）	46（17.6）
治疗期间不良事件导致治疗调整		
剂量减少、中断	234（89.7）	25（19.1）
中断[c]	178（68.2）	6（4.6）
剂量减少[c]	217（83.1）	24（18.3）

a 为治疗期间出现的与治疗相关的不良事件，包括由研究者已报告的与研究药物有可能相关的或可能与药物相关且已失去因果关系的那些不良事件。

b 为若受试者既出现致死性严重不良事件又出现非致死性严重不良事件，受试者则需分别计入两种不良事件中。

c 为若受试者因在治疗期间出现不良事件导致剂量中断和剂量减少，需分别计入两个类别（剂量中断、减少）中。

表 3-40 不良事件总结

	仑伐替尼组（$N=261$）		安慰剂（$N=131$）	
	所有级别	≥3 级	所有级别	≥3 级
任何与治疗相关的不良事件的患者人数（百分数/%）	254(97.3)	198(75.9)	78(59.5)	13(9.9)
治疗期间不良事件发展的患者人数				
严重事件[a]				
总计人数（百分数/%）	130(49.8)	—	30(22.9)	—
治疗相关人数（百分数/%）	79(30.3)	—	8(6.1)	—
致死				
总计[b] 人数（百分数/%）	20(7.7)	—	6(4.6)	—
治疗相关人数（百分数/%）	6(2.3)	—	0	—
≥10%患者中任何级别的与治疗相关的不良事件，或≥2%患者中≥3 级的与治疗相关的不良事件，或两者兼有				
高血压	67.8%	41.8%	9.2%	2.3%
腹泻	59.4%	8.0%	8.4%	0
疲劳或无力	59.0%	9.2%	27.5%	2.3%
体重减轻	50.2%	5.4%	11.5%	0
恶心	46.4%	9.6%	9.2%	0
口腔炎	41.0%	2.3%	13.7%	0.8%
手足综合征	35.6%	4.2%	3.8%	0
蛋白尿	31.8%	3.4%	0.8%	0
呕吐	28.4%	1.9%	6.1%	0
头疼	27.6%	2.7%	6.1%	0
发声困难	24.1%	1.1%	3.1%	0
关节痛	18.0%	0	0.8%	0
味觉障碍	16.9%	0	1.5%	0
皮疹	16.1%	0.4%	1.5%	0
便秘	14.6%	0.4%	8.4%	0
肌痛	14.6%	1.5%	2.3%	0
口干	13.8%	0.4%	3.8%	0
上腹痛	13.0%	0	3.8%	0
腹痛	11.5%	0.4%	0.8%	0.8%
外周性水肿	11.1%	0.4%	0	0
秃头症	11.1%	0	3.8%	0
消化不良	10.0%	0	0	0
口咽痛	10.0%	0.4%	0.8%	0
低血钙症	6.9%	2.7%	0	0
肺栓塞	2.7%	2.7%	1.5%	1.5%

a 为增补附录表 S2 中提供了完整的严重不良事件清单。

b 为增补附录表 S3 中提供了治疗期间发生的致死性不良事件的完整清单。

3.7.5 有效性和安全性的支持性研究

另外进行的两项研究用于调查仑伐替尼在分化型甲状腺癌患者中的服用情况，以支持仑伐替尼的新药上市申请。

表 3-41　E7080-G000-201 的试验设计（201）

一项多中心、开放标签、单组试验，旨在评估在髓质和碘-131 难治性、不可切除的分化型甲状腺癌患者中口服 E7080 的安全性和有效性（按组织学分层）			
注册号	E7080-G000-201	NCT 号	NCT00784303
适应证	甲状腺癌		
试验类型	干预治疗		
分期	临床 II 期		
试验设计	多中心、开放标签、单组试验 仑伐替尼组：24 mg，连续口服，每天 1 次		
目标/结果指标	根据实体瘤疗效评价标准确定 E7080 对肿瘤客观缓解率的影响 评估不良事件、实验室评估和心电图（ECG）情况。 无进展生存期、总生存期、持续有效时间、缓解时间。 药代动力学特征		
注册人数	116		
性别	男＋女	年龄	≥18 岁
入选标准	1. 必须经组织学或细胞学证实诊断为甲状腺髓样癌（MTC）或分化型甲状腺癌的患者。 2. 有可测量病灶的患者，且可测量病灶应符合以下标准： 　基于实体癌疗效评价标准修订版，经计算机断层扫描或磁共振成像精确测量到至少有一个病灶（非淋巴结最长直径≥1.5 cm，淋巴结最长直径≥2.0 cm）； 　基于实体癌疗效评价标准修订版，经电子束放射治疗且发现病情进展的病灶，视为靶病灶。 3. 进入研究前 12 个月内（允许患者有 1 个月扫描间隔差异），有经计算机断层扫描或磁共振成像检测出病情进展证据的患者（基于实体瘤疗效评价标准）。 4. 需为碘-131 难治性、耐药性分化型甲状腺癌患者：碘-131 的摄取未经审核；尽管摄取碘-131 仍出现病情进展；或累积摄取碘-131 的剂量＞600 mCi（最后一次摄入至少在入组前 6 个月）。 5. 进入研究前血压控制良好的患者。 6. 签署书面知情同意书的患者		
排除标准	1. 甲状腺未分化癌、甲状腺淋巴瘤、甲状腺间叶性肿瘤、甲状腺转移患者。 2. 脑或软脑膜转移患者。 3. 显著的心血管损伤患者（充血性心力衰竭病史大于纽约心脏协会 2 级、不稳定型心绞痛或在研究开始后 6 个月内心肌梗死或严重心律失常）。 4. 标记的 QT、QTc 期间在基线处延长的患者。 5. 经试纸测试，蛋白尿＞1＋或＞30 mg 的患者。 6. 进入研究前 28 d 内出现咯血的患者（至少半茶匙的鲜红血）		

（续表）

一项多中心、开放标签、单组试验,旨在评估在髓质和碘-131难治性、不可切除的分化型甲状腺癌患者中口服E7080的安全性和有效性(按组织学分层)	
治疗计划	仑伐替尼起始剂量：10 mg,每天2次,剂量递增至每天24 mg。持续治疗,直至出现病情进展,出现了不可接受的毒性、死亡、受试者撤回知情同意书或受试者选择停止研究治疗
试验周期	2009.8—2011.9

注：ECG代表心电图；MTC代表甲状腺髓样癌。

表3-42　E7080-J081-208的试验设计(208)

在晚期甲状腺癌RR-DTC、MTC患者中连续给药(24 mg,每天1次)的多中心、开放标签、单组研究			
注册号	E7080-J081-208	登记号	NCT01728623
适应证	甲状腺癌		
研究类型	干预治疗		
分期	临床Ⅱ期		
试验设计	多中心、非盲、单一群体试验 仑伐替尼组：经口,每天1次,连续28 d(一疗程)		
目标/结果指标	1. 确定出现不良反应事件及严重不良反应事件的受试者人数。 2. 血液学、血液生化、尿液、生命特征、心电图、物理测试数据从基线处的变化。 3. 无进展生存期、总生存期		
注册人数	37		
性别	男+女	年龄	≥20岁
入选标准	1. 经病理或临床诊断为甲状腺癌的患者。 2. 东部肿瘤协作组体力状况评分为0～2级的患者。 3. 试验检测性、器官功能测试合格的患者		
排除标准	有以下并发症或疾病史的患者： 1. 脑转移； 2. 全身性严重感染； 3. 严重的心血管损伤； 4. QTc间期延长至超过480 ms； 5. 活动性咳血； 6. 出血或血栓性疾病； 7. 经尿试纸检测,蛋白尿超过1+(将收集24 h尿液以进行定量评估)； 8. 胃肠道吸收障碍或任何被研究者视为可能影响仑伐替尼吸收的其他状况； 9. 入组前3周内进行过大手术； 10. 积液需要引流的患者		
治疗计划	仑伐替尼：24 mg,每天1次,持续给药,28 d为一疗程		
试验周期	2012.9—2015.10		

表 3 - 43　研究 E7080 - G000 - 201 和研究 E7080 - J081 - 208 的有效性结果总结

	研究 201	研究 208
客观缓解率/%	50.0	47.6
中位无进展生存期/月	12.6	—
中位持续有效时间/月	12.7	—
首次报道客观缓解时间/月	3.6	—

3.7.6　风险效益评估

（1）仑伐替尼可相对延长放射性碘难治性分化型甲状腺癌患者的生存期，该结果得到具有统计说服力的无进展生存期（14.7 个月；安全性易于管理）和 65% 的客观缓解率（包括既往接受 VEGF TKI 抑制剂，如索拉非尼治疗的患者）的支持。

（2）研究 E7080 - G000 - 303 中在可选的开放标签（OOL）扩展阶段，安慰剂组 83% 的患者接受了仑伐替尼的治疗，因此干扰了仑伐替尼对所有放射性碘难治性分化型甲状腺癌患者总生存期影响的评估。风险比为 0.73（95% CI：0.50～1.07），表明了仑伐替尼治疗的有利性。

（3）全面 QT（TQT）研究中未发现患者的 QTc 间期显著延长。

（4）仑伐替尼治疗放射性碘难治性分化型甲状腺癌的风险可接受。该治疗过程中出现的常见不良事件及严重毒性（发生频率低）预计与多重激酶抑制剂有关，其中，多数不良事件同样存在于同适应证已批准上市药物用药（如索拉非尼）及其他肿瘤适应证用药中。

（5）仑伐替尼可作为索拉非尼的替代用药治疗放射性碘抑制进展的分化型甲状腺癌。

参考文献

［1］ Funahashi Y, Tsuruoka A, Matsukura M, et al. Nitrogenous aromatic ring compounds：WO2002032872A1［P］. 2002 - 04 - 25.

［2］ Matsushima T, Nakamura T, Yoshizawa K, et al. Crystal of salt of 4 - (3 - chloro - 4 - (cyclopropylaminocarbonyl) amino - phenoxy) - 7 - methoxy - 6 - quinolinecarboxamide or of solvate thereof and processes for producing these：WO2005063713A1［P］. 2005 - 07 - 14.

［3］ Naito T, Yoshizawa K. Urea derivative and process for producing the same：WO2005044788A1［P］. 2005 - 05 - 19.

［4］ Furitsu H,Suzuki Y. Medicinal composition：WO2006030826A1［P］. 2006－03－23.

［5］ Sakaguchi T, Tsuruoka A. Amorphous salt of 4 － (3 － chloro － 4 － (cyclopropylaminocarbonyl) aminophenoxy)－ 7 － methoxy － 6 － quinolinecarboxamide and process for producing the same：WO2006137474A1［P］. 2006－06－22.

［6］ Cheng G. Preparation method of lenvatinib：CN104876864A［P］. 2015－06－05.

［7］ Matsui J, Funahashi Y, Uenaka T, et al. Multi-kinase inhibitor E7080 suppresses lymph node and lung metastases of human mammary breast tumor MDA－MB－231 via inhibition of vascular endothelial growth factor-receptor (VEGF－R) 2 and VEGF－R3 kinase ［J］. Clinical Cancer Research, 2008, 14(17)：5459－5465.

［8］ Shumaker R C, Aluri J, Fan J, et al. Effect of rifampicin on the pharmacokinetics of lenvatinib in healthy adults ［J］. Clinical Drug Investigation, 2014, 34：651－659.

［9］ Tohyama O, Matsui J, Kodama K, et al. Antitumor activity of lenvatinib (E7080)：an angiogenesis inhibitor that targets multiple receptor tyrosine kinases in preclinical human thyroid cancer models ［J］. J Thyroid Res, 2014, 2014：1－13.

［10］ Bruheim S, Kristian A, Uenaka T, et al. Int. Antitumour activity of oral E7080, a novel inhibitor of multiple tyrosine kinases, in human sarcoma xenografts ［J］. International Journal of Cancer, 2011, 129(3)：742－750.

附录Ⅰ 缩略词索引

$\alpha_1 - \text{AGP}$	α_1-酸性糖蛋白
A549	人腺癌肺泡基底上皮细胞
ALT	谷丙转氨酶
ANC	嗜中性粒细胞绝对计数
AO	醛氧化酶
AST	谷草转氨酶
ATC	未分化甲状腺癌
AUC	曲线下面积
AUC_{inf}	外推至无限大时的浓度-时间曲线下面积
BCRP	乳腺癌耐药蛋白
BDC	胆管插管
$\beta - \text{hCG}$	β-人绒毛膜促性腺激素
BID	每天2次
BLQ	低于检测下限
BP	血压
BSA	牛血清白蛋白
Caco - 2	人结肠癌细胞系
$C_\text{b} : C_\text{p}$	血液分布浓度与血浆分布浓度比
CBR	临床获益率
CI	置信区间
$c - \text{kit}$	一种酪氨酸激酶受体
CL	清除率
CL_{int}	内在清除率/固有清除率
$C_{\max}$	最大血药浓度
CMC	羧甲基纤维素

CMH	科克伦-曼特尔-亨塞尔(Cochran - Mantel - Haensel)
CR	完全缓解
CsA	环孢素 A
CSF - 1R	巨噬细胞集落刺激因子 1 受体
CT	螺旋计算机断层扫描
CTCAE	常见不良事件的通用术语标准
γ - GLB	丙种球蛋白
DCR	疾病控制率
DOR	持续有效时间
DTC	分化型甲状腺癌
EBRT	外线束放射治疗
EC_{50}	半最大效应浓度
ECG	心电图
ECOG	东部肿瘤协作组
ED	有效剂量
EGF	表皮细胞生长因子
EGFR	表皮细胞生长因子受体
EQ - 5D	健康指数量表
ERK	细胞外调节蛋白激酶
Euro Qol	欧洲生活质量
FBS	胎牛血清
FGFR	成纤维细胞生长因子受体
FKSI	癌症治疗功能评估肾癌症状指数
FLT	FMS 样酪氨酸激酶
FTC	甲状腺滤泡癌
GvG	组间比较
HCC	肝细胞癌
HER	人表皮生长因子受体
HLM	人肝微粒体
HSA	人血清白蛋白
HUVEC	人脐静脉内皮细胞
IC_{50}	半数抑制浓度

INR	国际标准化比率
ITT	意向治疗
IP	腹腔注射
ISEF	系统外推因子
IVRS/IWRS	交互式语音/网络应答系统
K_i	抑制常数
K_m	米氏常数
LMWH	低分子量肝素
L. n.	淋巴结
M - CSF	巨噬细胞集落刺激因子
MDCK	马丁达比犬肾细胞
MDR	多药耐药蛋白
MNLD	观察到的最大非致死剂量
Mo7e	人巨细胞白血病细胞株
mRCC	转移性肾细胞癌
MRI	核磁共振成像
MTC	甲状腺髓样癌
MTD	最大耐受剂量
NA	未获得数据
NADPH	还原型烟酰胺腺嘌呤二核苷酸磷酸/还原型辅酶Ⅱ
NC	未测出/未计算
NCI	美国国家癌症研究所
NCI - H460	人肺癌细胞
NE	未估计/不可估计
NHL	非霍奇金淋巴瘤
NIH - 3T3	小鼠胚胎成纤维细胞
NOAEL	无可见副作用水平
NYHA	纽约心脏病协会
OATP	有机阴离子转运肽
OOL	可选开放标签
OS	总生存期
ORR	客观缓解率

PAE	猪主动脉内皮细胞
PAI	药理活性指数
P_{app}	表观渗透系数
PBMC	外周血单核细胞
PDGF	血小板源性因子
PDGFR	血小板源性生长因子受体
PDGFR-β	血小板源性生长因子受体β
PEG	聚乙二醇
PFS	无进展生存期
P-gp	P-糖蛋白
PR	部分缓解
PRO	患者自评结果
PTC	乳头状甲状腺癌
QD	每天1次
QOL	生活质量评价
RECIST	实体瘤疗效评价标准
RR-DTC	放射性碘难治性分化型P-糖蛋白甲状腺癌
RTK	受体酪氨酸激酶
SCC	鳞状上皮细胞癌抗原
SCF	干细胞因子
SD	病情稳定
Rac	累计比
RF	射频
$T_{1/2}$	药物半数消除时间
TGI	肿瘤生长抑制率
TK	毒代动力学
T_{max}	达峰时间
TSH	促甲状腺激素
UDPGA	尿苷二磷酸葡糖醛酸
UGT	尿苷二磷酸葡糖醛酸转移酶
ULN	正常上限
V_d/F	表观分布容积

VEGF	血管内皮生长因子
VEGFR	血管内皮生长因子受体
V_{max}	最大代谢速率
VP	血管通透性
V_{ss}	稳态表观分布容积

附录Ⅱ 同靶点上市及临床在研药物索引

批准上市

Sorafenib Tosylate
(甲苯磺酸索拉非尼)

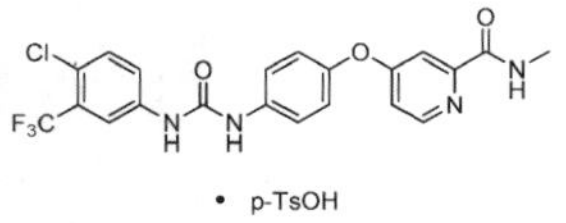

• p-TsOH

Onyx Pharmaceuticals/Bayer
2005 (VEGFR-1, VEGFR-2,
VEGFR-3)

Sunitinib Malate
(苹果酸舒尼替尼)

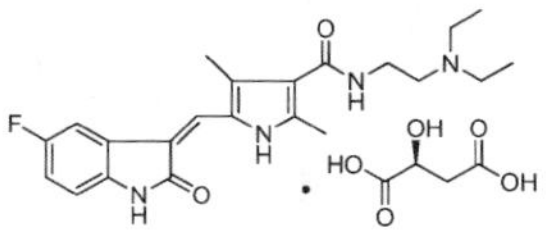

Pfizer
2006 (VEGFR-1, VEGFR-2,
VEGFR-3)

Pazopanib Hydrochloride
(盐酸培唑帕尼)

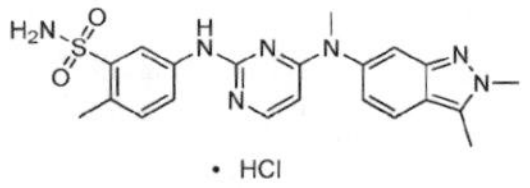

• HCl

GSK/Novartis
2009 (VEGFR-1, VEGFR-2,
VEGFR-3)

Vandetanib (凡德他尼)

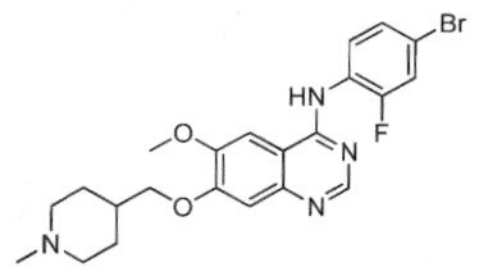

AstraZeneca
2011 (VEGFR)

Ponatinib Hydrochloride
(盐酸普纳替尼)

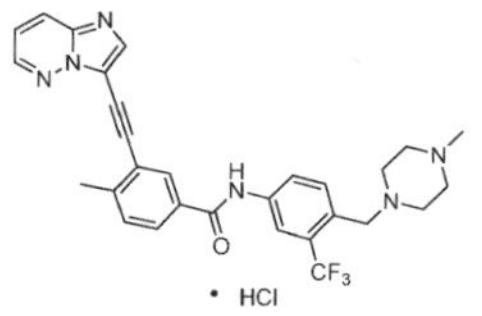

• HCl

Ariad
2012 (VEGFR)

Axitinib (阿西替尼)

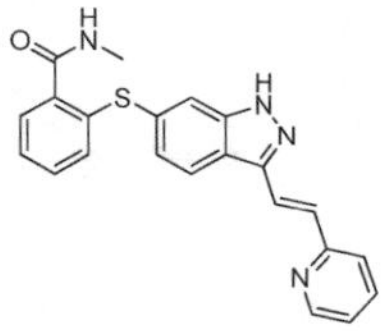

Pfizer
2012 (VEGFR-1, VEGFR-2,
VEGFR-3)

Regorafenib Monohydrate
(瑞戈非尼)

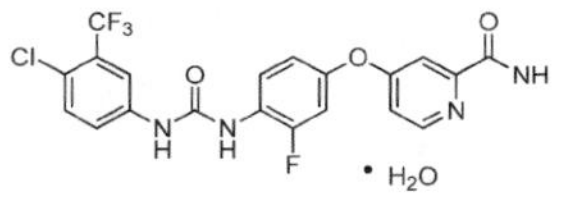

• H₂O

Bayer/Onyx Pharmaceuticals
2012 (VEGFR-1, VEGFR-2,
VEGFR-3)

Cabozantinib S-malate
(卡博替尼苹果酸盐)

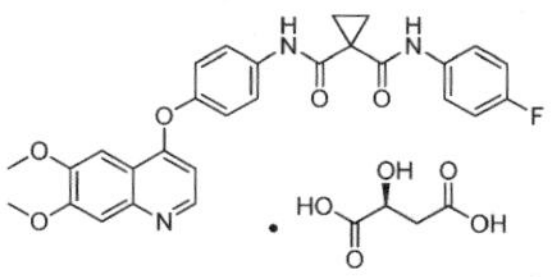

Exelixis/Ipsen/Takeda
2012 (VEGFR-1, VEGFR-2,
VEGFR-3)

Nintedanib Esylate
(乙磺酸尼达尼布)

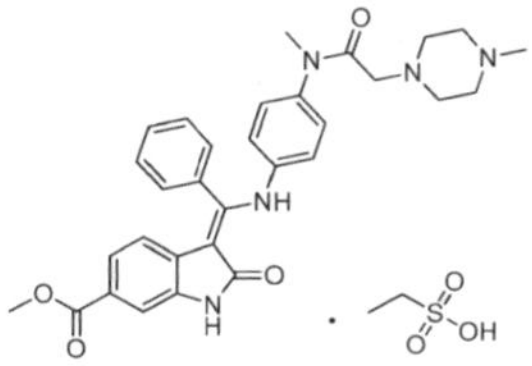

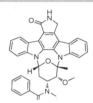

Boehringer Ingelheim
2014 (VEGFR-1, VEGFR-2, VEGFR-3)

Apatinib Mesylate
(甲磺酸阿帕替尼)

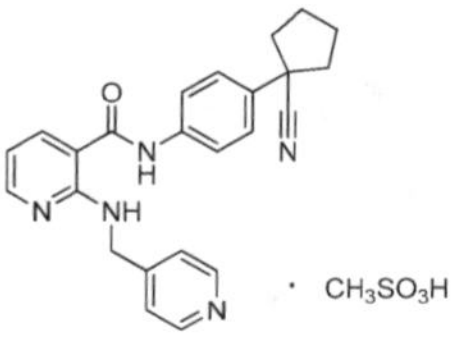

· CH₃SO₃H

Hengrui medicine
2014 (VEGFR-2)

Lenvatinib Mesylate
（甲磺酸仑伐替尼）

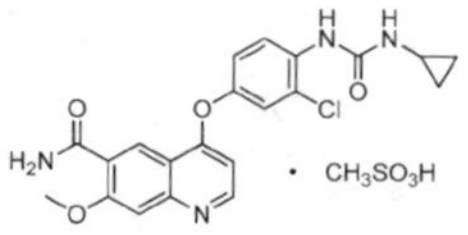

· CH₃SO₃H

Eisai
2015 (VEGFR-1, VEGFR-2, VEGFR-3)

Midostaurin

Novartis
2017 (VEGFR-2)

Tivozanib Hydrochloride Hydrate

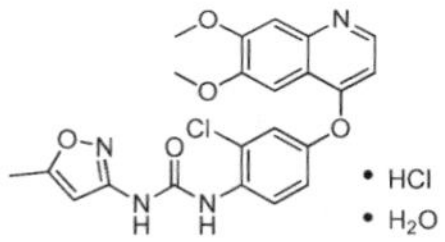

· HCl
· H₂O

Kyowa Hakko/Aveo/ESUA
2017 (VEGFR-1, VEGFR-2, VEGFR-3)

Fruquintinib
(呋喹替尼)

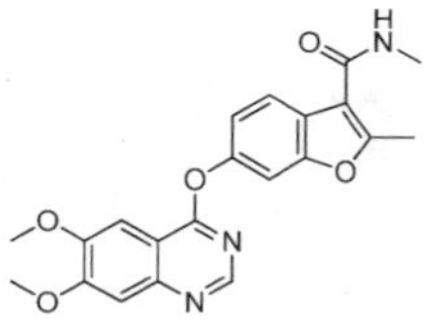

Hutchison MediPharma/Lilly
2018 (VEGFR-1, VEGFR-2, VEGFR-3)

Anlotinib Dihydrochloride
(盐酸安罗替尼)

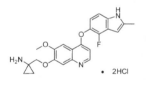

· 2HCl

CTTQ was founded/Advenchen Laboratories
2018 (VEGFR-1, VEGFR-2, VEGFR-3)

NDA 申请

Plitidepsin

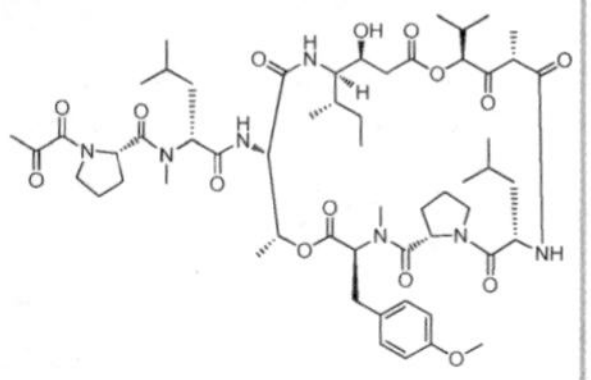

PharmaMar Pharma/Chugai
Ongoing (VEGFR-1)

Cediranib
（西地尼布）

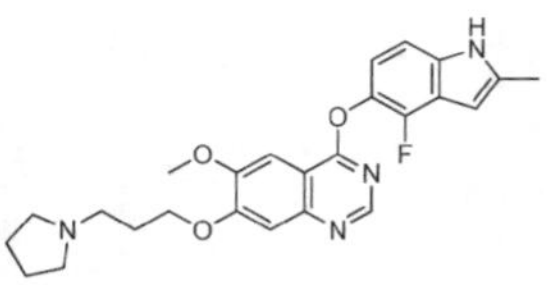

Astra Zeneca
Termination (VEGFR-1, VEGFR-2, VEGFR-3)

临床Ⅲ期

Tesevatinib

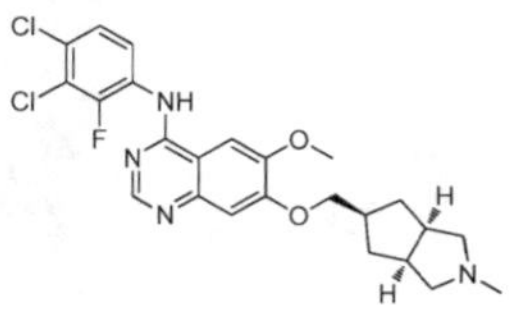

Exelixis/Kadmon
Ongoing (VEGFR)

Vorolanib	**Donafenib Tosylate** （甲苯磺酸多纳非尼）	**Famitinib Malate** （苹果酸法米替尼）
Exelixis/Kadmon *Ongoing* (VEGFR)	Zelgen Biosciences *Ongoing* (VEGFR-3, VEGFR-2 VEGFR-1)	Jiangsu Hengrui Medicine *Ongoing* (VEGFR-3, VEGFR-2, VEGFR-1)
Brivanib Alaninate （丙氨酸布立尼布）	**Sulfatinib** （索凡替尼）	**Motesanib Diphosphate**
Bristol-Myers Squibb/Zai Lab *Ongoing* (VEGFR-2)	Hutchison Medipharma *Ongoing* (VEGFR-2)	Amgen/Takeda *Termination* (VEGFR-3, VEGFR-2, VEGFR-1)
Semaxanib	**Vatalanib Succinate**	**Linifanib**
Pfizer *Termination* (VEGFR-2)	Novartis/ Bayer *Termination* (VEGFR-3, VEGFR-2, VEGFR-1)	Abbvie/Genentech *Termination* (VEGFR-2)
Dovitinib Lactate （多维替尼乳酸盐）	**Orantinib**	临床 II 期
Novartis *Termination*	Pfizer/Taiho Pharma *Termination* (VEGFR-2)	

Ilorasertib	**ODM-203**	**Telatinib** （特拉替尼）
 Abbvie *Ongoing* (VEGFR-2, VEGFR-1)	暂无结构 Orion *Ongoing* (VEGFR)	 Eddingpharm *Ongoing* (VEGFR-3, VEGFR-2)
Rebastinib Tosylate	**BR-55**	**Glesatinib**
 Deciphera *Ongoing* (VEGFR)	暂无结构 Sonus Pharmaceuticals *Ongoing* (VEGFR-2)	 Mirati Therapeutics *Ongoing* (VEGFR-3, VEGFR-2, VEGFR-1, VEGFR)
Chiauranib (西奥罗尼)	**Lucitanib** （德立替尼）	**PAN-90806**
暂无结构 Chipscreen *Ongoing* (VEGFR-3, VEGFR-2, VEGFR-1, VEGFR)	 Nanjing Advenchen Laboratories/Clovis Oncology/Servier/Shanghai Institute of Materia Medica/Chinese Academy of Sciences *Ongoing* (VEGFR-3, VEGFR-2, VEGFR-1)	 Pfizer/OSI Pharmaceutical/PanOptica *Ongoing* (VEGFR-2)
ENMD-2076	**Sitravatinib**	**Foretinib**
 CASI pharmaceuticals *Ongoing* (VEGFR)	 Mirati Therapeutics *Ongoing* (VEGFR-3, VEGFR-2, VEGFR-1)	 Exelixis *Progression-free* (VEGFR-2)

TG-100801	**TG-100572**	**Puquitinib Mesylate** (甲磺酸普喹替尼)
Sanofi *Progression-free* (VEGFR)	Sanofi *Progression-free* (VEGFR)	Zhejiang Medicine *Progression-free* (VEGFR-2)
RAF265	**CEP-7055**	**Roniciclib**
Novartis *Progression-free* (VEGFR-2)	Teva *Termination* (VEGFR)	Bayer *Termination* (VEGFR-3)
Golvatinib Tartrate	**AEE-788**	**AGN-211745**
Eisai/Quintiles *Termination* (VEGFR-2)	Zhejiang Medicine/Novartis *Termination* (VEGFR-2)	暂无结构 MSD/Allergan *Termination* (VEGFR-1)
SU-014813	**JI-101**	**Pegdinetanib**
Pfizer *Termination* (VEGFR-2)	Gilead/Jubilant *Termination* (VEGFR-2)	暂无结构 Bristol-Myers Squibb *Termination* (VEGFR-2)

XL-999	XL-820	AG-13958
暂无结构	暂无结构	
GSK/Exelixis/Symphony Evolution *Termination* (VEGFR)	Exelixis *Termination* (VEGFR)	Pfizer *Termination* (VEGFR-2)

BMS-690514	临床Ⅰ期	Altiratinib
Bristol-Myers Squibb *Termination* (VEGFR-3, VEGFR-2, VEGFR-1, VEGFR)		Deciphera *Ongoing* (VEGFR-2)

QLNC-3A6 Di-Maleate (QLNC-3A6 二马来酸盐)	Ningetinib Tosylate （对甲苯磺酸宁格替尼）	DBPR-114
暂无结构		暂无结构
Qilu Pharmaceutical/Qilu Antibiotics(Linyi)Pharmaceutical *Ongoing* (VEGFR)	HEC Pharm *Ongoing* (VEGFR-2)	National Health Research Institutes *Ongoing* (VEGFR-1)

Metatinib Trometamol （麦他替尼氨丁三醇）	Kanitinib （康尼替尼）	TAS-115
	暂无结构	
Bristol-Myers Squibb/Simcere *Ongoing* (VEGFR-2)	Beijing Konruns Pharmaceutical *Ongoing* (VEGFR-2)	Otsuka/Taiho *Ongoing* (VEGFR-2)

AL-8326	Thiophenib Tosylate （对甲苯磺酸噻尔非尼）	KRN-633
暂无结构 Nanjing Advenchen Laboratories/Hangzhou Advenchen Laboratories *Ongoing* (VEGFR)	Astellas/Simcere *Progression-free* (VEGFR-2)	Kirin *Progression-free* (VEGFR)
L-21649	**R-1530**	**JNJ-26483327**
暂无结构 Merck Sharp&Dohme *Progression-free* (VEGFR-2)	Roche *Progression-free* (VEGFR-3, VEGFR-2, VEGFR-1)	S Johnson&Johnson/BeiGene *Progression-free* (VEGFR)
PF-337210	**Subutinib Maleate** （马来酸舒布替尼）	**Tafetinib Malate** （苹果酸他菲替尼）
Pfizer *Progression-free* (VEGFR-2)	暂无结构 Chiatai Tianqing(CTTQ)/China State Institute of Pharmaceutical Industry *Progression-free* (VEGFR)	Simcere/BolDere Pharma/Nanjing Yoko Biological *Progression-free* (VEGFR-3, VEGFR-2)
CYC-116	**CEP-11981**	**SC-71710**
O Cyclacel Pharmaceuticals *Termination* (VEGFR-2)	Sanofi /Teva *Termination* (VEGFR-2)	4SC AG/ProQinase *Termination* (VEGFR)

Veglin	ZK-304709	Henatinib Maleate（马来酸海那替尼）
暂无结构		
University of Southern California/Idera/VasGene *Termination* (VEGFR-3, VEGFR-2, VEGFR-1)	Bayer *Termination* (VEGFR-3, VEGFR-2, VEGFR-1)	Hansoh Pharma/Jiangsu Hengrui Medicine/China State Institute of Pharmaceutical Industry *Termination* (VEGFR-2)

CEP-5214	EDP317	TAK-593
Teva Pharmaceutical Industries Ltd. *Termination* (VEGFR)	Eddingpharm/Bayer/ACT Biotech *Termination* (VEGFR-2)	*Takeda* *Termination* (VEGFR)

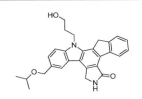

LY-2457546
Lilly *Termination* (VEGFR-2)

注：来源于"药渡数据库"，数据截至 2018 年 12 月 31 日。